趣学解剖 ◆ 强化练习 ◆ 提升表现

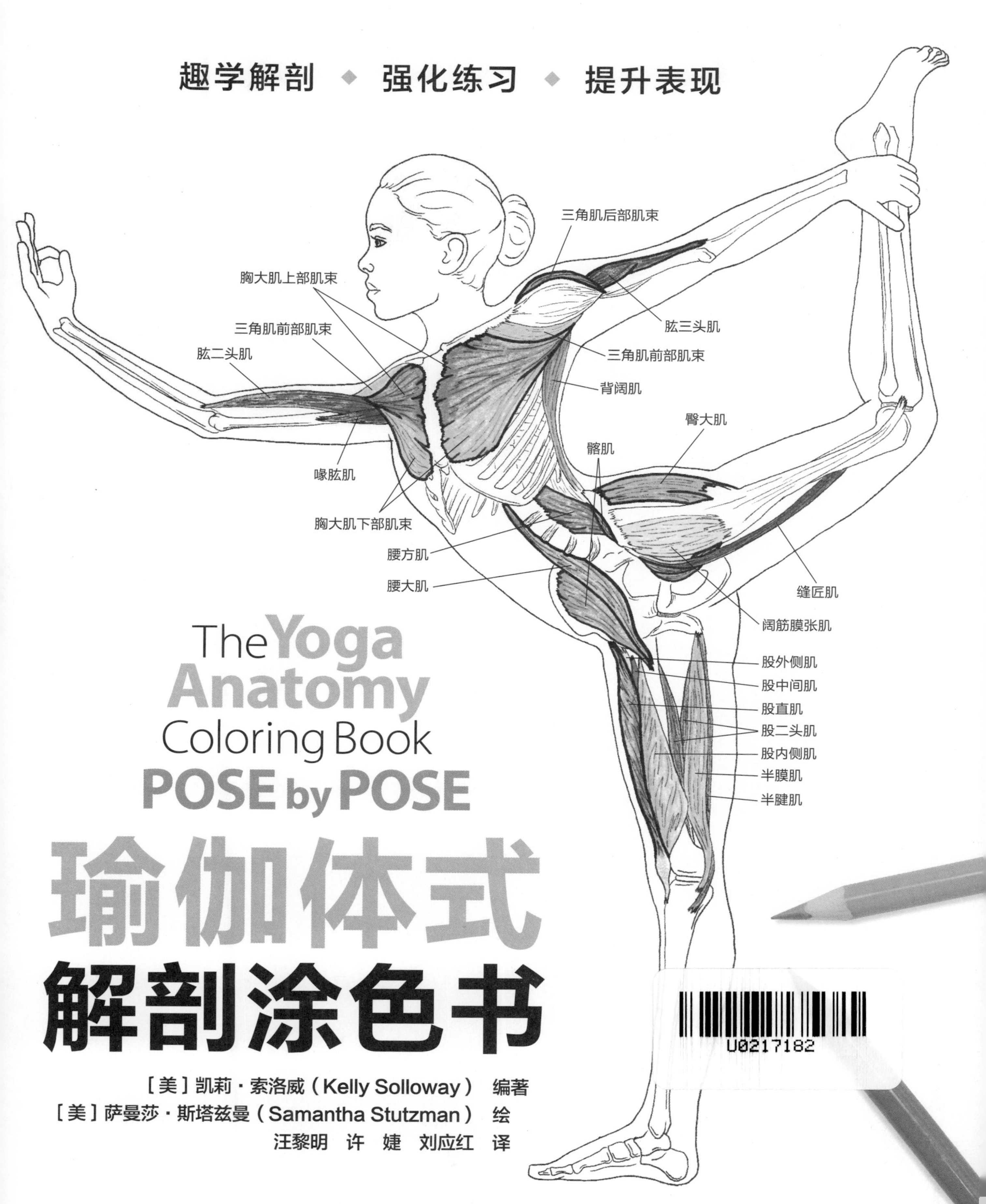

The Yoga Anatomy Coloring Book POSE by POSE

瑜伽体式解剖涂色书

[美] 凯莉·索洛威（Kelly Solloway） 编著
[美] 萨曼莎·斯塔兹曼（Samantha Stutzman） 绘
汪黎明 许 婕 刘应红 译

北京科学技术出版社

著作权合同登记号　图字：01-2024-0774

图书在版编目（CIP）数据

瑜伽体式解剖涂色书 / (美) 凯莉 · 索洛威 (Kelly Solloway) 编著 ; (美) 萨曼莎 · 斯塔兹曼 (Samantha Stutzman) 绘 ; 汪黎明，许婕，刘应红译 . — 北京 : 北京科学技术出版社，2024.5
书名原文 : The Yoga Anatomy Coloring Book POSE by POSE
ISBN 978-7-5714-3736-7

Ⅰ . ①瑜…　Ⅱ . ①凯…②萨…③汪…④许…⑤刘…　Ⅲ . ①瑜伽－基本知识　Ⅳ . ① R161.1

中国国家版本馆 CIP 数据核字 (2024) 第 050462 号

责任编辑：	张真真　周　珊	**电　　话：**	0086-10-66135495（总编室）
责任校对：	贾　荣		0086-10-66113227（发行部）
图文制作：	天地鹏博	**网　　址：**	www.bkydw.cn
责任印制：	吕　越	**印　　刷：**	三河市华骏印务包装有限公司
出 版 人：	曾庆宇	**开　　本：**	889 mm×1194 mm　1/16
出版发行：	北京科学技术出版社	**字　　数：**	230 千字
社　　址：	北京西直门南大街 16 号	**印　　张：**	9
邮政编码：	100035	**版　　次：**	2024 年 5 月第 1 版
ISBN 978-7-5714-3736-7		**印　　次：**	2024 年 5 月第 1 次印刷

定　　价：98.00 元

这本书献给渴望学习解剖学知识和想要了解自己身体结构的你。

——凯莉

致谢

如果没有我的第一本书——《瑜伽解剖涂色书》，便不会有这本书的诞生。在这里，我要感谢 Mixed Media Resources 所有优秀的工作人员。我要感谢罗琳·基尔默给我这个机会进行创作，这两本书能够问世得益于她的辛勤付出。我还要感谢米歇尔·布莱德森以他无人能及的编辑技巧将本书呈现出来；感谢艾琳将各个板块的内容富有创意地组合起来；同时感谢在本书创作过程中默默付出的其他人；最后要感谢萨曼莎·斯塔兹曼愿意与我再次合作，并运用她的解剖学知识为本书绘制了富有艺术性的插图。

体式的学习不在于掌握姿势，而在于利用姿势认识和重塑自己。

——艾扬格

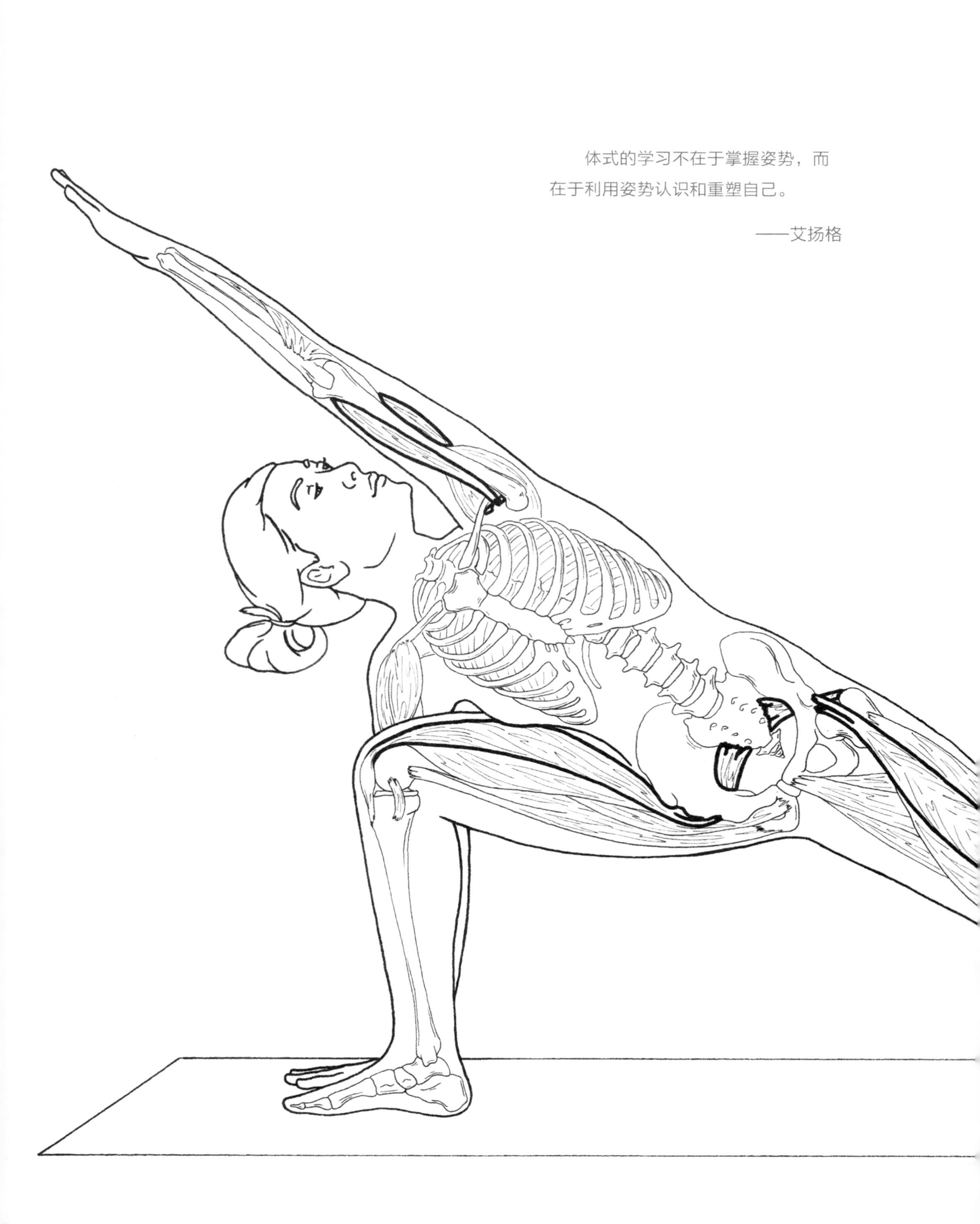

序言

我希望这本书能够使读者在练习瑜伽体式时更好地了解自己身体的活动情况，特别是能从解剖学的角度认识自己的身体。本书更关注每个正确的体式中哪些肌肉发力，哪些肌肉被拉伸。我们将通过一个又一个体式的学习逐步掌握不同体式真正的内核，了解肌肉如何收缩、如何被拉伸，掌握关节运动的奥秘。如果你已经看过我的第一本书《瑜伽解剖涂色书》，那么你心中一定有了瑜伽解剖的概念。本书的最后附有与体式相关的解剖学术语表，如遇到不熟悉的解剖学术语，一定要查看一下。

人体的结构虽然大致相同，但每一个人都是独一无二的。我们在进行体式练习时必须对自己的身体状况进行评估。瑜伽分为不同的体系，如阿斯汤加瑜伽、艾扬格瑜伽和昆达里尼瑜伽等，每种体系都有自己的练习风格。这些瑜伽体系的发明者找到了属于他们自己的有益身体的体式练习方法，他们又把这种方法教授给自己的学生。对此，我们心存感激。所有的练习风格背后都有一些需要遵守的基本原则，如身体中立、关节稳定、根基扎实、避免损伤和意识专注等，但除了遵守基本原则，找到适合自身的体式练习方法更为重要。与人类面临的其他事物一样，不是所有人都认可瑜伽所有的内容。我尽力将我了解的与瑜伽相关的知识——如何保持中立位并完成体式，如何调动相关的肌肉、关节，以及瑜伽练习中应该做什么、不应该做什么等——倾囊相告。有些人可能不同意我所说的细节，如脚尖应该指向哪里，哪块肌肉应该做什么，或者应该凝视哪里，没关系，你可以自己做出判断。

每一个体式都要求身体完全参与。练习过程中，身体的一些部位会积极参与其中，一些部位则较为放松，即使这些部位什么都没做，关注它们也同样重要。说到这里，若开始深究每个体式中身体各部位如何活动，内容将显得过于冗长，所以本书会更关注在体式练习时真正被激活的肌肉，并且特别介绍一些不常见的小肌群以扩充我们的解剖学知识清单。重复是最好的老师，比较大或强壮的肌肉在本书中会多次出现。

请时刻提醒自己：在做体式的是你当下的身体，不是你的好胜心，不是你的小聪明，更不是你 10 年或 50 年前年轻的身体。请尊重自己的身体，为你的身体能做什么而感到庆幸，而不是为你的身体不能做什么而感到沮丧。不要执着于任何一个体式，因为所有的体式都是在帮助你更专注于自身。

凯莉

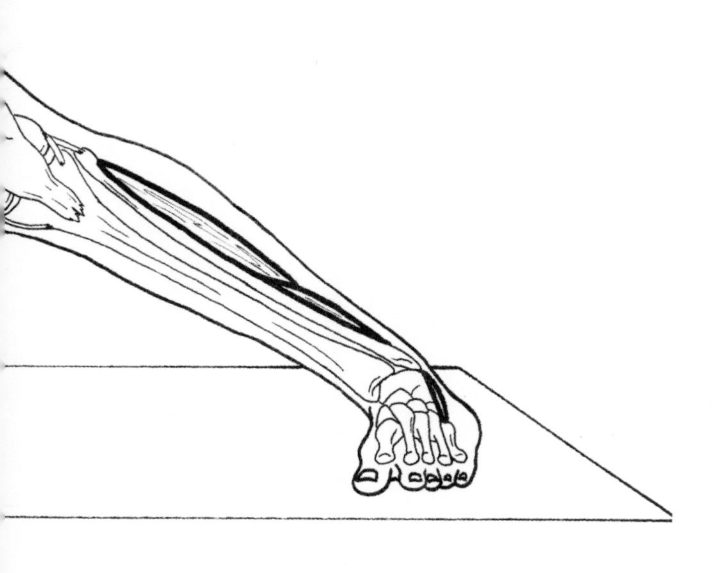

如何使用本书

我的第一本书《瑜伽解剖涂色书》以解剖学为主线，瑜伽体式插图突出想要强调的相关肌肉和骨骼，而本书关注参与每个体式的关键解剖学结构。本书将瑜伽体式分为站立体式、平衡体式、坐位体式和后弯体式。

你可以根据阅读习惯来细读每个体式，学习并对相关肌肉进行涂色；也可以直接跳到感兴趣的部分。每个体式的正文部分介绍了正确、安全的练习方法，对该体式的相关动作进行了解剖学分析。当然，许多体式都存在变式，我描述的是我在多年练习和教学中发现的最有效的练习方法。

书中有很多插图——请尝试去涂色！这也是能让你坚持学习的好办法。我认为只是阅读也很不错，但通过积极填涂，你将对身体的结构有更清晰的认知。掌握了这些知识，在做体式练习时，你就可以更深刻地理解每一个动作对身体的影响。这些填涂作品不仅代表着你所积累的知识，也会成为不错的艺术品。

本书最后有术语表，还有记忆卡，你可以随时随地学习瑜伽解剖学，然后按照本书的体式顺序来制订你的学习计划。

52 瑜伽体式解剖涂色书

倒立体式

倒立体式让你有机会以全新的视角看世界。严格来说，头部低于心脏的体式都属于倒立体式，包括一些手臂平衡体式。这里我们会探讨最常见的肩倒立式和头倒立B式，尽管这两个体式不是典型的平衡体式。

有些人害怕倒立，但倒立其实对健康大有益处，值得练习。

肩倒立式

Salamba Sarvangasana

Supported All-Limbs Posture

肩倒立式难度较大，也称“四肢体式”。尽管肩倒立式很有挑战性，但多数人只要坚持练习就能做到。练习方法是让身体与地面垂直，第7颈椎和第1胸椎的连结部位深度屈曲。屈肘，肩关节伸展和外旋。当身体挺直时，肩关节应该向后伸展约90°。尽管肩倒立式要求很高，但大多数人经过练习都可以做到！

仰卧于垫子上，双臂放在身体两侧，掌心朝下。双膝向胸部靠拢，双脚朝向上方，骨盆抬高。屈肘，双手放于后背，手指向上。双肘间距不要超过肩宽，双手尽量靠近肩膀。当身体所有的重量由双肩和颈部承担时，要将注意力集中在下肢。

上半身

冈下肌、小圆肌和三角肌后部肌束必须用力收缩来保持双肩外旋和伸展。肱三头肌是主要的肩关节伸肌，如果肩关节伸展角度不足，可以通过脊柱深度屈曲来弥补。总之，要让身体尽可能垂直于地面。

大菱形肌、小菱形肌和肩胛提肌收缩使肩胛骨后缩并下旋。肩胛骨应具备承担身体重量的能力。

由于颈椎深度屈曲，颈部承受重量，项韧带被拉长。项韧带位于颈部，伸展性较好，而项韧带拉伤是肩倒立式常见的损伤。同时，胸锁乳突肌和斜角肌收缩保持颈部稳定。

请记住，上臂和肘关节均应压实地面。若手臂感觉很轻松，颈部和肩部就要承受过多的重量。

下半身

上半身肌肉努力收缩使身体稳定而有力。下肢大肌肉被激活，股四头肌收缩以保持膝关节伸直，腘绳肌收缩以防止屈髋。腓肠肌和比目鱼肌收缩使踝关节跖屈。脚背绷直并伸展脚趾。

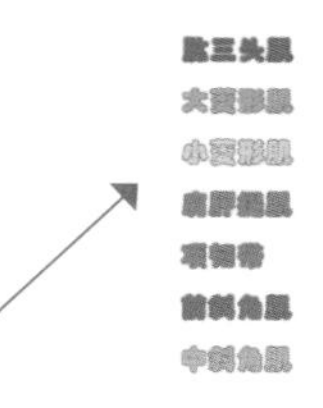

第二部分 平衡体式 53

胫骨前肌
胸锁乳突肌
项韧带
小菱形肌
第7颈椎
第1胸椎
大菱形肌
肩胛提肌
三角肌后部肌束
冈下肌
肩胛下角
小圆肌
肱三头肌

颈部后侧和肩部

这张图清晰地展示了肩倒立式中颈部后侧和肩部被激活的全部肌肉。发达的项韧带位于枕骨和第7颈椎之间，在该体式中被拉长。韧带能维持关节的稳定，拉长时注意不要超过极限。

腰大肌
肱三头肌
前斜角肌
中斜角肌
肩胛提肌
胸锁乳突肌
三角肌后部肌束
小圆肌
冈下肌
项韧带

体式名称
包括中文名称、梵文名称及英文名称。

涂色提示
文中和体式中涉及的主要肌肉的名称，可在图中对这些肌肉进行涂色以加强对解剖学结构的认识。

涂色体式
突出身体解剖学结构的关键瑜伽体式图，用于涂色。

细节图
展示身体重要部位的细节或该体式另一个角度的视图。

涂色建议

彩色铅笔很容易买到，使用起来也方便，而且不会像墨水那样渗透纸张。涂色时建议使用尽可能多的颜色。如果没有足够的颜色区分每个解剖学部位，可以改变涂色的轻重或通过分层填涂来获得新的色彩。

浅色最好，因为浅色不会掩盖肌肉的纹理或连接结构名称的标线。

在每张瑜伽体式图中，体式涉及的主要肌肉和骨骼都用加粗的黑色线条标出来以方便涂色。涂色的方法可参照下方的示例。涂色有助于你将肌肉、骨骼与其名称更紧密地联系起来。

给肌肉涂色时，靠近骨骼两端的部分涂得轻一些，代表肌肉的肌腱部分。

给一组肌肉中的各块肌肉涂上深浅不同的颜色。如股四头肌有 4 块肌肉，如果用 4 种不同深浅度的蓝色进行涂色，你会很容易看到并记住它们既是独立的，又是相关联的。

有的体式图可能包含某些骨骼和（或）肌肉，但该部分没有相关的介绍，相关内容你可能在之前的章节中已经学过，这部分在此基础上又增加了新的内容。（加分项：通过给这部分未介绍的肌肉和骨骼标注名称来进一步巩固你学过的知识。）

如果涂色出界了，没关系，不必太苛求。

让我们开启骨骼、肌肉的涂色之旅吧！

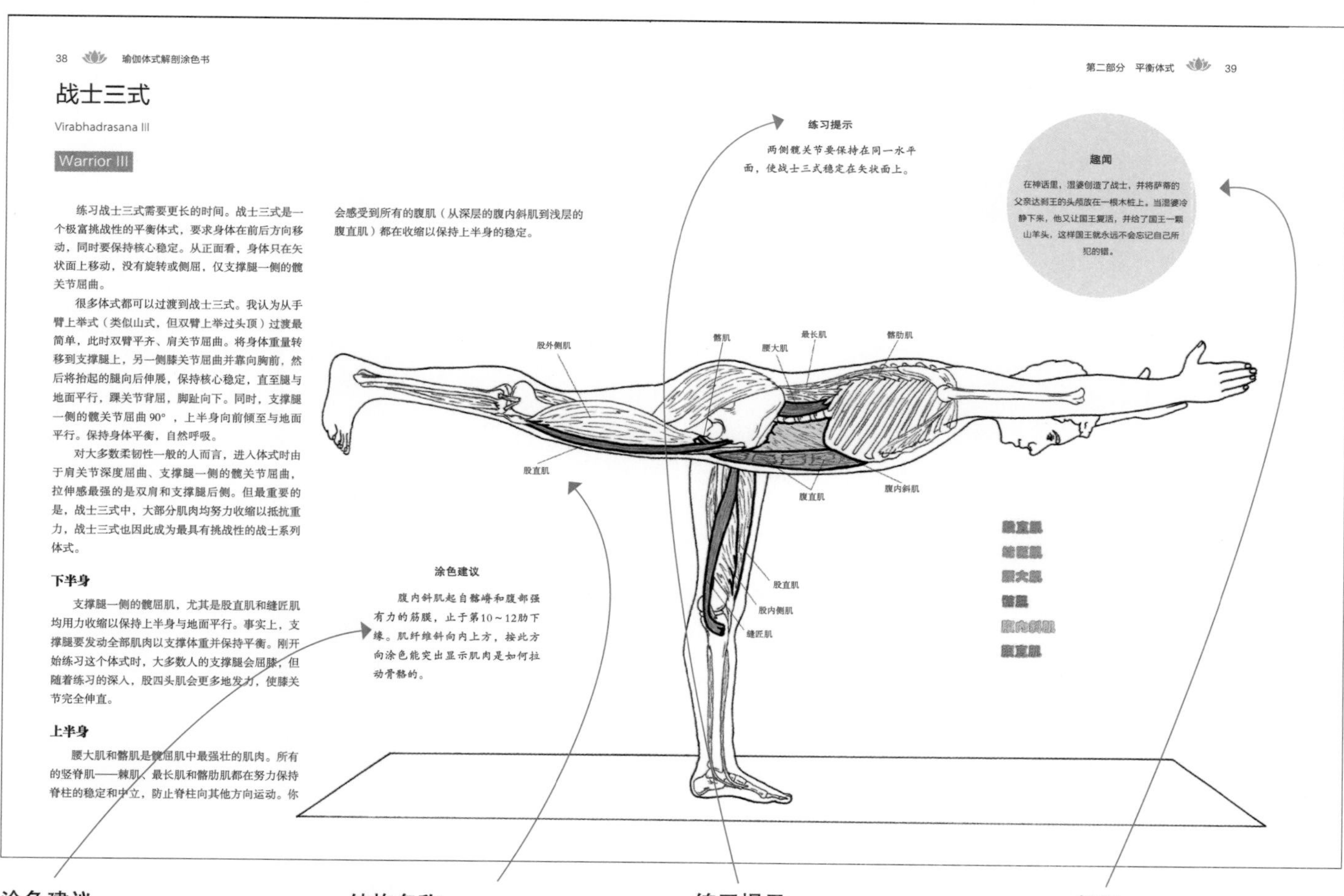
38 瑜伽体式解剖涂色书

战士三式

Virabhadrasana III

Warrior III

练习战士三式需要更长的时间。战士三式是一个极富挑战性的平衡体式，要求身体在前后方向移动，同时要保持核心稳定。从正面看，身体只在矢状面上移动，没有旋转或侧屈，仅支撑腿一侧的髋关节屈曲。

很多体式都可以过渡到战士三式。我认为从手臂上举式（类似山式，但双臂上举过头顶）过渡最简单，此时双臂平齐、肩关节屈曲。将身体重量转移到支撑腿上，另一侧膝关节屈曲并靠向胸前，然后将抬起的腿向后伸展，保持核心稳定，直至腿与地面平行，踝关节背屈，脚趾向下。同时，支撑腿一侧的髋关节屈曲 90°，上半身向前倾至与地面平行。保持身体平衡，自然呼吸。

对大多数柔韧性一般的人而言，进入体式时由于肩关节深度屈曲、支撑腿一侧的髋关节屈曲，拉伸感最强的是双肩和支撑腿后侧。但最重要的是，战士三式中，大部分肌肉均努力收缩以抵抗重力，战士三式也因此成为最具有挑战性的战士系列体式。

下半身

支撑腿一侧的髋屈肌，尤其是股直肌和缝匠肌均用力收缩以保持上半身与地面平行。事实上，支撑腿要发动全部肌肉以支撑体重并保持平衡。刚开始练习这个体式时，大多数人的支撑腿会屈膝，但随着练习的深入，股四头肌会更多地发力，使膝关节完全伸直。

上半身

腰大肌和髂肌是髋屈肌中最强壮的肌肉。所有的竖脊肌——棘肌、最长肌和髂肋肌都在努力保持脊柱的稳定和中立，防止脊柱向其他方向运动。你会感受到所有的腹肌（从深层的腹内斜肌到浅层的腹直肌）都在收缩以保持上半身的稳定。

第二部分 平衡体式 39

练习提示

两侧髋关节要保持在同一水平面，使战士三式稳定在矢状面上。

趣闻

在神话里，湿婆创造了战士，并将萨蒂的父亲达刹王的头颅放在一根木桩上。当湿婆冷静下来，他又让国王复活，并给了国王一颗山羊头，这样国王就永远不会忘记自己所犯的错。

涂色建议

腹内斜肌起自髂嵴和腹部强有力的筋膜，止于第10～12肋下缘。肌纤维斜向内上方，按此方向涂色能突出显示肌肉是如何拉动骨骼的。

涂色建议
对于解剖涂色的具体建议。

结构名称
文中所描述的肌肉和骨骼的名称，以及其他关键的解剖学结构的名称。

练习提示
好的建议有助于强化练习的效果，避免损伤，并加深体式和解剖学之间的联系。

趣闻
关于解剖学结构的趣事或体式背后的故事，有助于活跃瑜伽课的气氛。

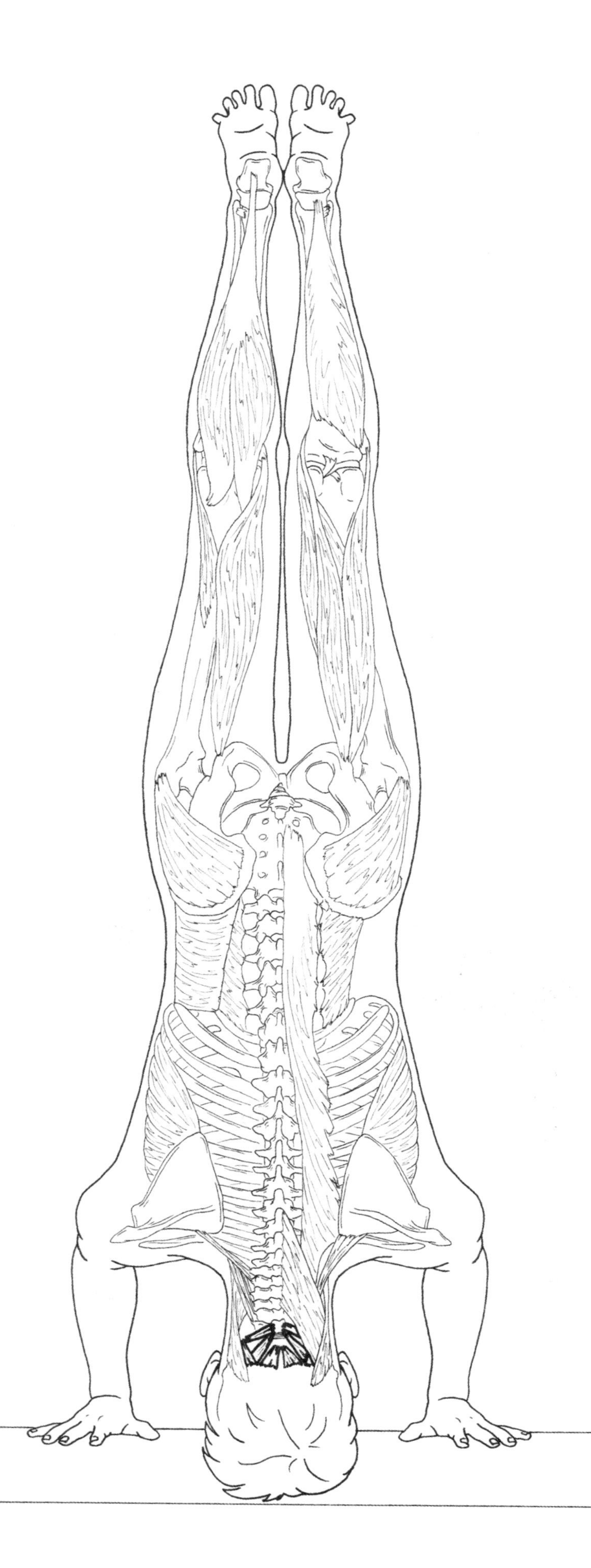

目录

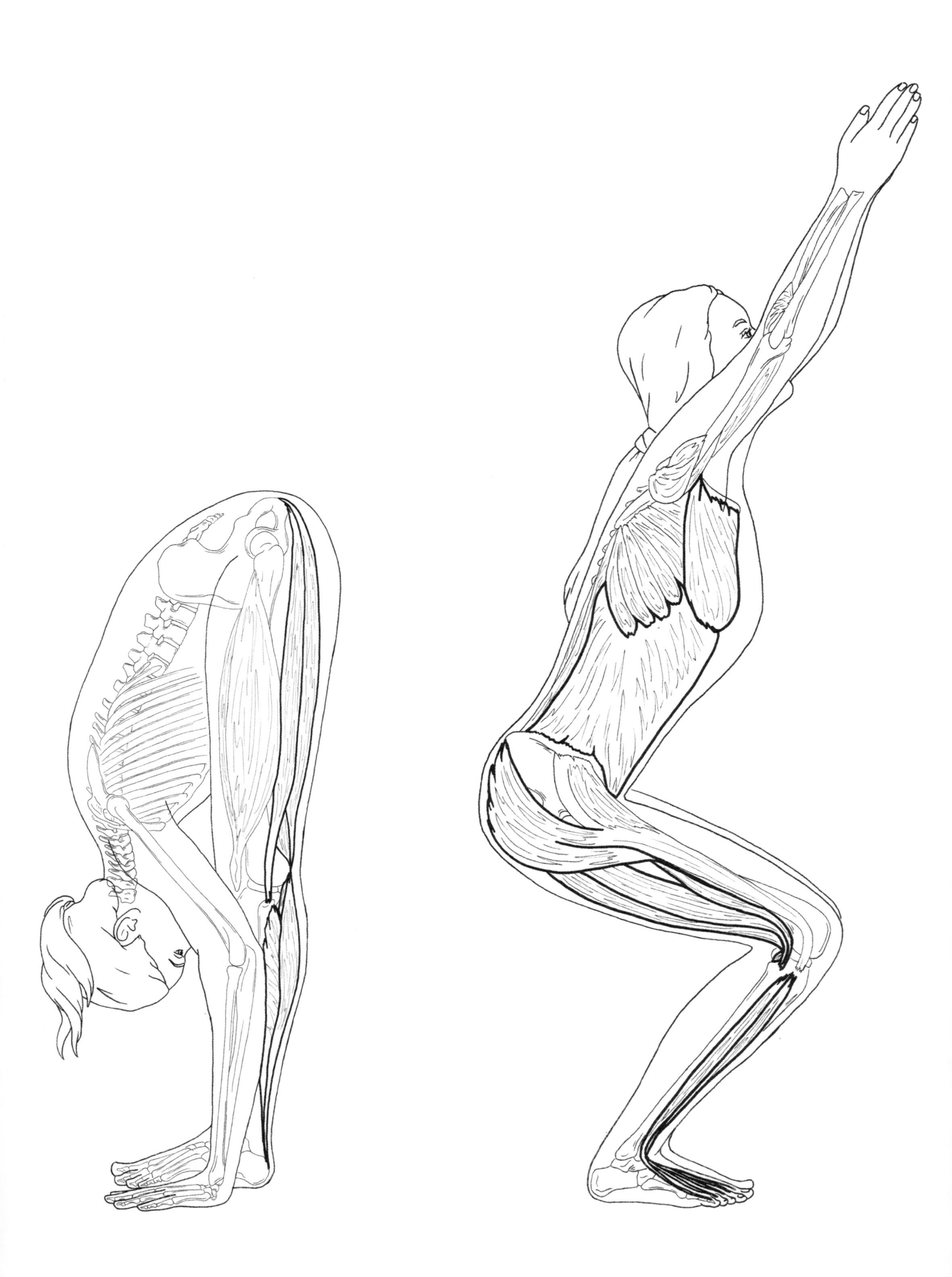

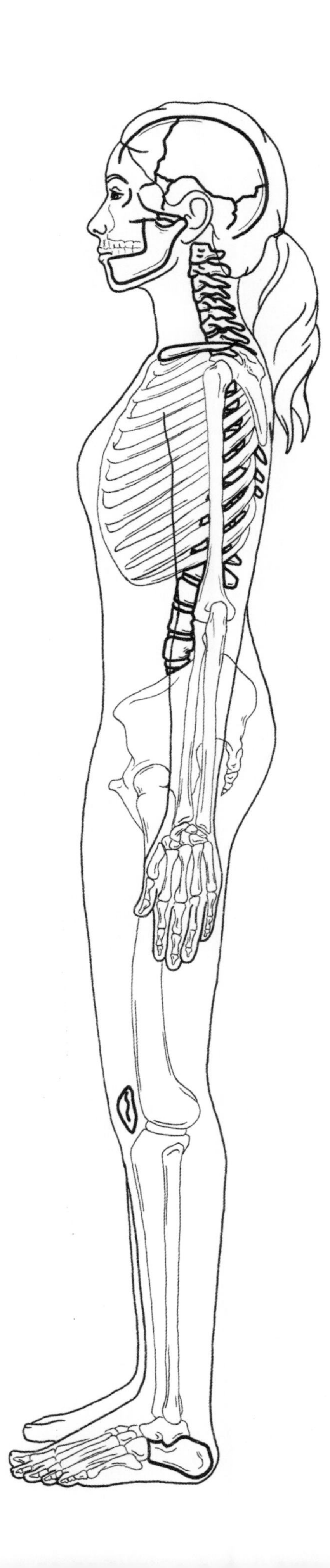

第一部分

拜日式和其他站立体式

许多瑜伽修行者都是从拜日式开始练习的，这是激活肌肉和关节的好方法。拜日式的系列体式有很多变式，本部分介绍的是基础拜日式，也是我经常练习的体式。一旦熟悉它，就可以随意尝试不同变式。

拜日式包含两个站立体式，本部分还介绍了许多其他站立体式。大多数人会在练习拜日式后开始练习其他站立体式。站立体式要求双脚着地。与连续完成拜日式的所有体式相比，保持一个站立体式会让你有更多时间去感受身体是否处于中立位,以及呼吸是否顺畅、充分和完整。

拜日式

拜日式是大多数传统瑜伽练习开始前的热身体式。拜日式的版本有很多，这里探讨经典的哈他瑜伽拜日式，当然它也有不同的变式。当你开始做拜日式的一系列动作时，保证呼吸顺畅并尽力完成每一个体式。让身体发出信号并直接传递到大脑，有助于你做出理智的选择，不只在体式练习时，在任何时候都是如此。

山式

Tadasana

Mountain

山式是拜日式的起始动作。站立听起来很简单，但要保证站立时身体处于中立位却并不容易。山式要求你调整骨骼的位置，让它们与重力保持方向一致。换句话说，找到身体所受阻力最小的位置——中立位。山式不只是让你站着等待下一个动作。在山式中，你要不断地调整姿势，直至与重力达到完美的平衡。第一次尝试让身体处于中立位可能会让你感觉不自然，这与你平时没有站直及体态不良有关。

下半身

山式从双脚着地开始。确保身体的重量均匀地分布于双脚的左侧、右侧、前侧和后侧。所有脚趾均指向前方并放松。先通过活动脚趾来调整并寻找平衡。尽量不让脚趾抓地，足跟、大脚趾根部和小脚趾根部压向地面，达到三角形的稳定效果。有些人喜欢足跟内、外侧着地，对山式来说，只需遵循身体解剖学结构特点，让骨骼接地就行！

髌骨正对前方，双膝伸直，膝关节保持在脚踝正上方。

骨盆处于中立位，无前倾或后倾。下腹部和下背部肌肉均衡收缩，核心区域保持有力。髋关节位于膝关节正上方。调整下肢所有关节，使骨盆处于中立位，保持平衡，确保身体重量均匀分布于双脚。

上半身

脊柱处于中立位。5 块腰椎（L1 ~ L5）排列形成自然前凸的腰曲。相比于腹部，下背部有许多强壮的大块肌肉，让腹侧肌群和背侧肌群保持力量均衡才能拥有一个强而稳定的核心，因此，不让下背部肌肉的力量超过腹部肌肉显得十分重要。胸椎比腰椎小，12 块胸椎（T1 ~ T12）排列形成自然后凸的胸曲。胸椎是 12 对肋骨在背侧的附着点。颈椎比胸椎小，7 块颈椎（C1 ~ C7）排列形成自然前凸的颈曲。

肩关节处于中立位，这意味着手臂自然放松地垂落于身体两侧，掌心朝内。从身体前、后方向观察到的肩宽应是一致的。理想情况下，两侧锁骨应该在胸部上方形成一条水平线。肩膀应在臀部正上方，以保持身体重量的均匀分布。

头部稳定在颈部上方，耳朵在肩膀正上方，下颌骨与地面平行。

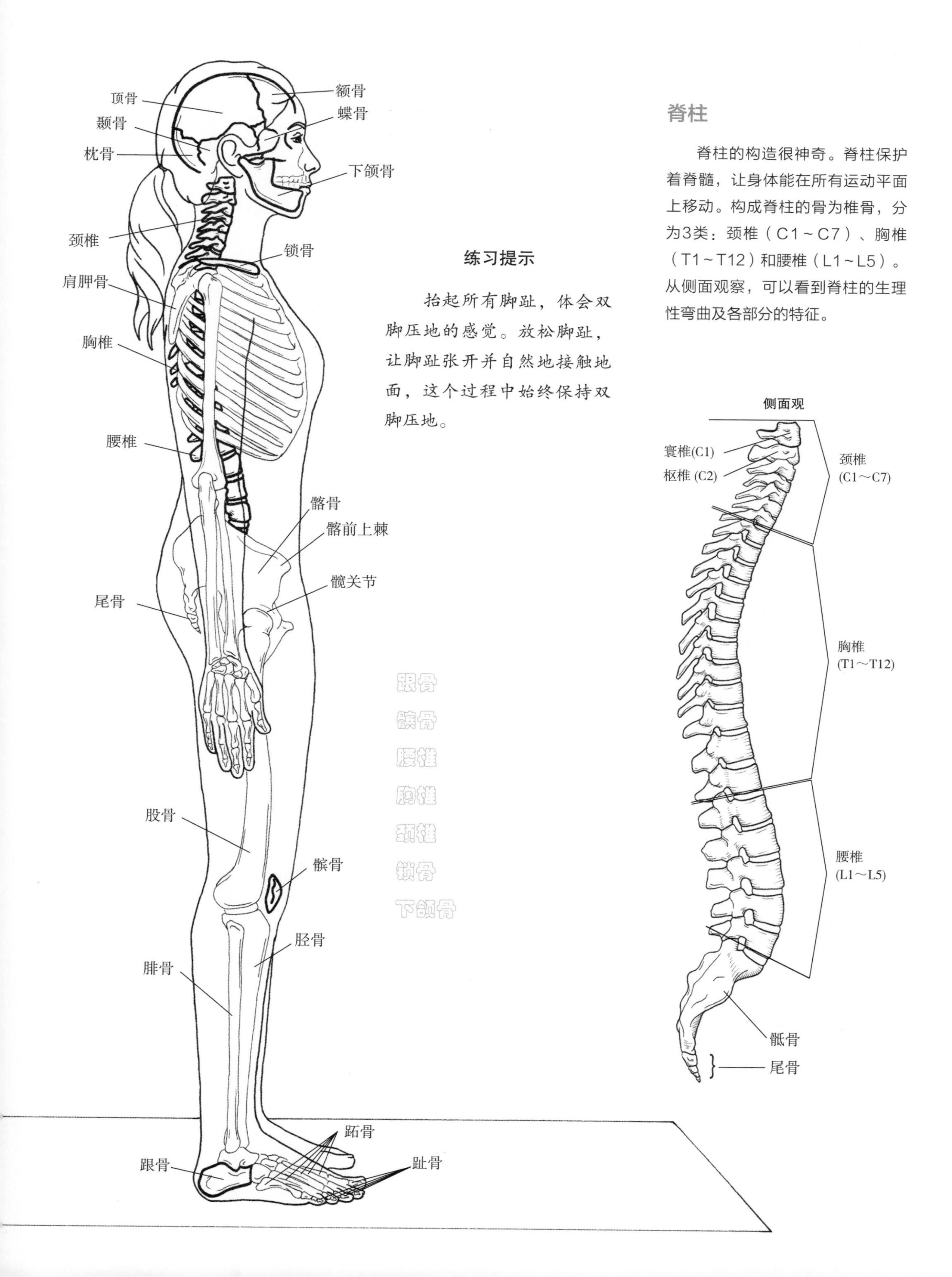

练习提示

抬起所有脚趾，体会双脚压地的感觉。放松脚趾，让脚趾张开并自然地接触地面，这个过程中始终保持双脚压地。

脊柱

脊柱的构造很神奇。脊柱保护着脊髓，让身体能在所有运动平面上移动。构成脊柱的骨为椎骨，分为3类：颈椎（C1～C7）、胸椎（T1～T12）和腰椎（L1～L5）。从侧面观察，可以看到脊柱的生理性弯曲及各部分的特征。

站立前屈式

Uttanasana

Intense Stretch Posture

站立前屈式通常被译为“站立前弯”，非常形象地描绘出该体式的样子。其英文直译为“强烈伸展体式”，从字面上描述了做该体式时的感觉。这是一个强烈拉伸身体后侧大部分肌肉的体式。

从山式开始，吸气时，有些人将手臂举过头顶，有些人将身体向后倾；无论何种方式，呼气时都会进入站立前屈式。屈曲髋关节而不是脊柱，上半身尽可能靠近双腿，脊柱尽可能保持中立位。只有完美地做到该体式，上半身完全接触双腿时，才允许脊柱稍有一些弯曲。手掌平放于脚掌两侧，指尖向前。如果腘绳肌伸展性不足，可以调整手的位置，或者稍微屈膝。请记住，该体式是对腿部后侧的一次舒适的深度拉伸，而不是对自己的折磨。

下半身

深度屈髋并伸膝使腿部后侧肌肉得到充分拉伸。深度屈髋时，髋屈肌将上半身拉向双腿，髋关节在矢状面上完成全范围活动。髋关节深度屈曲能拉长腘绳肌，即股二头肌、半腱肌和半膜肌，这 3 块肌肉均起自坐骨结节，半腱肌和半膜肌的止点在胫骨，股二头肌的止点在腓骨，屈髋使腘绳肌的起点远离止点。髋屈肌比较强壮，用力过猛可能导致腘绳肌拉伤，甚至撕裂。

股四头肌的 4 块肌肉努力收缩以保持膝关节伸直。无论是完全伸直还是轻度屈曲以适应腘绳肌的伸展性，膝关节都应该保持稳定。

有些人小腿后侧的拉伸感会比腘绳肌更强烈，尤其是大块的腓肠肌和比目鱼肌，但较小的、有时被忽略的跖肌也会被拉伸。跖肌起自股骨外上髁，跨过膝关节后侧，止于跟骨。尽管跖肌是一块小肌肉，但它的肌腱是全身最长的肌腱之一。

上半身

我认为上半身最重要的不是做什么，而是不做什么。除非上半身和双腿之间没有任何空隙，否则脊柱应保持中立位。人们经常通过弯腰来下拉背部，不要这样做，这会导致背部受伤。也不要抬头往前看，颈部应保持放松，目光往后。若身体足够柔软，可以把双手放垫子上，腕关节伸展，手指向前。如果还能往下，就屈肘，双肘向后，不要朝外打开，双肘间距不要超过肩宽。

练习提示

如果腿部后侧感到紧张，可以屈膝。腿部后侧最大的肌肉跨过膝关节，屈膝可以放松肌腱并使肌腹得到拉伸。请记住，膝关节和脚尖均应指向正前方，膝关节要在脚趾正上方并保持稳定。

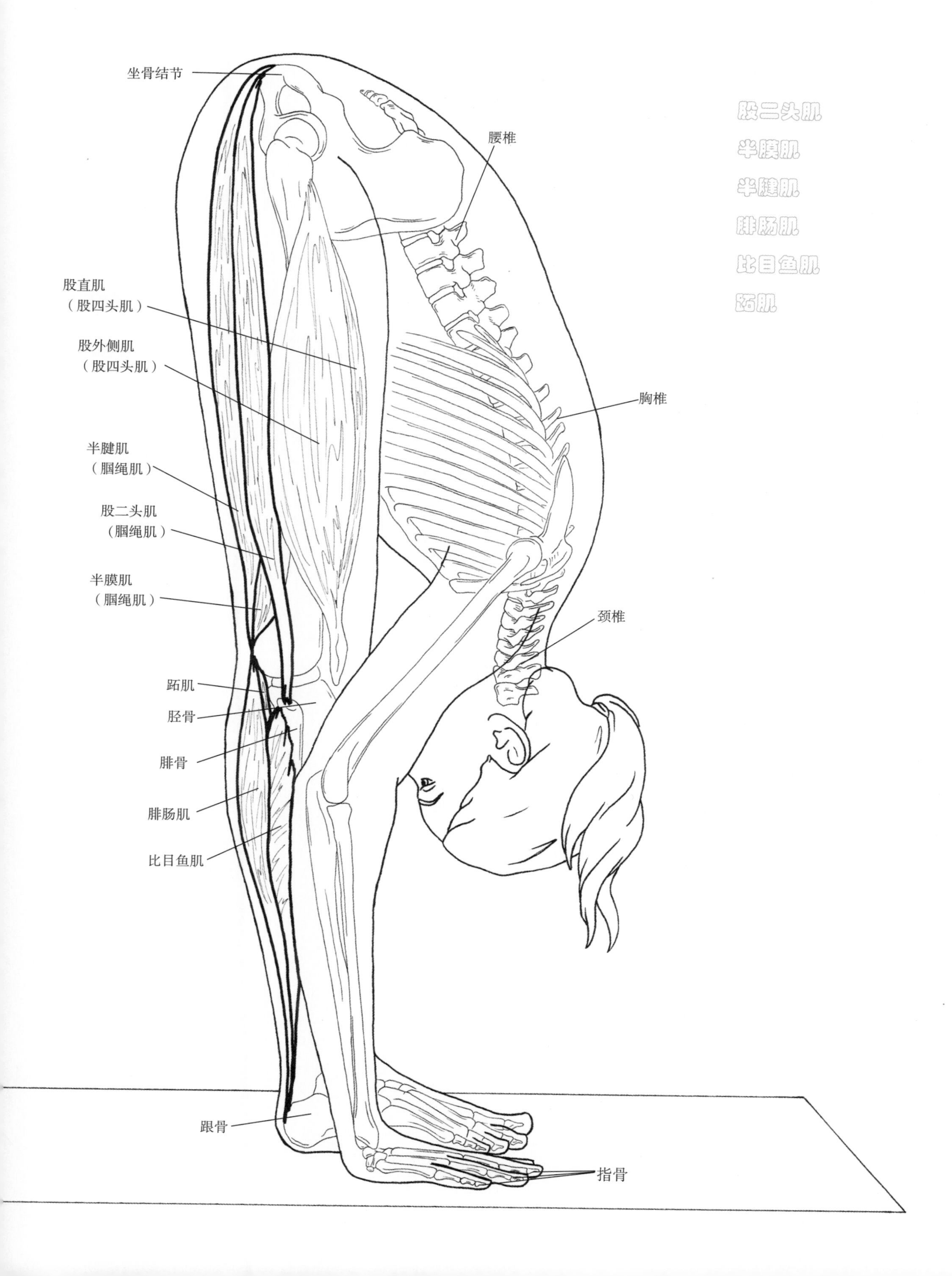

股二头肌
半膜肌
半腱肌
腓肠肌
比目鱼肌
跖肌
坐骨结节
腰椎
股直肌
（股四头肌）
股外侧肌
（股四头肌）
胸椎
半腱肌
（腘绳肌）
股二头肌
（腘绳肌）
半膜肌
（腘绳肌）
颈椎
跖肌
胫骨
腓骨
腓肠肌
比目鱼肌
跟骨
指骨

新月式

Anjaneyasana

Low Lunge

多数人都能完成新月式，它是很好的开髋体式。如果有必要，可以通过调整位置或在膝关节下方垫毛毯来缓解后侧腿膝关节的压力和（或）保持胸腔上提。新月式能使人振奋，也代表着虔诚。该体式要求具有力量感、平衡感和柔韧性，练习该体式对多数人来说都是有益的，请不要错过。

练习拜日式时，在呼气末进入深度站立前屈式，然后吸气，一条腿向后伸，膝关节轻放于垫子上，可以脚背压地，也可以脚尖回勾，用你感觉稳定的方式。前侧腿的膝关节屈曲，膝关节保持在脚踝正上方，膝关节和脚趾均指向正前方，确保膝关节、踝关节与髋关节在一条直线上。抬起上半身时，骨盆向后倾斜，脊柱伸展。双手上抬，手指指向天空，目视上方。

下半身

前侧腿的髋关节深度屈曲，同侧臀大肌得到拉伸。后侧腿的髋关节深度后伸，同侧髋屈肌（主要是髂肌、腰大肌、股直肌和缝匠肌）得到拉伸。保持骨盆后倾时，能感受到腹直肌和腹外斜肌拉动骨盆向前、向上，而臀大肌和腘绳肌拉动骨盆向后、向下。有些人称这是“收屁股”或“卷尾骨”。

髂胫束在这里的作用是稳定前侧腿的膝关节，让小腿的胫骨与腓骨尽量垂直于地面。

前侧腿的踝关节轻度背屈。后侧腿如果脚尖向后，踝关节深度跖屈；如果脚尖回勾，踝关节深度背屈。

上半身

脊柱保持伸展。抬高手臂使肩关节屈曲，三角肌前部肌束、胸大肌上部肌束、肱二头肌和喙肱肌收缩并保持手臂上举。

练习提示

如果后侧腿的膝关节压力太大，可以在膝关节下方垫毛毯。随着髋关节活动度增加，当后侧腿逐渐伸直时，膝关节的压力也会减小。

趣闻

这个体式展示的是众所周知的强大战士哈奴曼(Hanuman，印度神话中的神猴)在越过大海寻找被绑架的公主悉多（Sita）之前的沉思。

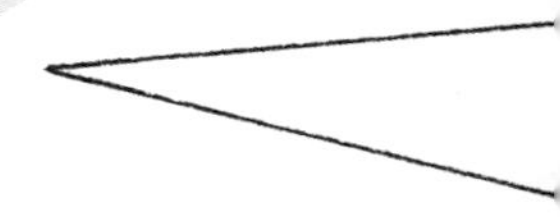

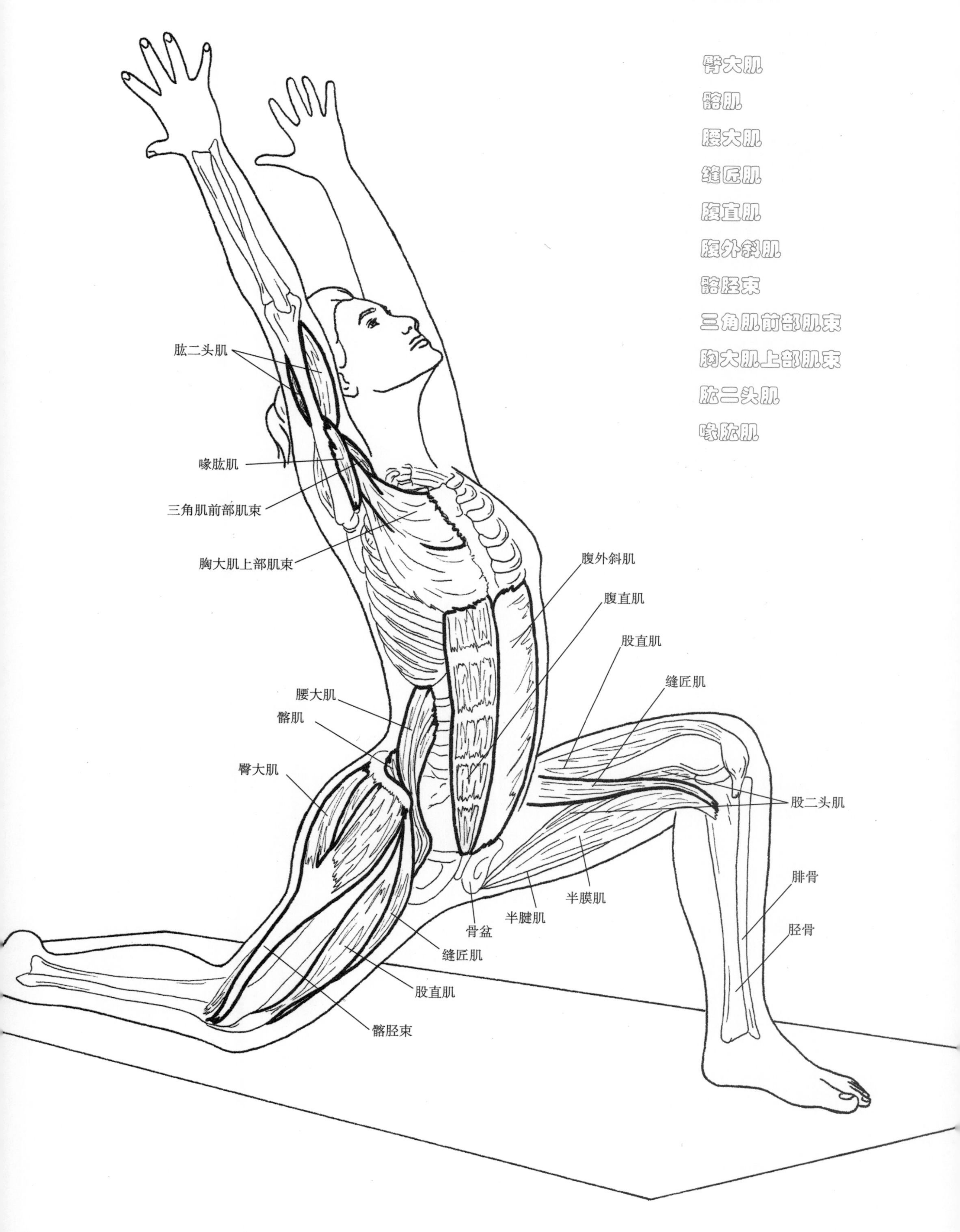
臀大肌
髂肌
腰大肌
缝匠肌
腹直肌
腹外斜肌
髂胫束
三角肌前部肌束
胸大肌上部肌束
肱二头肌
喙肱肌
肱二头肌
喙肱肌
三角肌前部肌束
胸大肌上部肌束
腹外斜肌
腹直肌
股直肌
缝匠肌
腰大肌
髂肌
臀大肌
股二头肌
腓骨
半膜肌
半腱肌
骨盆
胫骨
缝匠肌
股直肌
髂胫束

八体投地式

Ashtangasana

Eight-Limbs Posture

这里的“八体”不是指瑜伽哲学中的八支，而是指身体在维持该体式时与地面接触的 8 个部位，即双脚、双膝、双手、胸部和下颌。八体投地式在经典哈他瑜伽的拜日式中使用较多，有时会替代四柱式作为流瑜伽的一部分，但它和四柱式完全不同。大多数人都可以完成八体投地式。这个体式的重点是脊柱的伸展，做体式时不要急于求成。

做新月式时保持吸气，然后呼气，前侧脚向后，进入平板式。保持足跟抬起的姿势，屈膝跪于垫子上，胸部和下颌也落在垫子上。尽可能抬高坐骨或坐骨结节。肘关节靠近躯干两侧并屈曲。胸部与膝关节的距离越近，该体式的完成难度越大。只要你能保持“八体投地”，就算完成该体式。随着脊柱和肩关节伸展幅度的改善，你可以逐步挑战更高的难度。刚开始练习时，如果胸部和下颌无法落在垫子上，只需保持胸部向前，一直练习到你能做到“八体投地”。

下半身

在八体投地式中，下肢位置比较固定，关节的活动范围较小，所以不会有强烈的拉伸感。髋关节和膝关节轻度屈曲，踝关节深度背屈。由于膝关节屈曲，小腿的肌肉可能被拉长。虽然可以借助重力作用，但下肢肌肉仍要发力以保持体式。注意双腿分开与髋部同宽，踝关节和膝关节的连线与身体中轴平行。

上半身

上半身完成该体式的大部分任务。脊柱深度伸展，竖脊肌是最有力的伸肌。竖脊肌由 3 块肌肉组成，其中棘肌位于脊柱最内侧，是竖脊肌中最小的肌肉。棘肌分为胸棘肌、颈棘肌、头棘肌。棘肌外侧为最长肌，顾名思义，最长肌是一块贯穿整个脊柱旁侧的长肌。髂肋肌位于脊柱最外侧，分为腰髂肋肌、胸髂肌和颈髂肋肌。3 块肌肉组成竖脊肌，共同发挥作用。竖脊肌是最强壮的脊柱伸肌，在该体式中被激活。

脊柱伸展幅度越大，肩关节伸展的幅度也越大。当双肩进一步伸展时，三角肌前部肌束、肱二头肌、喙肱肌，以及胸大肌上部肌束会越来越长。这里的肌肉很强壮，要小心，强壮的背肌可能造成肩部损伤。

三角肌前部肌束
棘肌
最长肌
髂肋肌
肱二头肌
胸大肌上部肌束

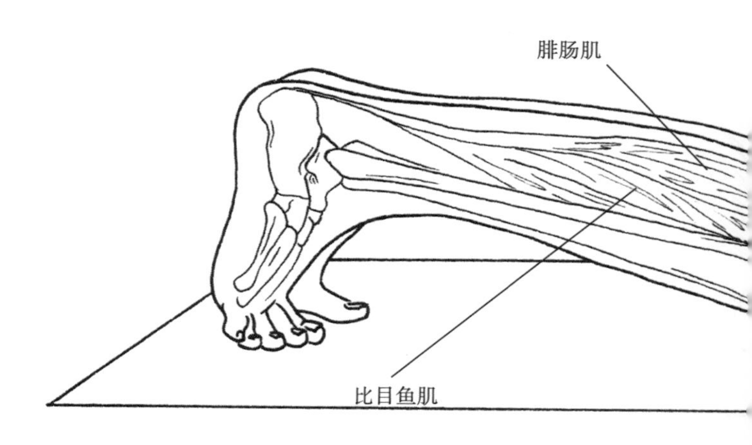

竖脊肌

这是一幅完美的竖脊肌插图，展示了胸棘肌、颈棘肌、最长肌和髂肋肌。这些肌肉组合在一起，会让你感受到从骶骨到枕骨的强大力量。请正确使用这股力量。

练习提示

如果无法从上一个体式进入八体投地式，你可以从俯卧位开始练习。俯卧，腹部着地，脚尖回勾，下颌着地，目视前方。双手放于双肩正下方，屈肘，双肘贴靠在躯干两侧。然后，在保持胸部和下颌着地的情况下，双膝尽可能向胸部靠近，同时抬高骨盆并屈髋。

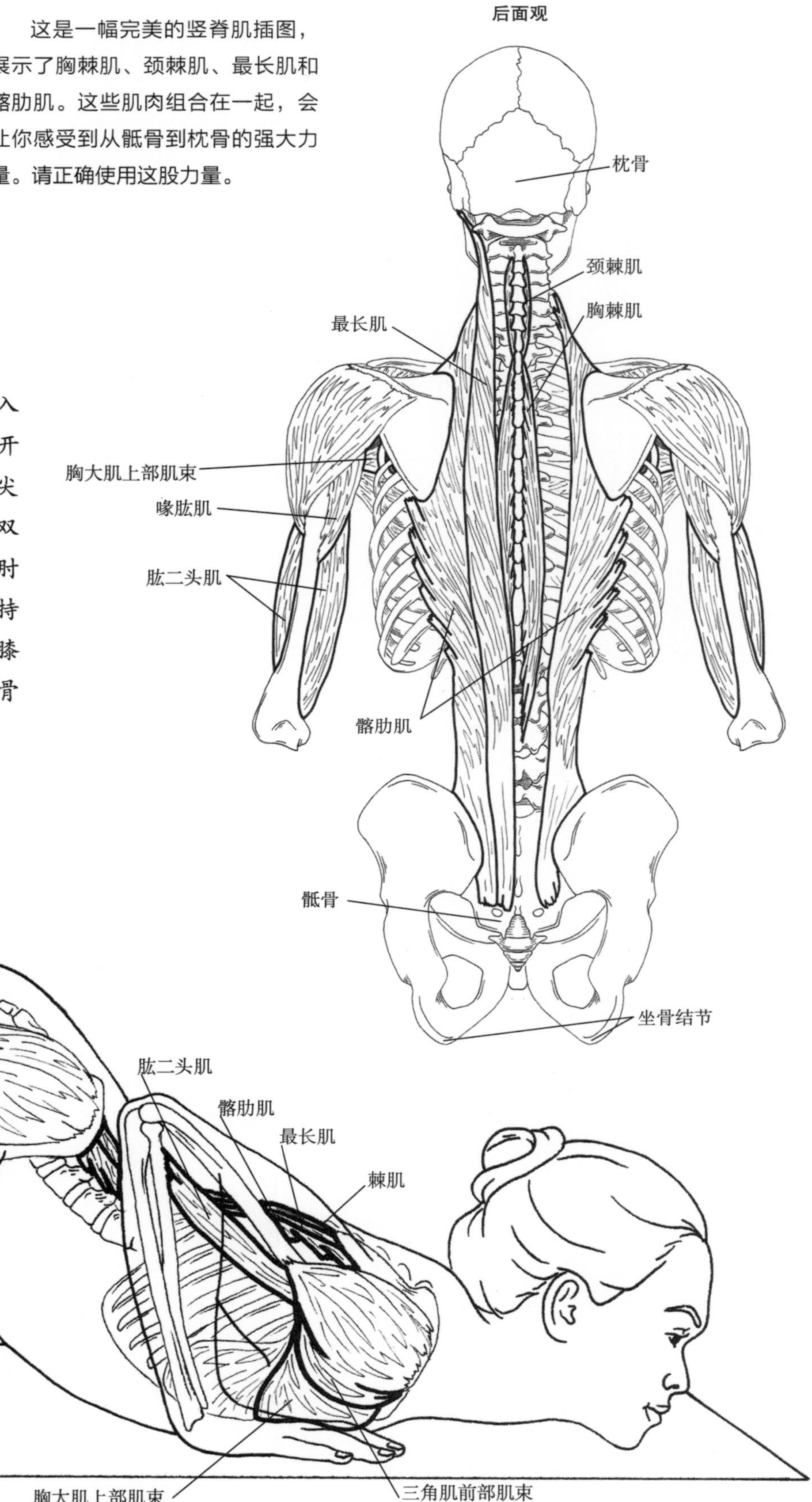

眼镜蛇式

Bhujangasana

Cobra

眼镜蛇式是一个基础后弯体式。该体式可以锻炼身体后侧的所有肌肉。在眼镜蛇式中，双手和下肢与地面接触面积大，所以可以充分抬起上半身。好好练习这个体式吧！

在经典哈他瑜伽的拜日式中，你会从八体投地式进入眼镜蛇式。吸气时，从脚尖回勾过渡到踝关节跖屈（足背贴地）和伸膝。向前移动骨盆，加大骨盆后倾角度，让骨盆落在垫子上。从骨盆到脚趾的所有部位都压着地面。当脊柱进一步伸展时，肩胛骨上旋，肩关节外旋。肘关节伸直，双肘分开与肩同宽。不要让肘部离开身体侧面，否则会使肩关节处于不稳定的位置。

下半身

骨盆尽可能后倾，要有骨盆最前方的髂骨被拉向后而尾骨被拉向前的感觉。髋关节伸展和内旋。臀大肌是最发达的肌肉，也是使髋关节伸展和使骨盆后倾的最强壮的肌肉，腘绳肌也积极参与以上两项运动。腹外斜肌和腹直肌下部收缩以维持骨盆后倾。臀中肌与臀小肌用力收缩以保持髋关节内旋。因此，所有臀肌在眼镜蛇式中得到强化。

股四头肌收缩使膝关节伸直，但股直肌与其余髋屈肌由于髋关节伸展而被拉长。最强壮的髋屈肌是腰大肌和髂肌，由于这两块肌肉位置相近，人们称它们为髂腰肌。

踝关节深度跖屈（足背贴地），使小腿前侧最强壮的胫骨前肌得到充分拉伸。

上半身

眼镜蛇式是后弯体式，用专业术语描述，就是脊柱深度伸展。最强壮的脊柱伸肌——竖脊肌在这个体式中用力收缩。深层的横突棘肌也帮助伸展脊柱。横突棘肌由 3 组肌群构成：最表层的大肌群是多裂肌，它们起自骶骨和椎体横突，止于上方几个椎体的棘突，并一直向上延伸至颈椎；回旋肌位于多裂肌深面，起自腰椎横突，止于上一个椎体的棘突；最小的肌群为半棘肌，起点较前两组更高，起自胸椎横突，止于枕骨。

为了抬高胸部，需要肩胛骨上旋和肩关节外旋。斜方肌上部肌束和下部肌束使肩胛骨上旋，三角肌后部肌束、冈下肌和小圆肌使肩关节外旋。

肱三头肌离心收缩使手臂伸直并对抗重力，旋前圆肌使前臂旋前。肘关节处于被肌肉紧紧包裹的稳定状态。

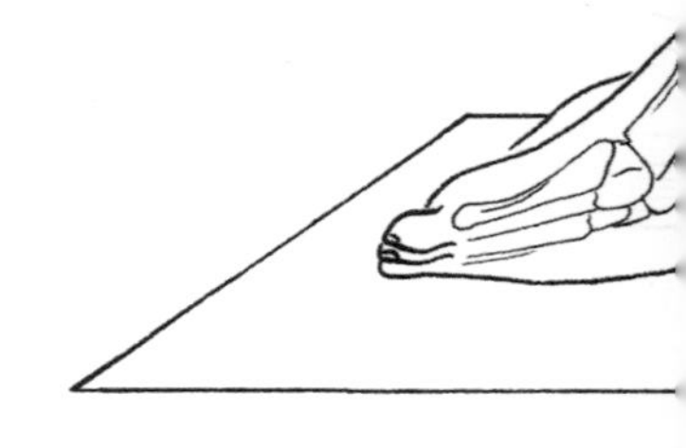

横突棘肌

横突棘肌包含多裂肌、回旋肌和半棘肌，紧靠椎骨。保持这些肌群的强壮有助于维持椎骨之间的空间，这些空间使椎间盘能够发挥其正常功能。

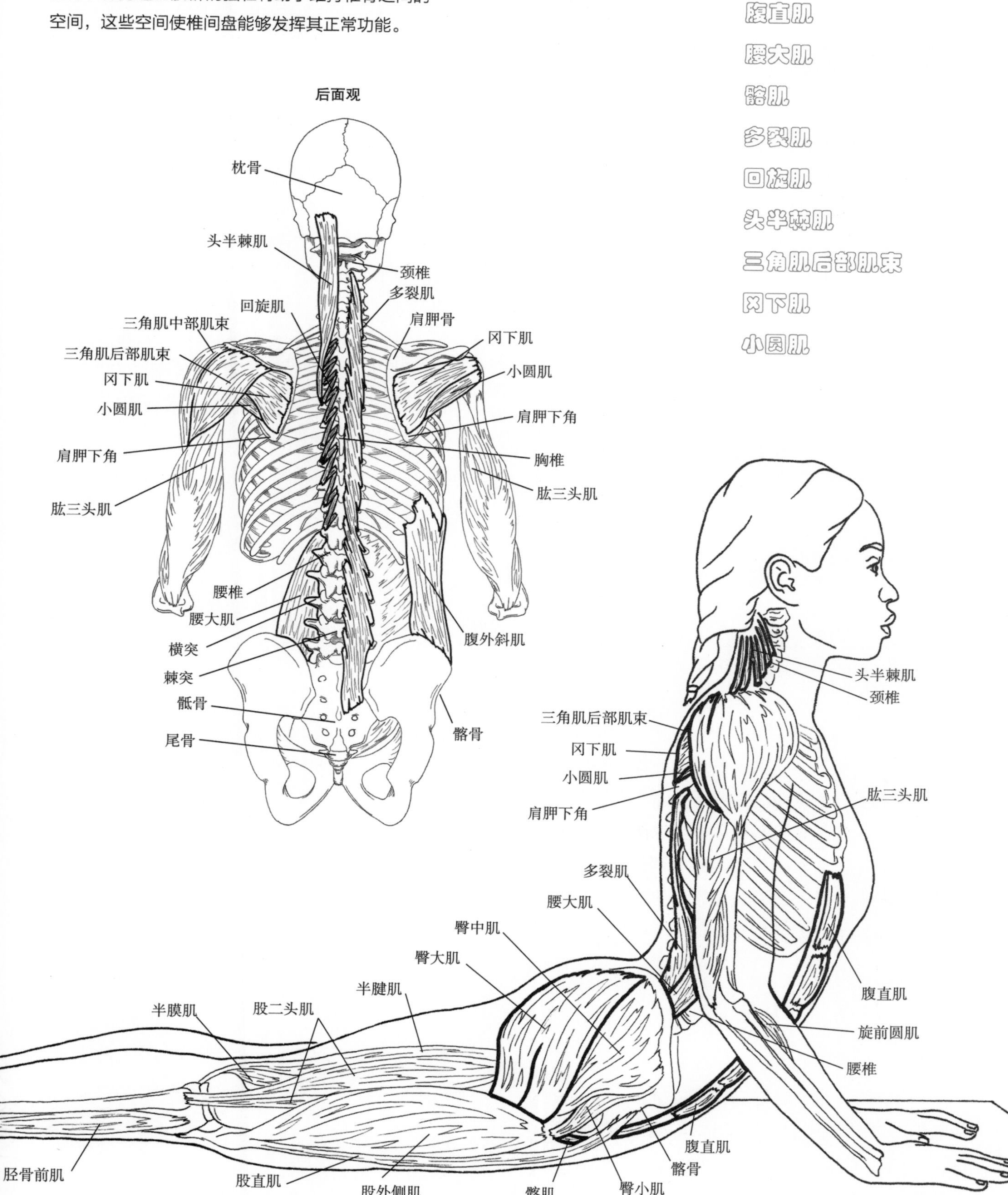

下犬式

Adho Mukha Svanasana

Downward-Facing Dog

下犬式在哈他瑜伽中十分常见。很多没有练习过瑜伽的人都知道下犬式。毫无疑问，下犬式值得人们经常练习，它能强化和拉伸身体最大、最强壮的肌肉。

练习拜日式时，我们会从眼镜蛇式进入下犬式。如果可以的话，脚趾慢慢回勾，踝关节从跖屈（绷脚）过渡到背屈（勾脚）；如果感到困难，直接双脚着地。向上抬高骨盆，屈曲髋关节，将脊柱调整到中立位。手臂和腿完全伸直，双膝和双肘保持稳定。双脚分开与髋同宽，双手分开与肩同宽。所有手指张开，将身体重量尽可能均匀地分布于手和脚。记住，永远只能用接触地面的部位支撑身体！

下半身

当髋关节屈曲、膝关节完全伸直和踝关节背屈时，腿部后侧所有肌肉将得到深度拉伸。腘绳肌的拉伸感也许最强烈。腘绳肌由股二头肌、半腱肌和半膜肌组成，3块肌肉均起自坐骨结节。（顾名思义，股二头肌有两个头，其中短头起自股骨后部。）肌肉的起点处不应被拉伸。以腘绳肌为例，我们要拉伸的是肌腹。腘绳肌的起点常常被拉伤，甚至被撕裂。要注意安全，不要因为好胜心而伤害你的身体。

当足跟压地时，小腿后侧的腓肠肌和比目鱼肌的拉伸感最强烈。腓肠肌与跟骨之间连着跟腱，当胫骨前肌逐渐加大踝关节的背屈程度时，避免过度用力。

上半身

上肢主要是肩和手臂在发力。身体的大部分重量最终由双手承担，因此要确保你的姿势是稳定的。肩关节深度屈曲和外旋，使三角肌陷入两难的境地。三角肌前部肌束必须收缩使肩关节屈曲，同时又必须拉长以适应肩关节外旋。三角肌后部肌束必须拉长以适应肩关节屈曲，同时又必须收缩使肩关节外旋。三角肌在肩部扮演了一个强有力的角色，有很多作用需要发挥。你要保持肩部和上背部的力量感。

旋前方肌、肱桡肌和旋前圆肌收缩使前臂旋前。

从下犬式过渡到拜日式的下一个体式。吸气时，前一个新月式中向后伸的那条腿迈到前方，完成另一侧的新月式；呼气时，后侧腿迈到前方，再次来到站立前屈式。最后，身体站直，吸气时双臂向上伸展，然后呼气，回到山式。

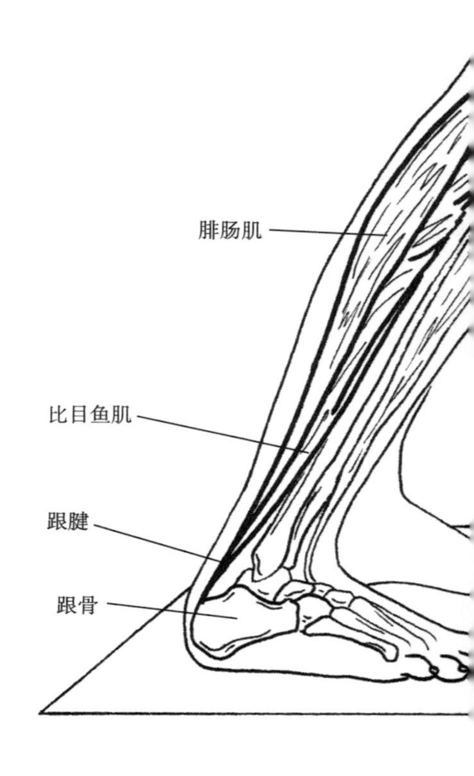

练习提示

无论大腿还是小腿，如果感觉拉伸的部位在肌腱附着点而不是在肌腹，可稍稍屈膝。如果手腕很快就感到疲劳，请确保手掌均匀受力。

趣闻

下犬式来自狗伸展身体时的姿势。事实上，我们可以从四足动物那里学到很多！

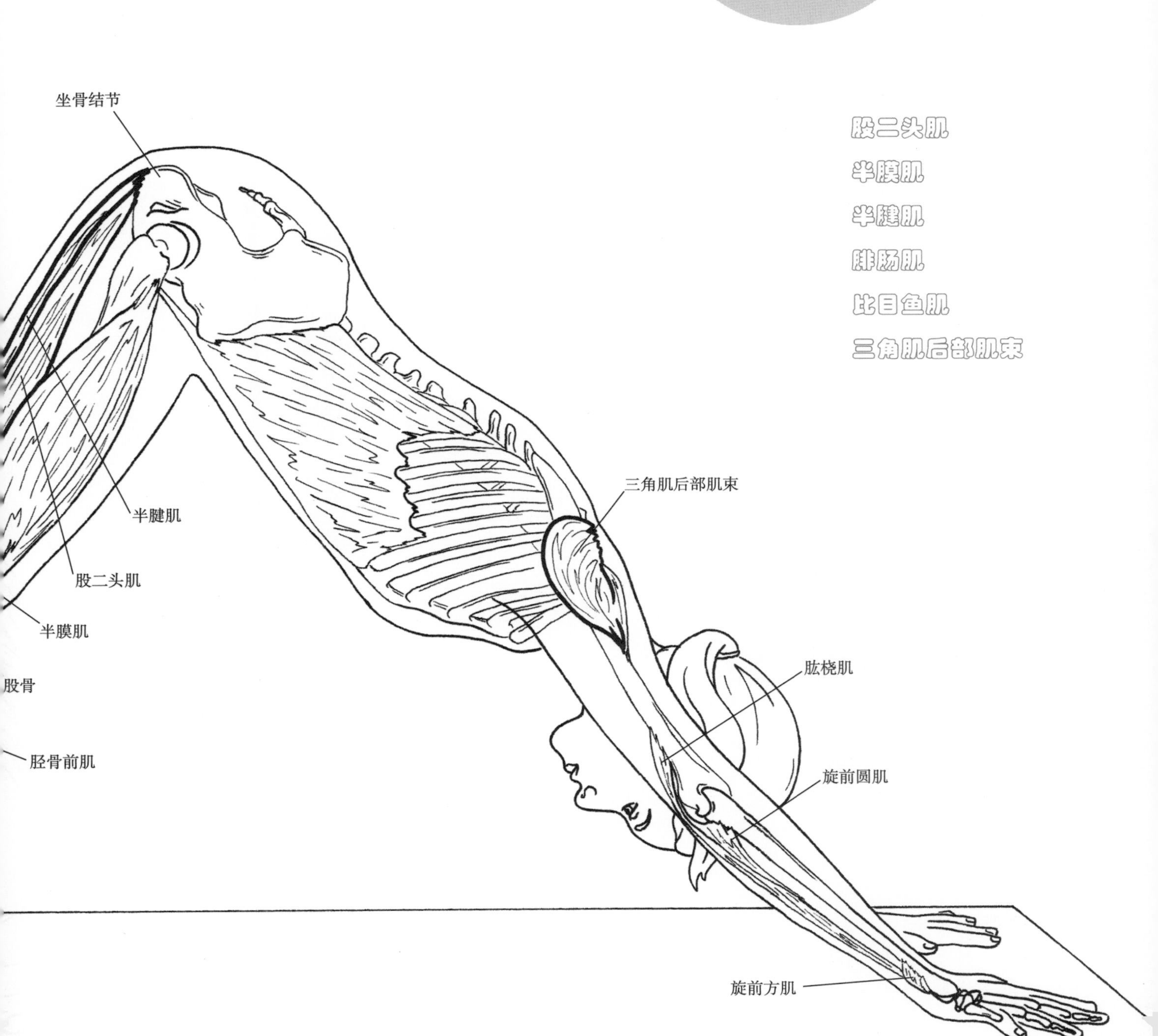

其他站立体式

对大多数初次练习瑜伽体式的人来说，热身之后可以从站立体式开始练习。练习站立体式可以激活身体最大和最强壮的肌群。本部分介绍的站立体式要求双脚都在垫子上，并要求双脚着地时受力均匀，为髋关节、肩关节、手臂和腿的移动提供稳定的支撑。你可以追求卓越，但不必追求完美。

脚踏手掌前屈式

Padahastasana

Foot-Hand Posture

脚踏手掌前屈式与站立前屈式的区别在于手部位置不同。除了大多数前屈体式固有的腿部后侧强烈拉伸外，该体式还能使前臂和腕伸肌得到拉伸。有些人可能要屈膝才能把手放在脚下，这完全取决于每个人的身体状况。

从站立位开始，双腿分开与髋同宽，脚趾指向前方。屈髋，脊柱尽量保持中立位。双手放在双脚下方，掌心朝上，脚趾正好抵在腕横纹处。尽量伸膝，同时保持头颈部放松。

下半身

髋关节深度屈曲。腿部后侧的臀大肌、腘绳肌、腓肠肌和比目鱼肌被充分拉伸。大腿前侧的股四头肌收缩使膝关节伸展，而股直肌（股四头肌中最大的肌肉）需加倍努力使髋关节同时屈曲。腰大肌是最有力的髋屈肌，在这个体式中被激活。

上半身

是否屈肘取决于髋关节屈曲的程度和腿部后侧肌肉的伸展性。若能屈肘，肘部应该朝两侧弯曲。腕关节深度屈曲。腕关节和手部主要伸肌是桡侧腕长伸肌、桡侧腕短伸肌、指伸肌和尺侧腕伸肌。拇短伸肌、拇长伸肌、小指伸肌是腕关节深层的小肌肉。所有这些位于前臂后侧的肌肉都被拉伸，这种感觉应该不错。从肌肉的名称就可以看出：桡侧腕长伸肌和桡侧腕短伸肌在手臂的桡侧（拇指那一侧），而尺侧腕伸肌位于尺侧（小指那一侧）。

理想情况下，脊柱保持中立位，胸腔自然打开，头颈部放松。

臀大肌
半腱肌
股二头肌
腓肠肌
比目鱼肌
桡侧腕长伸肌
桡侧腕短伸肌
指伸肌
尺侧腕伸肌

前臂伸肌

这些肌肉位于前臂后侧，为手部提供力量。当手上负重时，你随时可以感觉到这些肌肉在发力。尽情享受此刻的拉伸感吧。

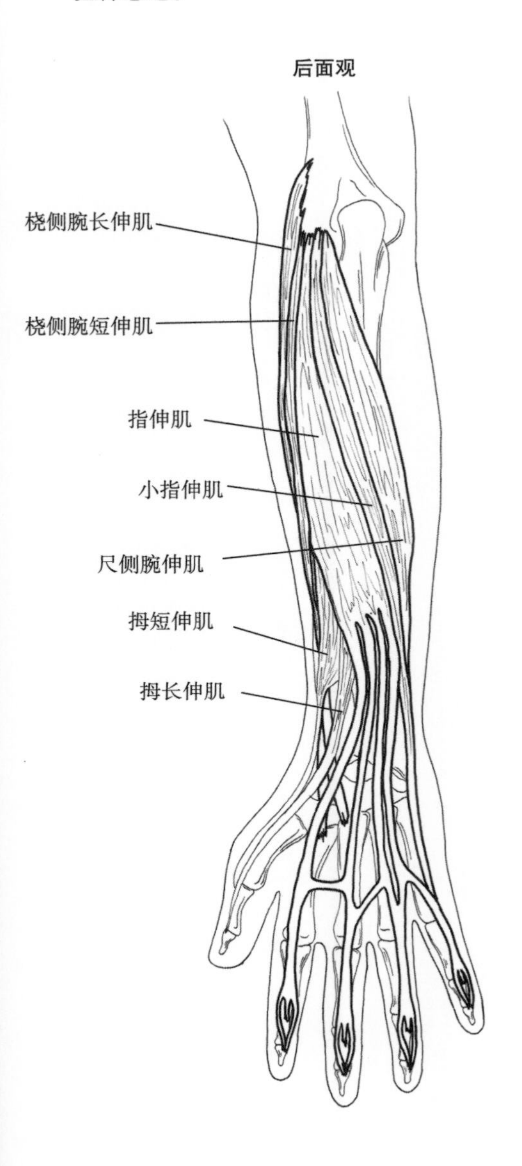

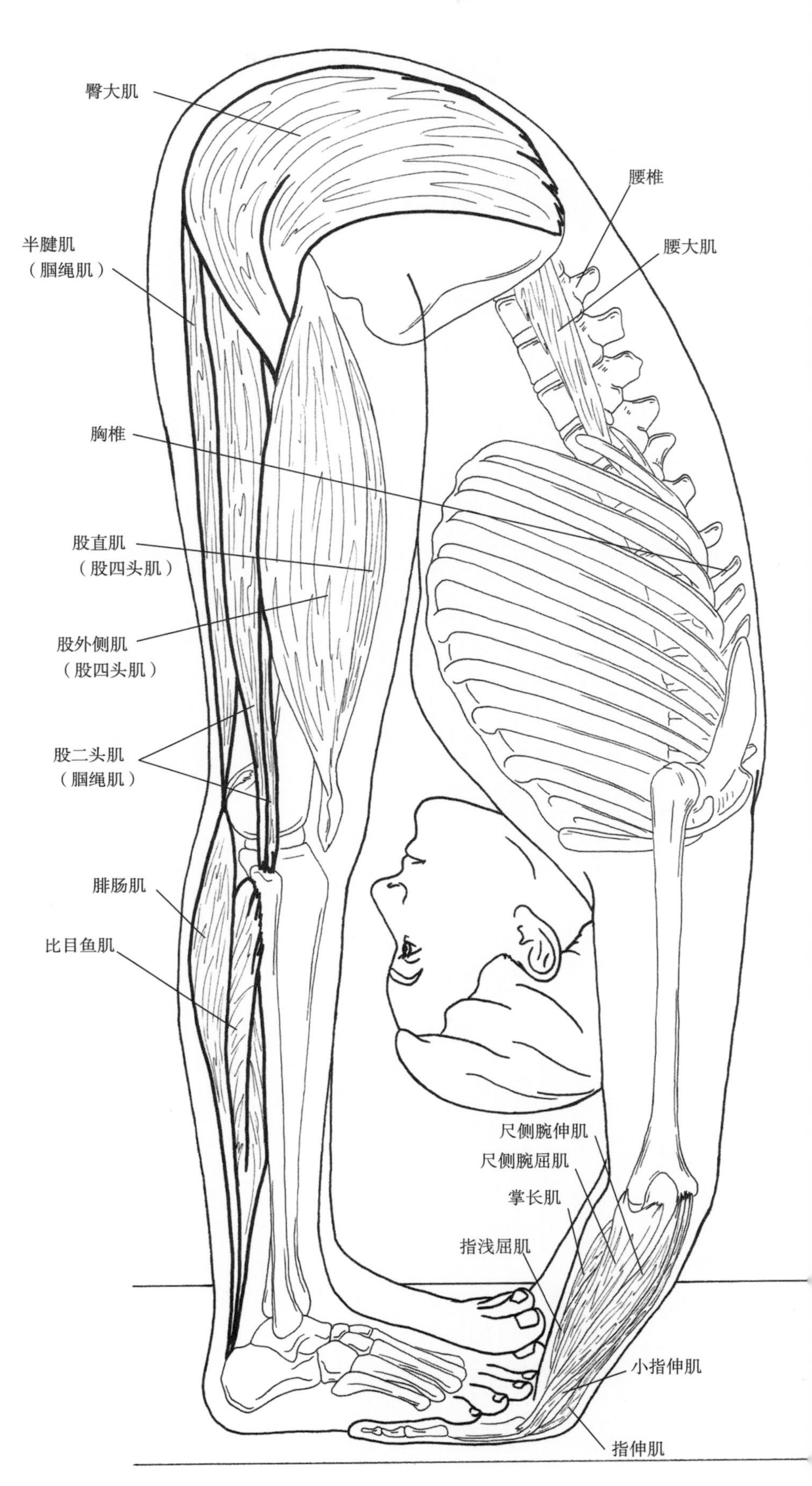

练习提示

应该把脚压在手上。活动脚趾来按摩手掌根的大肌肉，感觉会更好。试着把手从脚下拉出一些，这样可以减轻前臂的拉伸感。

三角伸展式

Utthita Trikonasana

Extended Triangle

三角伸展式是一个基础体式，也是一个富有美感的开髋体式。不断调整姿势，使身体各部位处于正确的位置，这有助于打开身体并让人体会到力量感。许多人不知道如何合理使用辅具或还没准备好就将下方的手放在地上，最后导致身体不稳而倒下，要避免这种情况。

站在垫子上，双脚向两侧分开，间距约一腿长。如图，右脚的脚趾指向右前方，左脚的脚趾向右侧转，双脚的足跟平齐。如果感觉站不稳，可以加大双脚的间距。右侧髋关节外旋，使同侧膝关节和脚趾指向同一方向；然后屈髋，使上半身靠近右腿，脊柱尽可能与地面保持平行。髋部稳定后，打开双肩，下方的手靠近腿外侧的地面，上方的手指向天空。双臂完全打开，肩关节外旋，上方的手掌心朝前。双臂应形成一条直线并垂直于地面。脊柱唯一的运动是旋转颈椎，使寰枢关节转向上方。目视上方时，试着让鼻尖和上方拇指方向一致。

下半身

三角伸展式有很多作用，我们最关注的是它的开髋作用。完成该体式要求两侧髋关节外展，因此内收肌群需要有一定的伸展性。右腿髋关节外旋，要求梨状肌用力收缩以保持膝关节和脚趾朝向同一方向。梨状肌是髋关节最有力的外旋肌。右腿的内收肌群，尤其是股薄肌、半腱肌和半膜肌都得到很好的拉伸。

左腿髋关节稍内旋以保持左脚向内旋转45°，使半腱肌和半膜肌在收缩的同时也被拉长。臀中肌前部肌束、臀小肌和内收肌群也帮助髋关节内旋。因为该体式从外展髋关节开始，你会看到这些肌肉被拉长时仍在收缩，所以，感觉到这些肌肉被拉长时也不必感到困惑，这其实就是肌肉的离心收缩。

上半身

两侧肩关节外展，双臂连线尽可能垂直于地面。上方手臂需要三角肌和冈上肌收缩以保持外展，下方手臂主要是重力使其外展。

旋前圆肌是最强壮的前臂旋前肌，它使前臂旋前以保持掌心向前。

练习提示

进入该体式时，尝试让身体沿着侧面（额状面）移动，以确保身体各关节不错位。脊柱应处于中立位，胸廓应向上提，而不是往下沉。

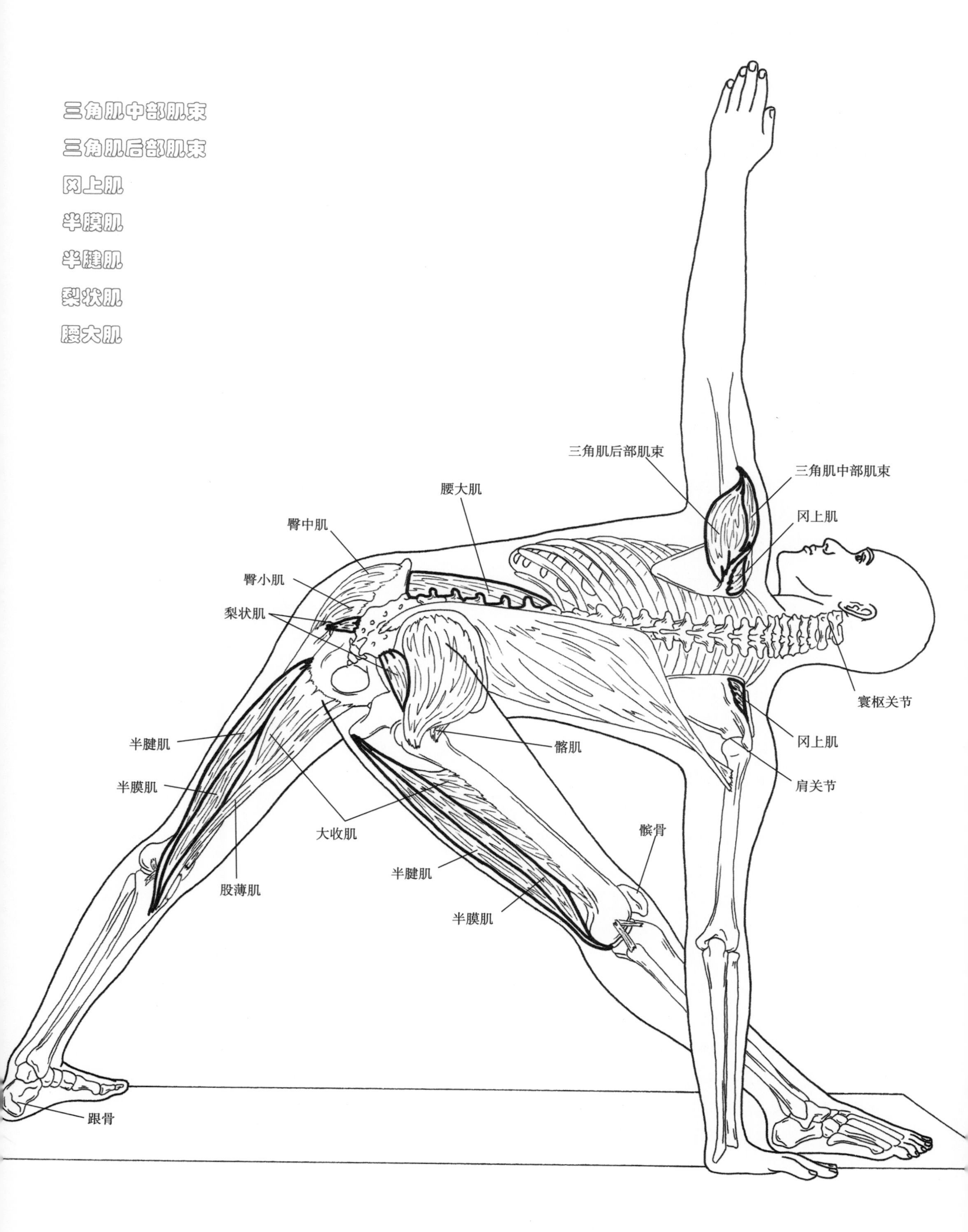
三角肌中部肌束
三角肌后部肌束
冈上肌
半膜肌
半腱肌
梨状肌
腰大肌
三角肌后部肌束
三角肌中部肌束
腰大肌
臀中肌
冈上肌
臀小肌
梨状肌
寰枢关节
冈上肌
半腱肌
髂肌
半膜肌
肩关节
大收肌
髌骨
半腱肌
股薄肌
半膜肌
跟骨

侧角伸展式

Utthita Parsvakonasana

Extended Side Angle

侧角伸展式是经典的瑜伽基础体式。该体式主要拉伸从伸直腿侧的脚外侧一直到上方手臂的身体侧面。如果姿势没做到位就先把下方的手放到垫子上（很像三角伸展式），身体就很容易偏离正确方向，这样的练习是无效的。

站在垫子上，双脚向两侧分开，间距约一腿长。如图，左脚的脚趾指向左前方，屈膝，膝关节位于踝关节正上方，膝关节朝向左前方。右脚的脚趾指向身体前方，右腿伸直。当左腿屈髋，下方的手放在左脚旁时，右脚的脚掌用力压向地面，尽量使身体保持在额状面上。身体侧面从右脚的脚跟到上方手的指尖形成一条直线。注意上方的髋关节和肩关节不要前倾。转动颈部，目视上方。

下半身

两侧髋关节外展。当骨盆接近地面时，右腿的内收肌群被充分拉伸。因右侧髋关节轻微内旋（为了保持脚趾指向身体前方），梨状肌和髋部更深层的外旋肌也被拉伸。

左侧髋关节最卖力。除外展外，左侧髋关节还深度屈曲，并轻微外旋使膝关节和脚趾都朝向左前方。左腿的股直肌离心收缩对抗重力并使髋部保持屈曲，同时股直肌与股四头肌的其他部分一起被拉长以适应膝关节的屈曲。

右腿的股四头肌收缩使膝关节完全伸直。左侧膝关节根据骨盆的下沉幅度，尽可能屈曲到 90° 。

右侧踝关节旋后，使小腿外侧的腓骨长肌和腓骨短肌被充分拉伸。重要的是，右脚要与左脚均匀地负重，右脚的脚掌外侧缘要压实地面。如果右脚的脚掌外侧缘离地，腓骨肌就得不到拉伸。将右脚的脚掌外侧缘压向地面的感觉会很棒！

上半身

努力使脊柱保持中立位。不要通过侧屈脊柱使下方手着地来弥补髋关节活动度的不足。

两侧肩关节外展，上方肩关节外展角度更大。上方手臂的三角肌（前部、中部和后部肌束）和冈上肌充分激活以完成手臂举过头顶的动作。上方手臂的前臂旋后以保持掌心向下。前臂旋后的原动肌是肱二头肌和旋后肌，协同肌是喙肱肌。

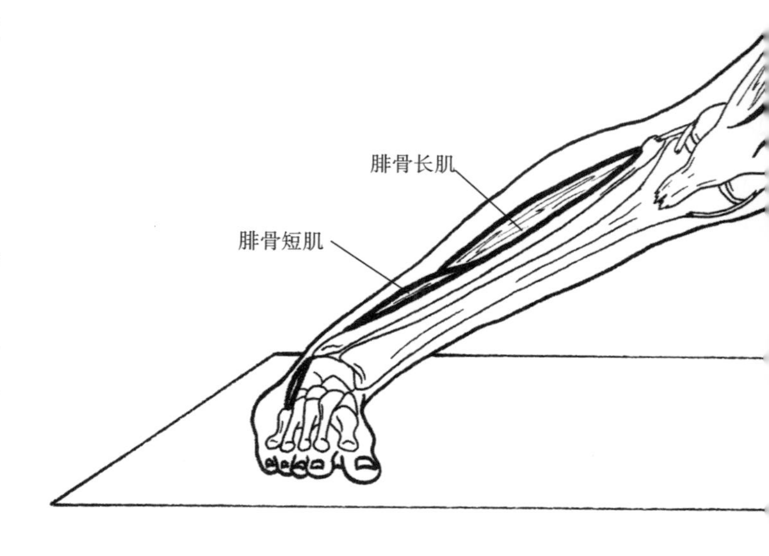

练习提示

如果看到前侧脚的踇趾位于膝关节内侧，且看不到其他脚趾，那么前侧膝关节的位置是正确的。这个方法适用于弓步，以及其他要求前侧膝关节屈曲的站立体式。

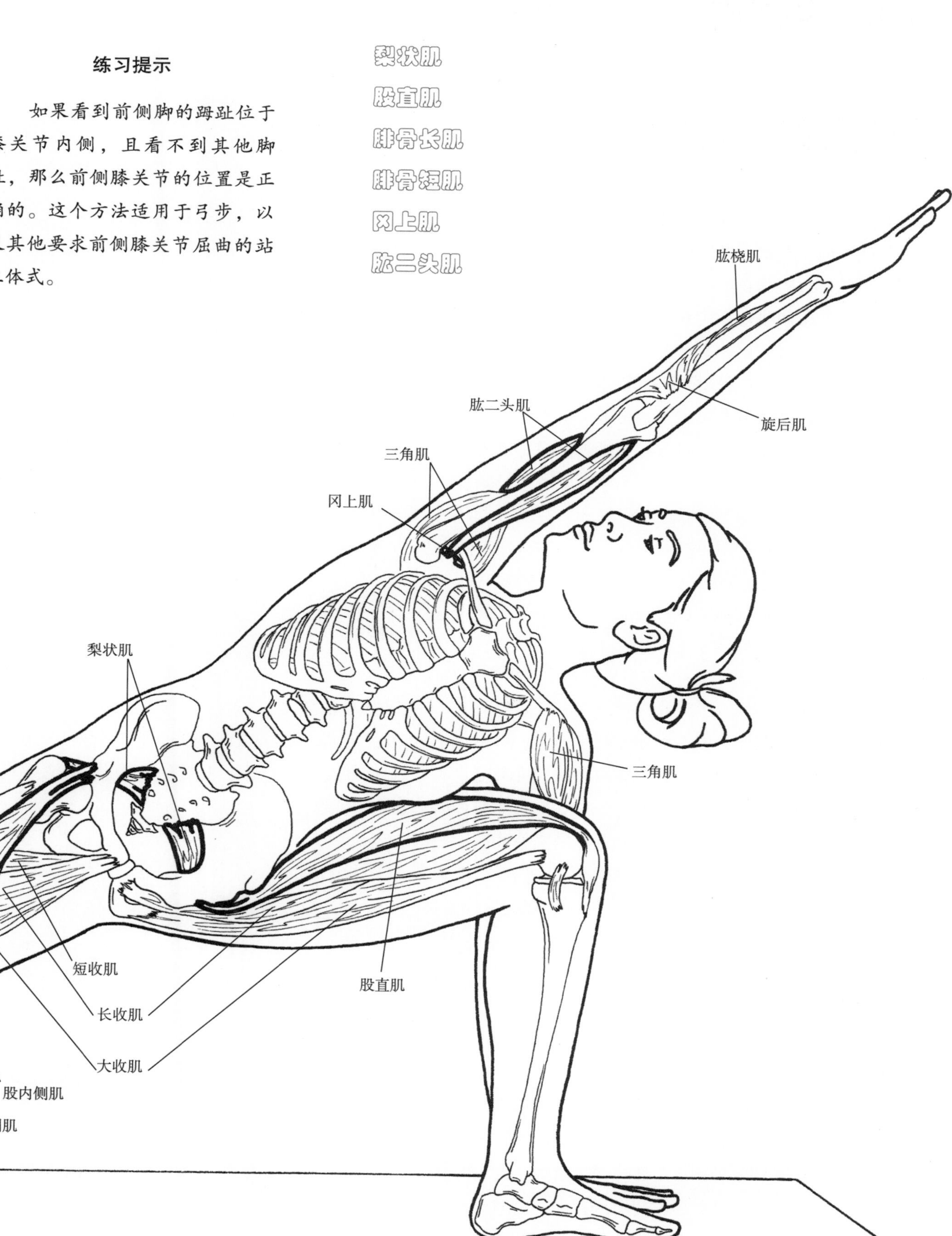

加强侧伸展式

Parsvottanasana

Pyramid

“加强侧伸展式”这个名称很容易让人误解。人们经常用“金字塔式”来描述这个体式的样子，而我会用“现在我终于知道腘绳肌在哪里了！”来形容这个体式。大多数人都可以练习加强侧伸展式，但这个体式要做到位并不容易。加强侧伸展式的手臂位置很灵活，经过练习，肩关节的活动度会得到改善，这时可以将双手放在背后，做反祈祷式。

双脚站立，两脚前后分开。前侧脚的脚趾指向前，后侧脚向外打开一定的角度，两脚足跟内侧缘平齐。骨盆保持中立位，身体朝向前方。两侧肩关节内旋，前臂旋前，双手在背后合十，指尖朝向头顶方向。两侧髋关节屈曲，上身尽可能靠近前侧腿。后侧腿伸直。如果前侧腿的腘绳肌伸展性不足，可以稍屈膝以降低拉伸强度。

下半身

两侧髋关节屈曲，前侧腿屈髋幅度更大。可以感受到前侧腿股二头肌、半腱肌和半膜肌的强烈拉伸，这些被拉伸的肌肉统称为腘绳肌。后侧髋关节内旋以确保后侧脚的脚趾朝向外侧并能压实地面。你可能会感受到后侧腿腘绳肌的拉伸，但后侧腿的半腱肌和半膜肌会同时收缩以保持髋关节内旋。

两侧腿的股四头肌收缩以保持膝关节伸直。有意识地收缩股四头肌（好像要向前踢腿）可以向腘绳肌传达信号，使腘绳肌放松和拉长，这也就是我们常说的“交互抑制”。这也是身体的神奇之处。如果身体主动收缩一组肌肉（如股四头肌），那么它的拮抗肌（如腘绳肌）就会放松，反之亦然。想象一下，如果对立的两组肌群同时收缩会发生什么——身体是很聪明的。

后侧踝关节深度背屈，使腓肠肌和比目鱼肌拉长。

上半身

让手臂和手完成反祈祷式很有挑战性。由于肩关节内旋幅度较大，要求三角肌后部肌束、冈下肌和小圆肌具备良好的伸展性。由于前臂明显旋前，肱二头肌也会被拉长。不要强迫自己去完成体式，安全更重要。

练习提示

如果无法完成反祈祷式，尝试双手在背后互抱手肘。如果还无法完成，就将双手放在背后，双臂伸直，手指交叉，掌根并拢。请耐心尝试。

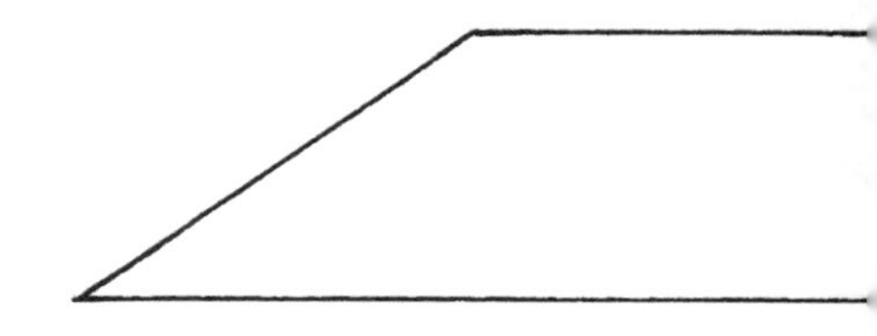

涂色建议

腘绳肌由3块独立的肌肉构成。给每块肌肉涂上同一颜色，但深浅度不同，以此来表明它们属于同一肌群。

股二头肌
半腱肌
半膜肌
三角肌后部肌束
冈下肌
小圆肌
比目鱼肌

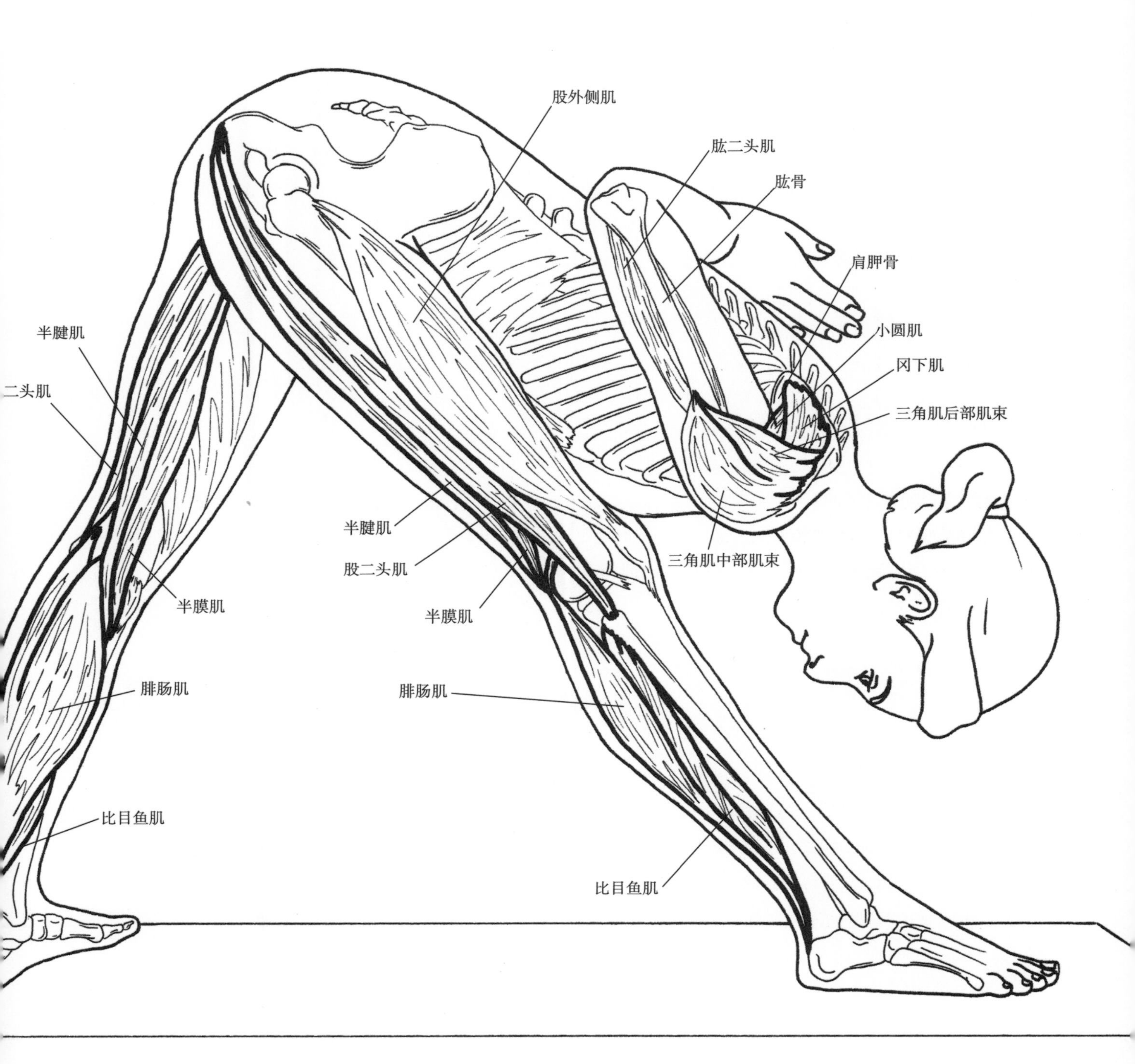

幻椅式

Utkatasana

Chair

不是每个人都能轻松地完成幻椅式，但这个体式值得练习。很多人觉得幻椅式很难完成，可能与该体式中腰椎、胸椎的运动方向与腰曲、胸曲方向相反有关。幻椅式要求骨盆后倾，使前凸的腰椎进行反方向屈曲，而后凸的胸椎进行反方向伸展。幻椅式对脊柱容易前凸（塌腰）或后凸（驼背）的人特别有益。

从山式开始，使身体重量均匀分布于双脚，尽可能屈膝，然后使骨盆最大幅度地后倾。保持骨盆后倾的同时伸展脊柱。最后，尽量抬高手臂，屈肩关节。

下半身

骨盆最大幅度地后倾，双侧髋关节轻度屈曲。腹外斜肌、臀大肌、腘绳肌和腹直肌共同作用使骨盆后倾。当骨盆后倾幅度达到最大时，能感受到这些肌肉被充分激活。此外，髂腰肌和其他髋屈肌离心收缩，以保持屈髋和对抗重力。

腘绳肌用力收缩以保持膝关节的稳定和屈曲，腘肌和其他膝关节屈肌也会协助。腘肌位于膝关节深层，虽然不是强有力的屈肌，但它是唯一只作用于膝关节的肌肉。

做幻椅式时，多数人会感觉到是踝关节在努力地保持姿势的稳定。踝关节深度背屈，胫骨前肌、趾长伸肌和踇长伸肌用力收缩。

上半身

骨盆后倾使腰椎屈曲，胸椎和颈椎伸展。胸棘肌、胸最长肌和髂肋肌是竖脊肌的组成部分，它们最大限度地收缩，以使胸椎伸展。上后锯肌收缩使肋骨抬高以协助吸气。不要让体式影响呼吸，尤其是习惯胸式呼吸的人。

肩关节深度屈曲和外旋。胸大肌是最有力的肩关节屈肌，尤其是上部肌束，在幻椅式中你会感受到这一点。三角肌前部肌束和肱二头肌也是屈肩关节的主要肌肉。虽小但有力的喙肱肌也协助胸大肌完成肩关节屈曲。三角肌后部肌束是肩关节最有力的外旋肌。三角肌前部肌束和后部肌束功能相反，前者使肩关节屈曲和内旋，后者使肩关节伸展和外旋。幻椅式需要三角肌前部肌束和后部肌束均收缩，这就增加了该体式的完成难度。

肱二头肌用力收缩使前臂旋后。同样，旋后肌也使前臂旋后。

趣闻

幻椅式的梵文直接翻译为中文，指“凶猛的”或“有力的”体式。据说这个姿势来自神猴哈奴曼，它的尾巴不断变长以威胁大魔王。幻椅式让我们懂得，当事情似乎比想象中困难时，我们需要坚持下去。

腹外斜肌

臀大肌

腘绳肌

腘肌

胫骨前肌

趾长伸肌

踇长伸肌

胸大肌

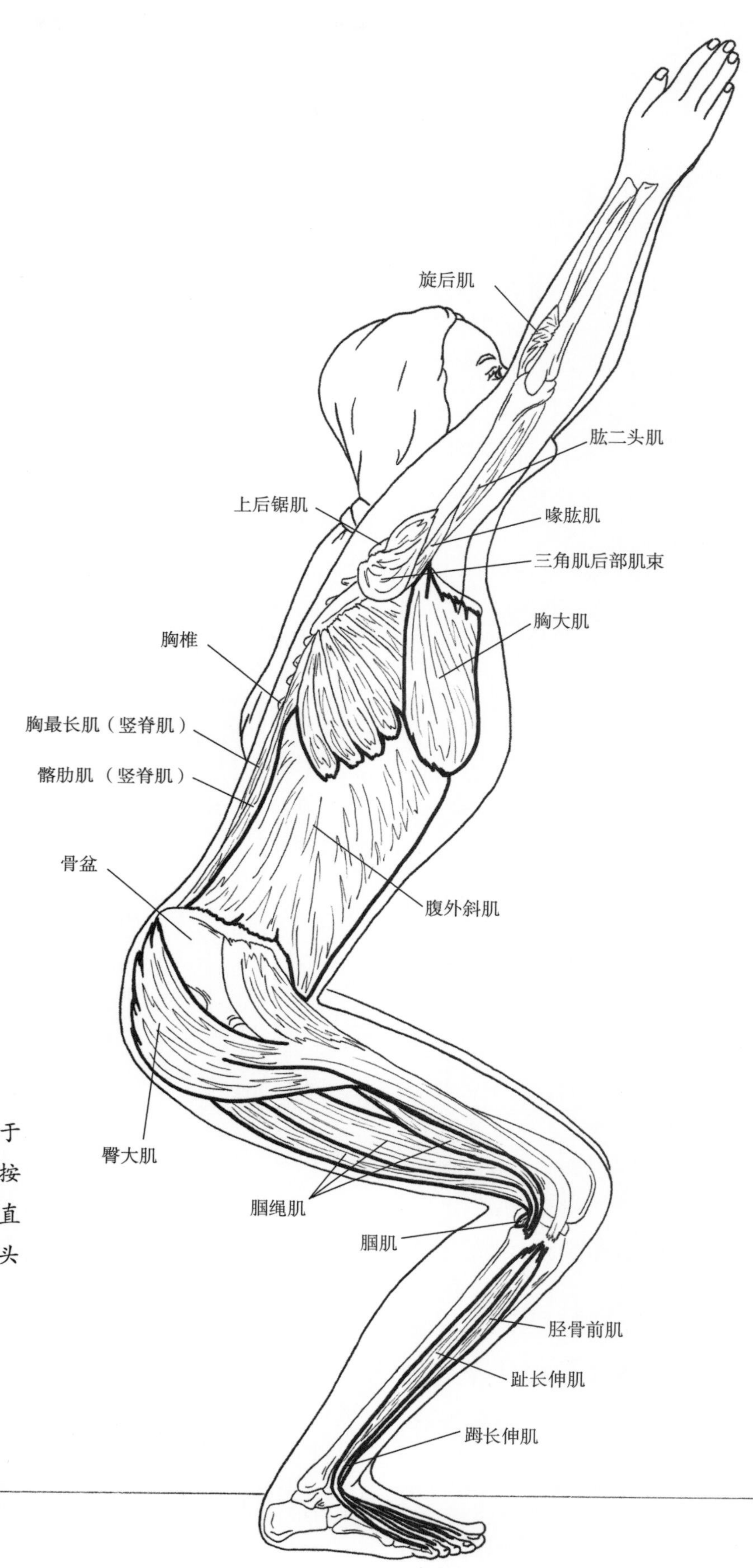

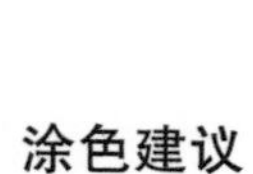

涂色建议

腹外斜肌起自下八肋，止于腹部筋膜，肌纤维斜向前下。按此方向给肌纤维涂色会让你更直观地体会到肌肉是如何拉动骨头和移动身体的。

战士一式

Virabhadrasana Ⅰ

Warrior Ⅰ

战士一式属于力量型站立体式，从“战士”二字就可看出。战士一式作为重要的基础体式，贯穿从初级到高级的整个瑜伽体式课程。

从站立位开始，双脚前后分开，间距约一腿长。前侧腿脚趾指向前方，膝关节屈曲并保持在脚踝正上方。后侧腿伸直，后侧脚外展 90° 。骨盆朝向前方，同时保持双脚着地，身体重量均匀分布于两脚。上抬胸腔，目光向上，手臂用力向上伸展，骨盆后倾。

下半身

骨盆保持后倾。前侧腿强壮的腰大肌、髂肌、股直肌收缩使髋关节屈曲 90° ，腘绳肌也努力收缩使膝关节屈曲 90° ，踝关节背屈并承受身体一半的重量。在保持该体式时，踝关节最有力的伸肌——胫骨前肌得到强化。

后侧腿的运动方向与前侧腿几乎相反。髋关节伸展和内旋。与使前侧髋关节屈曲的肌肉同名的后侧腿肌肉均被拉伸。能让人产生强烈感受的可能是股直肌，它必须拉长以适应骨盆后倾，还要和股四头肌的其他 3 块肌肉——股外侧肌、股中间肌和股内侧肌在膝关节周围一起收缩以保持膝关节伸直。后侧踝关节背屈和旋后，使腓骨长肌和腓骨短肌得到一定程度的拉伸，尤其是脚掌外侧缘压地时。

上半身

脊柱伸展，意味着整个脊柱要向后弯曲，同时要保持骨盆后倾。腹直肌下部肌束努力收缩以维持骨盆后倾，上部肌束则在脊柱伸展过程中被拉长。

肩关节深度屈曲使手臂上举。三角肌前部肌束、肱二头肌、喙肱肌和胸大肌上部肌束被强化。

练习提示

加强后侧腿的内旋以确保髋关节正对前方，注意保持双脚着地，身体重量均匀分布于两脚。如果后侧脚掌外侧缘离地，弓步就不稳定。记住，战士从不退缩。

趣闻

在印度神话中，留着脏辫的湿婆（Shila）在得知他的配偶萨蒂（Sati）死亡后，愤怒地扯下一根头发，将头发变成战士（Virabhadra）。湿婆创造这些战士是为了报复萨蒂的父亲达刹王（King Daksha），他认为达刹王是导致萨蒂死亡的罪魁祸首。

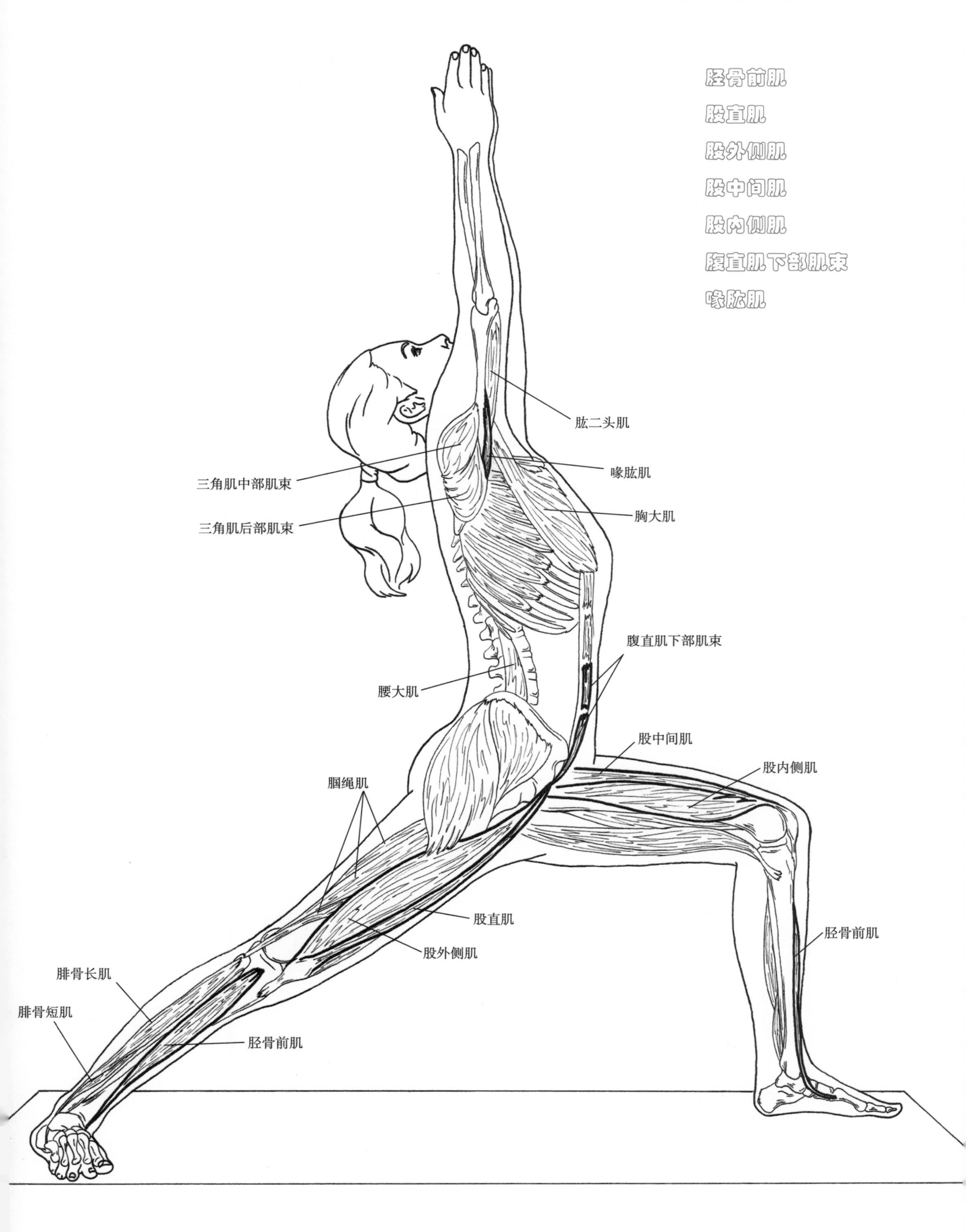
胫骨前肌
股直肌
股外侧肌
股中间肌
股内侧肌
腹直肌下部肌束
喙肱肌
肱二头肌
喙肱肌
三角肌中部肌束
三角肌后部肌束
胸大肌
腹直肌下部肌束
腰大肌
股中间肌
股内侧肌
腘绳肌
股直肌
股外侧肌
胫骨前肌
腓骨长肌
腓骨短肌
胫骨前肌

战士二式

Virabhadrasana Ⅱ

Warrior Ⅱ

多数人认为战士二式比战士一式简单，原因与骨盆位置有关。这两个体式中的踝关节和膝关节的运动相同，但战士二式的两侧髋关节外展，弯曲腿的髋关节同时外旋。战士二式是一个体现力量感、稳定性、柔韧性的站立体式，适合任何人练习。练习程度因人而异。在战士二式中，使骨骼和关节位于正确的位置比加大体式练习的深入程度更重要。

参照战士一式，将双脚、双腿和骨盆（后倾）位置调整好,以上也是这两个体式仅有的相似之处。骨盆和上半身朝向垫子的长边。双肩外展，手臂完全伸直，与地面平行。手臂旋前，掌心向下。旋转颈椎，目视弯曲腿一侧的指尖。

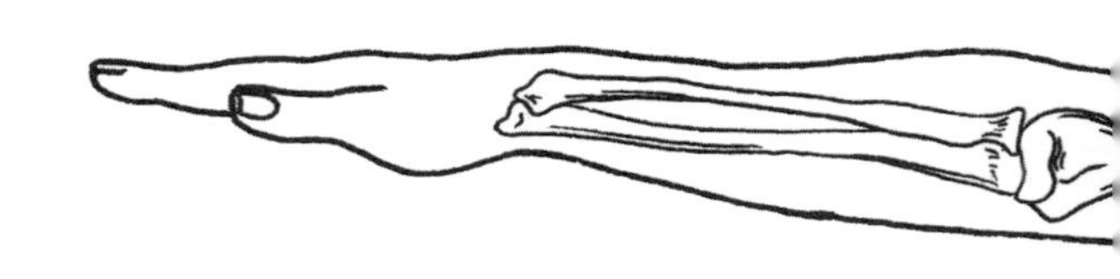

趣闻

战士二式延续了战士一式的故事，描述了战士们拔剑的动作。战士们去寻找达刹王，找到后，战士们立即砍下了他的头颅。

下半身

骨盆后倾最大限度地激活了臀大肌和腘绳肌。几乎所有内收肌均被拉伸。这里用“几乎”，是因为股薄肌跨过膝关节，很难被拉伸。内收肌由耻骨肌、短收肌、长收肌、大收肌和股薄肌组成。

保持弯曲腿侧膝关节向前，与脚趾朝向同一方向，这一点很重要。

髋关节外旋肌群被激活，其中梨状肌是最强有力的髋关节外旋肌。

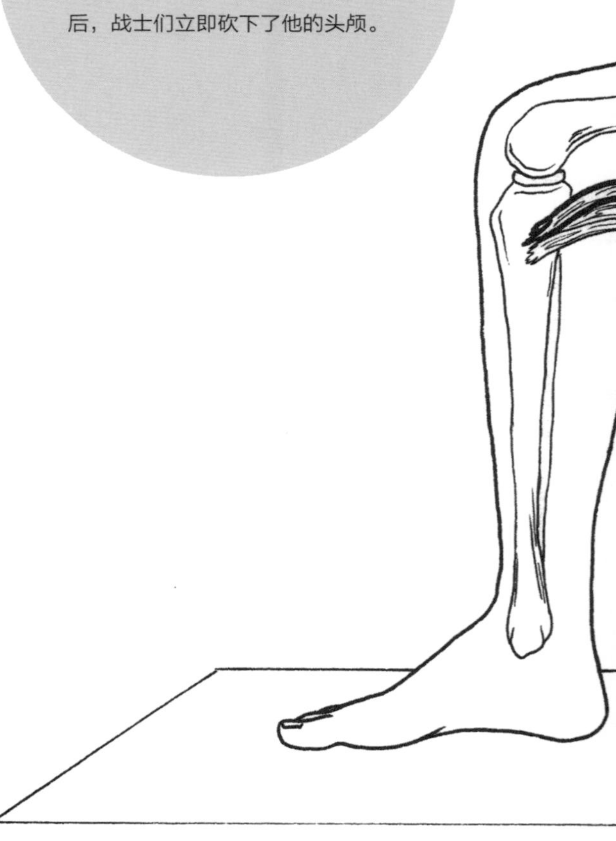

上半身

双肩保持外展，手臂伸直，与地面平行。三角肌的前、中、后部肌束用力收缩以使双臂抬高并保持有力和稳定。冈上肌对肩关节外展十分重要，它是肩袖肌群中唯一不参与肩关节旋转的肌肉。冈上肌对肩关节外展的贡献率存有争议，但其使肩关节外展的功能已被大家认可。

除了颈椎，脊柱应保持中立位。颈椎大幅度旋转，目光朝向弯曲腿一侧的指尖。

涂色建议

彩虹有7种颜色，颈椎也是7节，这是巧合吗？让头颅“坐”在一个由红色、橙色、黄色、绿色、蓝色、靛蓝和紫色组成的美丽“显示屏”上或许会很有趣。

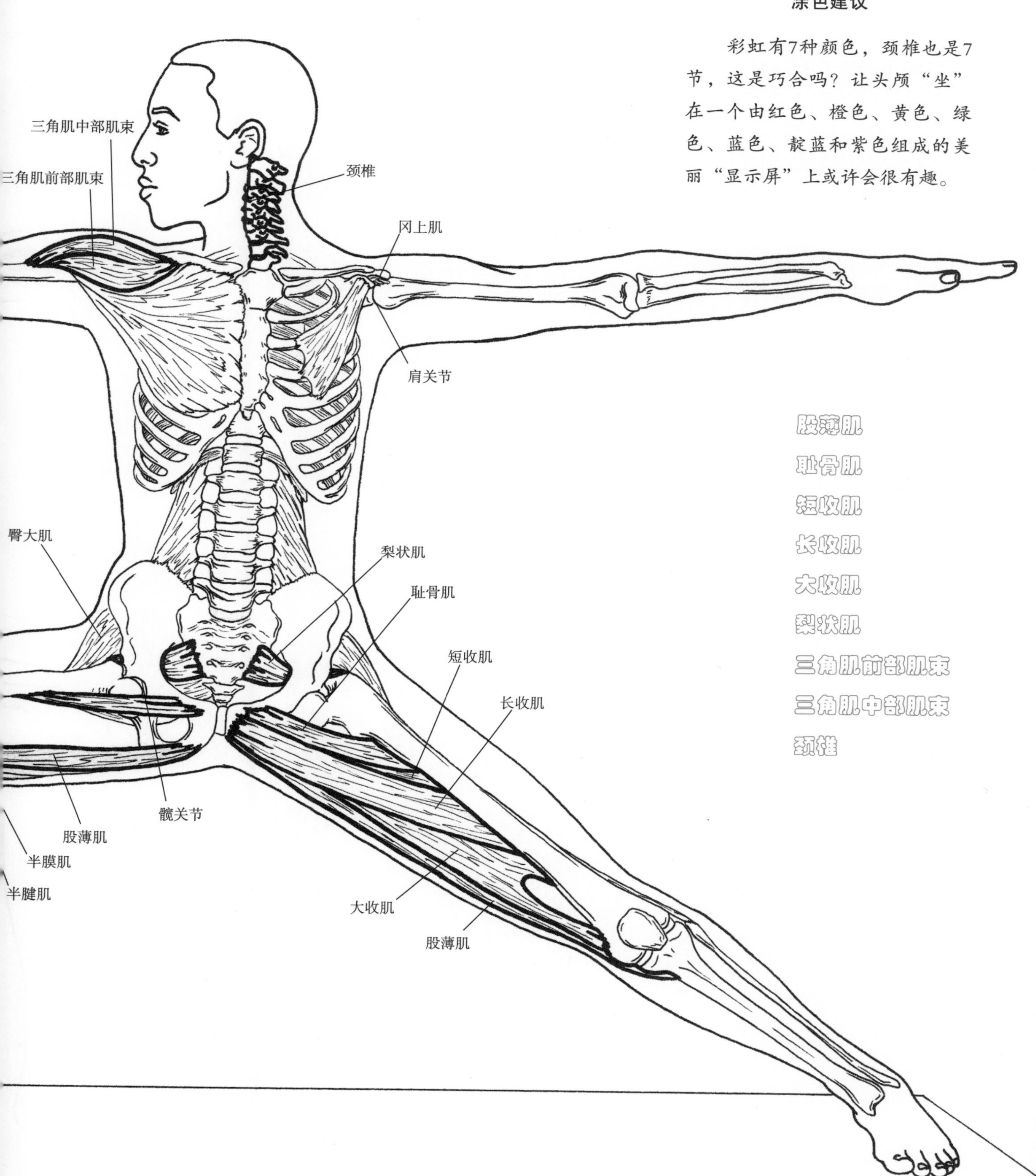

三角扭转式

Parivrtta Trikonasana

Revolved Triangle

三角扭转式是在三角伸展式基础上的扭转体式。为了充分展示该体式，需要脊柱进行较大幅度的旋转，更需要下肢的力量和柔韧性。开始练习该体式时，最好给下方的手找个支撑物，不要为了让下方手落地而旋转骨盆。理想状况下，脊柱应与地面平行。

从站立位开始，双脚前后分开，间距约一腿长。前侧脚趾尖向前，后侧脚稍向外转。保持双腿伸直，骨盆正对前方。前侧髋关节屈曲时，将对侧手掌放在前侧脚掌外侧，另一侧手臂向上伸直。当整个脊柱完全旋转时，眼睛看向上方的手。

下半身

两侧髋关节均屈曲，前侧髋关节屈曲角度更大。因此，前侧腿的臀大肌被强烈拉伸，腘绳肌也感觉被拉伸。如果拉伸感太强烈，可以稍屈膝，直到腘绳肌伸展性足够时再伸直膝关节。

后侧髋关节轻微屈曲，膝关节完全伸直。注意保持后侧髋关节内旋，这需要臀中肌和臀小肌收缩，而梨状肌被拉伸。内收肌群的 5 块肌肉和腘绳肌内侧的两块肌肉（半腱肌和半膜肌）对髋关节内旋也有很大帮助。后侧髋关节内旋有助于保持骨盆正对前方。双腿的股四头肌收缩以保持膝关节伸直和稳定。

上半身

两侧肩关节外展，上方肩关节外旋，掌心朝向上半身的前方。

在三角扭转式中，脊柱要旋转。单侧多裂肌、回旋肌和腹外斜肌收缩使脊柱转向对侧。单侧腹内斜肌收缩使脊柱转向同侧。当颈椎旋转时，会有更多肌肉参与以确保你能够目视上方，其中最有力的是肩胛提肌。单侧肩胛提肌使颈椎旋转，如果该侧肌肉紧张，对侧肩胛提肌就没有足够的长度来完成颈椎更大幅度的旋转。肩胛提肌还能上提肩胛骨使其靠近耳朵，很多人会发现自己的肩胛提肌是紧绷的。

趣闻

这个体式中的扭转动作对消化系统非常有益，能够按摩内脏器官，促进肠胃蠕动。就消化系统而言，你最不希望出现的就是消化不良吧。

臀大肌
臀中肌
臀小肌
半膜肌
半腱肌
多裂肌
回旋肌
肩胛提肌

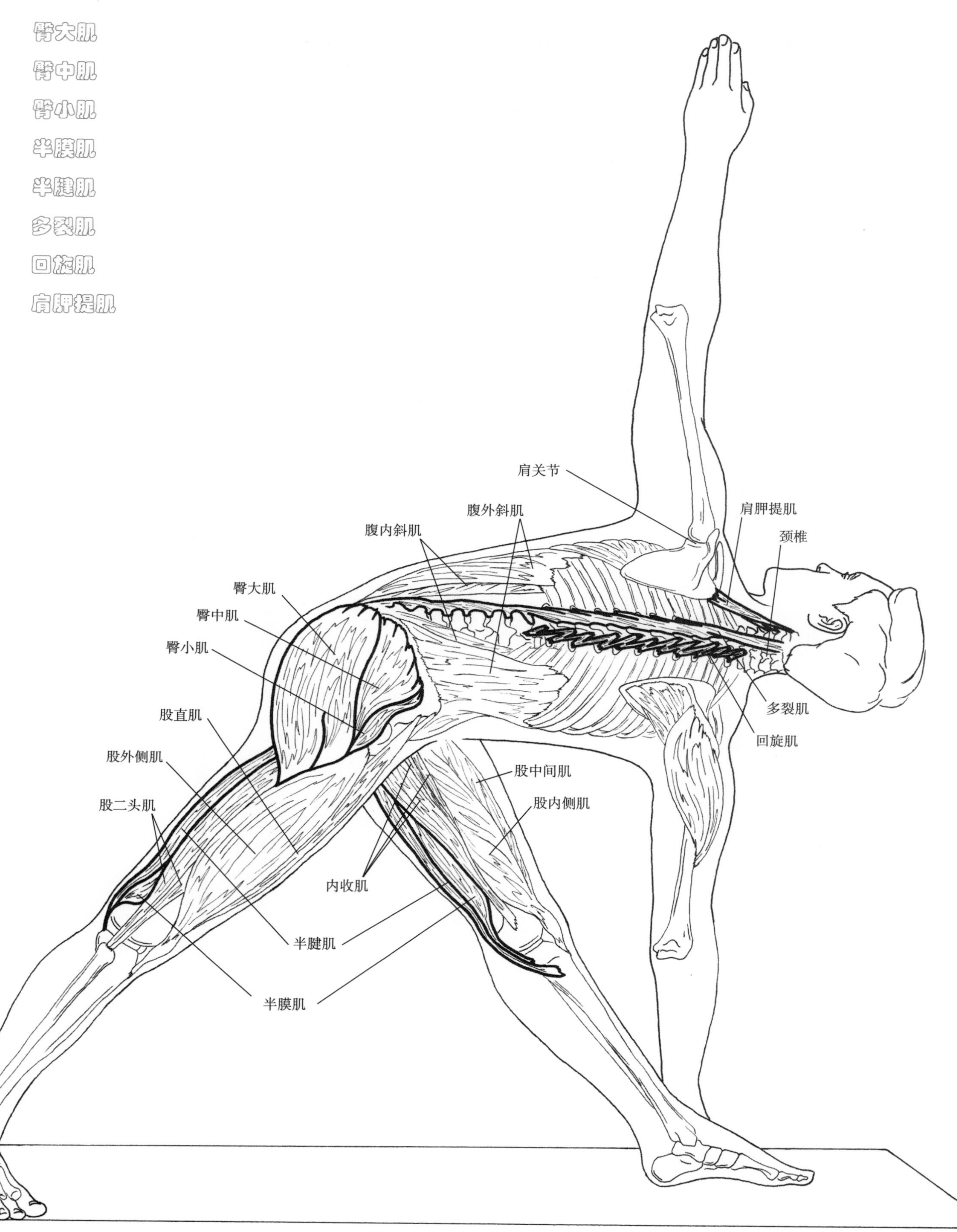

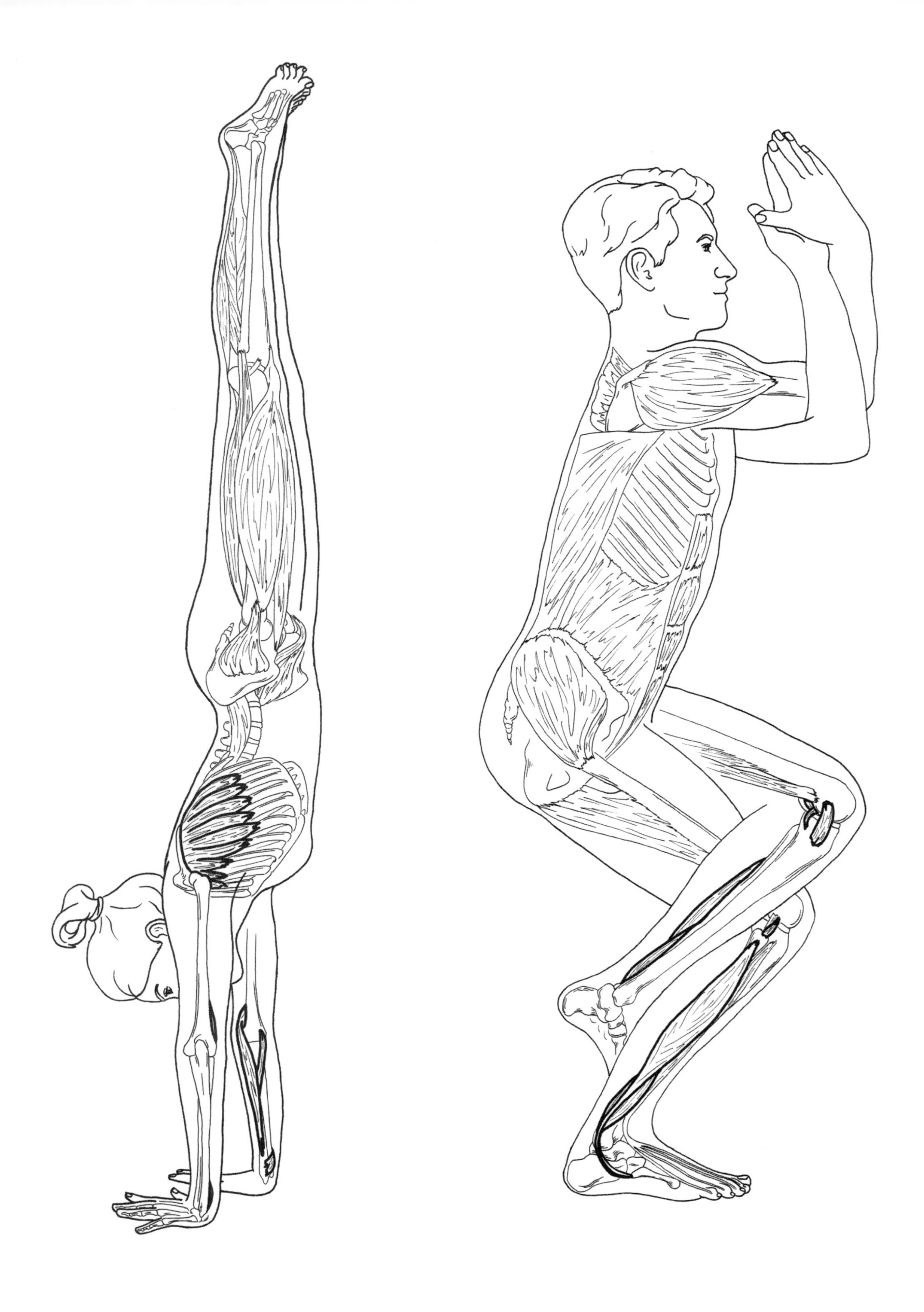

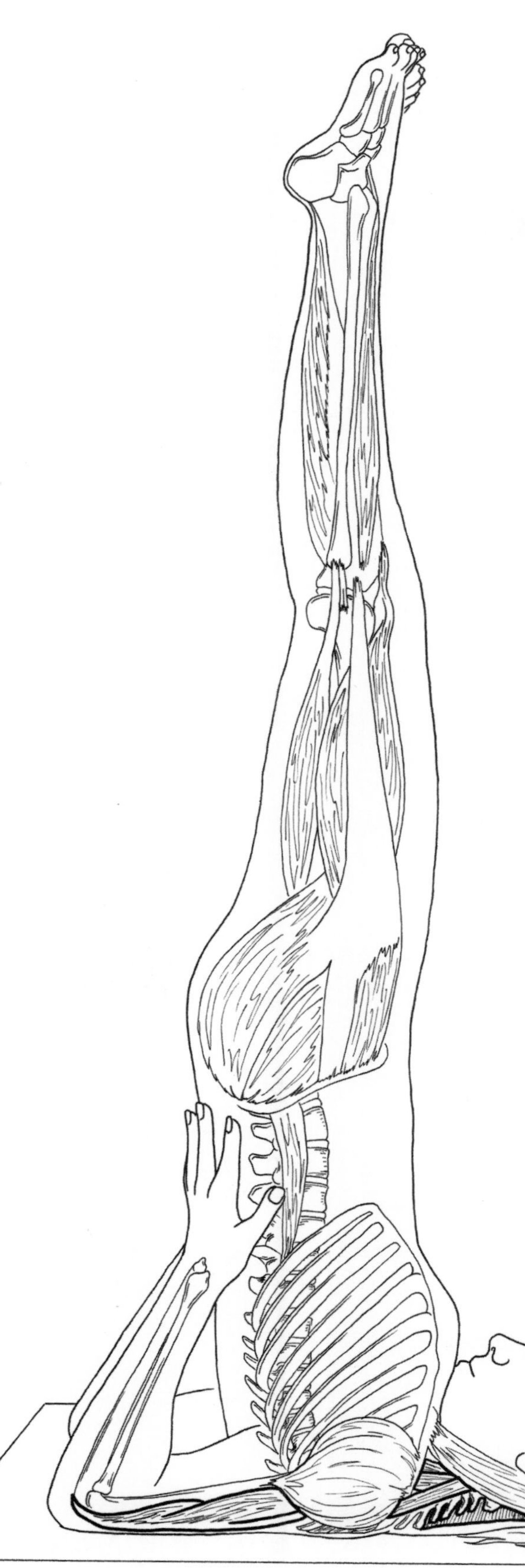

第二部分

平衡体式

平衡体式的种类很多，有些是单腿站立，有些用手或前臂支撑，有些用头和手支撑。有些倒立体式也被归为平衡体式。以上体式本部分都将涉及。

平衡体式虽然有很多种类，但它们有一些共同点：都需要找到身体重心并保持稳定，都要设定凝视点，都可以借助辅具（尤其是最大的辅具——墙），都有高难度版本，甚至都可以转换成其他体式。

本部分将探讨这些平衡体式。虽然有些体式对力量的要求较高，但随着力量和核心稳定性的增强，这些体式练习起来会变得更容易。大多数体式练习时都有一定的风险，并不是每个人都适合练习，应充分考虑自己的身体状况，练习时要注意安全。

单腿平衡体式

单腿站立也许是最简单的集中注意力的方法，因为练习这类体式时很难分心。平衡也是一种技能，就像其他技能一样，需要不断练习才能提高。一开始可能无法保持平衡，不要沮丧，经过练习，会慢慢改善，最重要的是把重心放在支撑腿上并保持住。所有调整平衡的动作都应在垫子上进行。通过活动脚趾调整平衡，尽量不要移动重心。设定凝视点有利于平衡，目光四处移动会使平衡更难保持。这些体式能很好地控制和稳定意识，帕坦伽利（Patanjali）在《瑜伽经》的第 1.2 条将瑜伽定义为“控制意识的波动”。

树式

Vrksasana

Tree

树式是大多数人接触到的第一个平衡体式。树式的功能较多，它能强化膝关节及周围肌肉的力量，还能锻炼核心。在脑海里把自己想象成一棵树有助于保持该体式的稳定。想象自己扎根于大地，向上生长，又高又直又壮，并伸展四肢。树式中手臂、手和腿的变式较多。

树式不仅能改善平衡感和强化膝关节，当你想象自己像树一样向下扎根和向上生长时，还能强化身体核心，提高自己面对挑战时保持冷静的能力。

从山式站立开始，设定凝视点。将身体的重量和重心转移到一侧腿。对侧髋关节屈曲、外旋和外展，膝关节屈曲，脚掌放在支撑腿内侧，脚趾向下。脚必须放在支撑腿膝关节的上方或下方，避免压迫膝关节侧面。站稳后，双手在胸前合十（祈祷式），这是树式的传统手势。

接触地面的部位均匀承重。树式和接下来的其他体式都是单腿支撑，要学会用脚和脚趾来调整平衡，不要移动臀部或肩部。

下半身

单侧足部有 26 块骨头，其中的 14 块趾骨构成脚趾。脚趾应保持放松，通过脚趾的活动来调整平衡。轻微调整脚趾就可以控制身体并站得更直。足弓上提，脚掌压向地面。

足弓分为前后方向的内侧纵弓、外侧纵弓和内外方向的横弓。内侧纵弓由 9 块骨构成，始于跟骨和距骨，向远端延伸到足舟骨、3 块楔骨和内侧 3 块跖骨。外侧纵弓也从跟骨开始，向远端延伸到骰骨和第 4、5 跖骨。站立时，内侧纵弓的曲度比外侧纵弓大。横弓在额状面上，横跨足部，由骰骨和 3 块楔骨组成。各骨连结加上足底韧带和厚厚的足底筋膜，一起形成最坚固的结构——足弓。足弓以一个三脚架结构，保持人体不同状态下的稳定性和弹性等。人体站立时，足弓交汇处着地，中间位置凸向上方，脚趾充分伸展。

站立腿的膝关节应完全伸直并被肌肉紧紧包裹，这意味着股四头肌和阔筋膜张肌强烈收缩以保持膝关节稳定。

上半身

腹部肌肉收缩以保持躯干的平衡、稳定和有力。腹部肌肉包括深层的腹横肌、较为表浅的腹内斜肌和腹外斜肌、最浅层的腹直肌，腹直肌是其中最大、最有力的肌肉。

跟骨
距骨
楔骨
跖骨
腹外斜肌
腹直肌

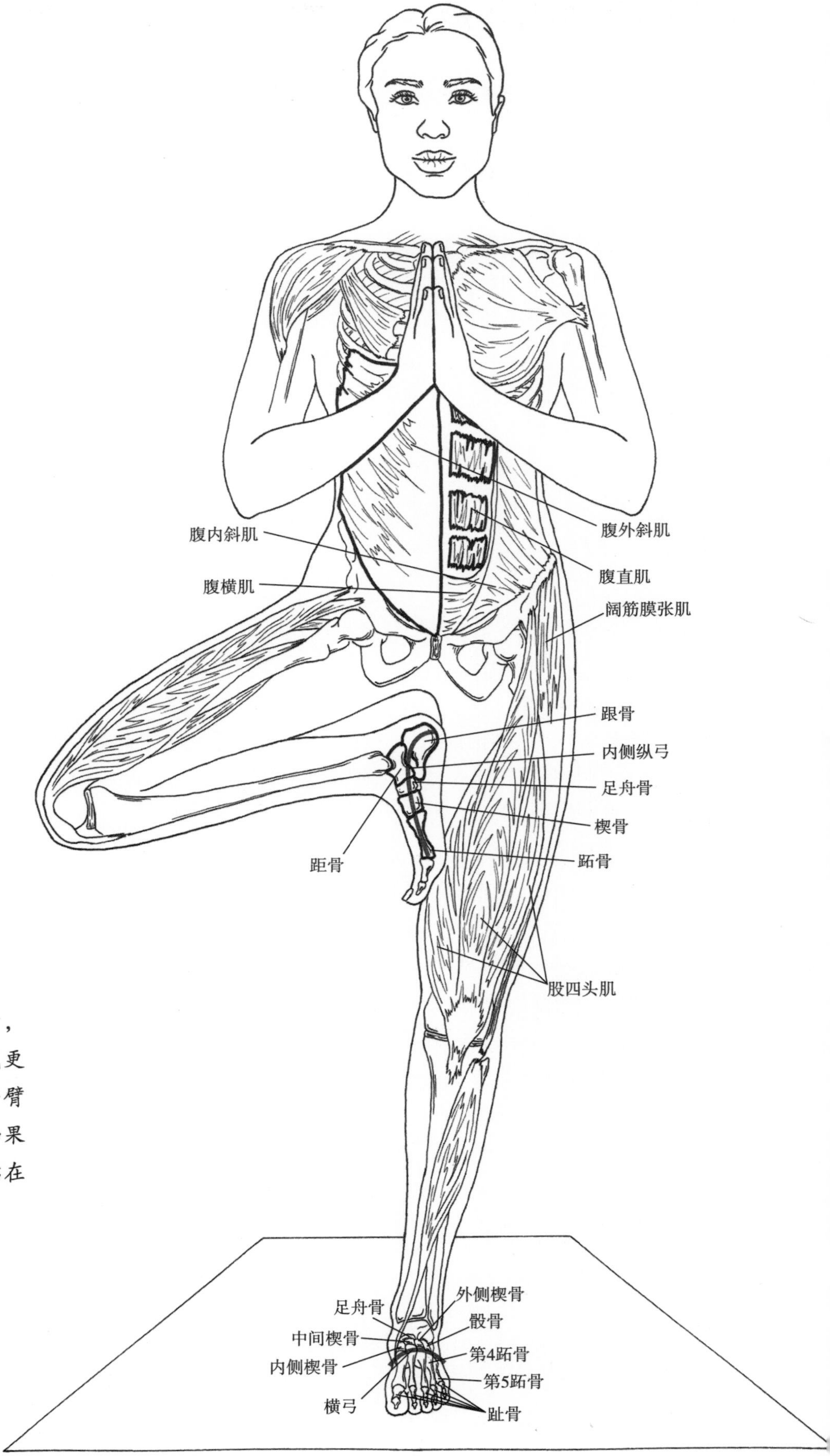

腹内斜肌
腹外斜肌
腹直肌
腹横肌
阔筋膜张肌
跟骨
内侧纵弓
足舟骨
楔骨
距骨
跖骨
股四头肌
外侧楔骨
足舟骨
骰骨
中间楔骨
第4跖骨
内侧楔骨
第5跖骨
横弓
趾骨

练习提示

当身体感觉有力而稳定时，试着向上移动凝视点，使树式更具挑战性；或者尝试不同的手臂姿势变化，比如手臂上举。如果想要进一步挑战，那就试试站在瑜伽砖上！

鹰式 / 鸟王式

Garudasana

Eagle

鹰式是一个能振奋精神的体式。迦楼罗（Garuda）是印度神话中的一种鹰，富有传奇色彩，受人尊敬。雄鹰在起飞之前，要做好一切准备。鹰式要求使用一条腿保持平衡，同时双臂和双腿相互缠绕。准备就绪之后，让双臂和双腿保持缠绕的姿势，身体保持稳定。

双脚着地，保持身体平衡，找好凝视点。尽量屈曲双膝，确保双脚均匀承重。双臂水平外展（向两侧打开，与地面平行），保持身体平衡，然后将身体重量转移到一条腿上。抬高另一条腿，将它放到支撑侧的大腿上，小腿绕到支撑侧的小腿后方，脚背位于支撑侧内侧踝关节的上方。抬高侧的踝关节外翻，即脚向外转扣住支撑侧的小腿。保持身体核心稳定，将抬高腿同侧的手臂放在对侧手臂下方，双肩水平内收，前臂相互缠绕，手掌并拢，像一个扭转的祈祷式。为了更好地屈肩关节，要尽量屈髋和屈膝。

下半身

当内收肌，尤其是大收肌收缩使双腿缠绕在一起时，核心肌群使髋关节保持屈曲。抬高侧的腓骨长肌、腓骨短肌和趾长伸肌用力收缩使足部缠绕在支撑腿上。做这个体式可能会造成膝关节内旋，要控制好度，避免损伤膝关节。膝关节周围有 4 条强有力的韧带，即前交叉韧带、后交叉韧带、外侧副韧带和内侧副韧带，它们的作用是维持关节的稳定性。不要损伤这些韧带，以免造成膝关节不稳。

上半身

随着肩关节水平内收，肩胛骨会前伸，大、小菱形肌被拉伸。屈肩关节来抬起手臂可以锻炼肩部肌肉。手臂尽可能向上，把祈祷送向天空，同时让脚牢牢地扎根于大地。

趣闻

迦楼罗在蛋里孵了1 000年才成为美丽的鸟中之王。正是由于迦楼罗的决心和毅力，毗湿奴（Vishnu）才把它当坐骑。迦楼罗的故事提醒我们：要成长、要变强需要时间，更需要耐心。

练习提示

加大膝关节屈曲程度不仅能加深双腿缠绕，还能降低身体重心，从而更容易获得平衡。

腓骨长肌
腓骨短肌
前交叉韧带
后交叉韧带
内侧副韧带
外侧副韧带

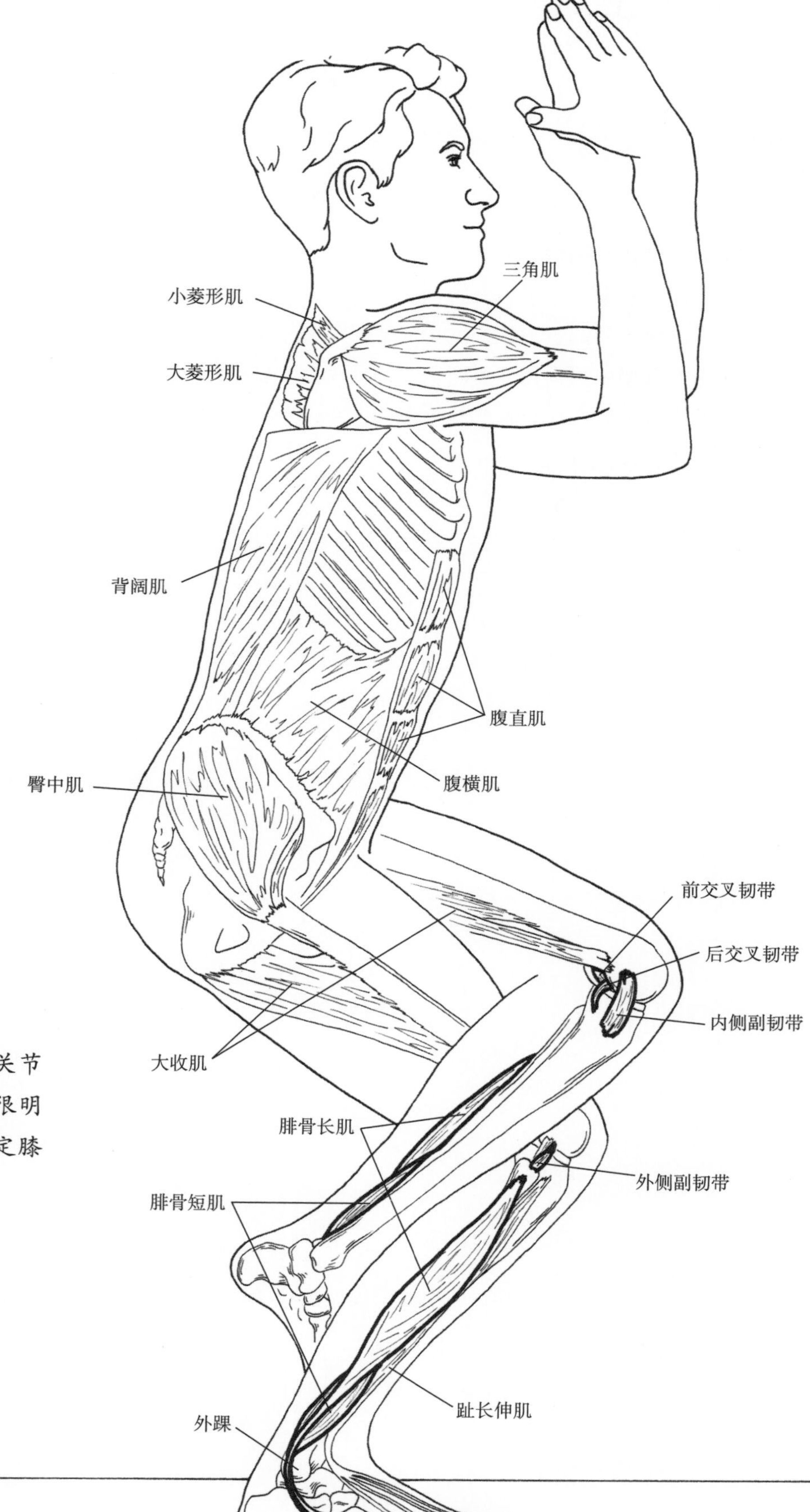

涂色建议

用削尖的彩色铅笔给膝关节韧带涂色。通过涂色，能够很明显地看出这些韧带是如何稳定膝关节的。

舞王式

Natarajasana

King Dancer

舞王式是一个富有挑战性的平衡体式，有多种变式。这里描述的姿势是大多数人第一次练习舞王式的姿势。长期练习才能掌握正确的姿势，挑战更高的难度。随着后侧腿抬得越来越高，对身体平衡性的要求也越来越高。

从山式开始，找好凝视点，将身体重量和重心转移到一条腿上。另一条腿屈膝，向后上方抬。用抬起腿同侧的手抓住抬起侧的脚背或脚踝。同时，支撑腿一侧的髋关节屈曲，上半身向前，同侧肩关节屈曲，手臂向前方伸展。骨盆始终朝向正前方。进入体式后，身体尽可能在矢状面上移动。前后移动身体，使重心稳定在支撑腿上。舞王式能强化和拉伸腿部的肌肉，并使脊柱伸展。

下半身

两侧髋关节运动方向相反。支撑腿一侧的髋关节必须保持一定程度的屈曲，而对侧髋关节充分伸展。脊柱也充分伸展，支撑腿一侧的腰大肌和髂肌要用力收缩以保持髋关节屈曲，同时拉长对侧腰大肌和髂肌以帮助脊柱伸展。

支撑腿持续用力。腘绳肌稍拉长以保持支撑腿一侧的髋关节稳定，但股四头肌，尤其股直肌会收缩以使膝关节保持伸直。股直肌是股四头肌中最有力的肌肉，它还有助于维持屈髋。

抬起腿一侧的髋关节的前部被充分拉伸（前提是保持平衡）。该侧的腰大肌、髂肌及其他大块的髋屈肌一起被拉长。这些髋屈肌包括股直肌、缝匠肌和阔筋膜张肌。这里主要靠臀大肌收缩来使髋关节伸展。

上半身

与髋关节一样，两侧肩关节运动方向也是相反的。后侧肩关节充分伸展，当抬起的脚被拉向上方时，该侧的背阔肌、大圆肌和三角肌后部肌束需要充分收缩，同时要拉长髋屈肌以充分展示该体式。肱三头肌长头和胸大肌下部肌束协助伸展肩关节。

前侧手臂的三角肌前部肌束、胸大肌上部肌束、肱二头肌和喙肱肌收缩以保持肩关节屈曲。

练习提示

抬起腿和支撑腿的髋关节保持在同一水平面，不要让抬起腿一侧的髋关节向上抬起，以免使脊柱旋转。记住：让舞王式保持在矢状面。

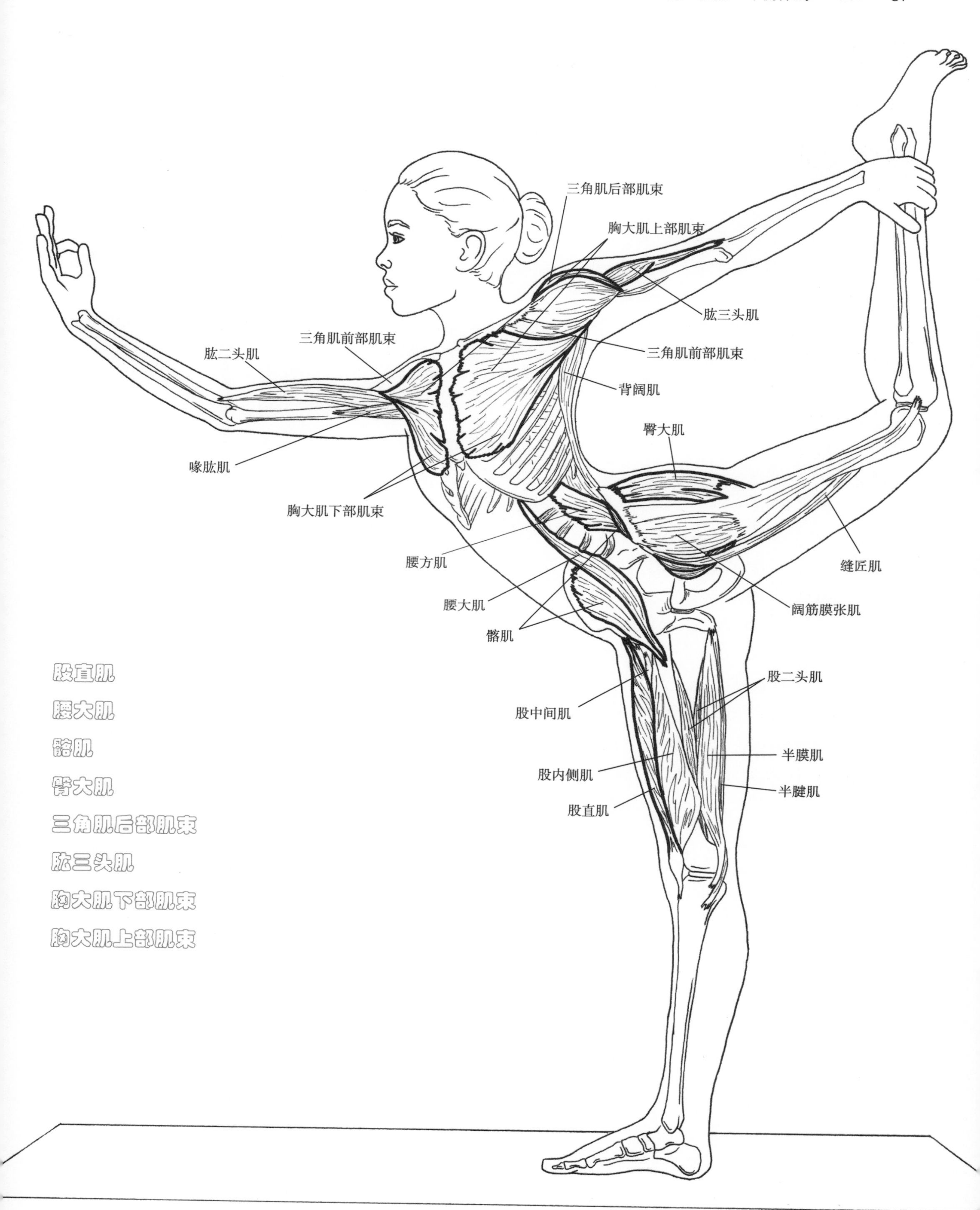

三角肌后部肌束
胸大肌上部肌束
肱三头肌
三角肌前部肌束
肱二头肌
三角肌前部肌束
背阔肌
臀大肌
喙肱肌
胸大肌下部肌束
腰方肌
缝匠肌
腰大肌
阔筋膜张肌
髂肌
股直肌
股二头肌
腰大肌
股中间肌
髂肌
半膜肌
臀大肌
股内侧肌
半腱肌
股直肌
三角肌后部肌束
肱三头肌
胸大肌下部肌束
胸大肌上部肌束

战士三式

Virabhadrasana Ⅲ

Warrior Ⅲ

练习战士三式需要更长的时间。战士三式是一个极富挑战性的平衡体式，要求身体在前后方向移动，同时要保持核心稳定。从正面看，身体只在矢状面上移动，没有旋转或侧屈，仅支撑腿一侧的髋关节屈曲。

很多体式都可以过渡到战士三式。我认为从手臂上举式（类似山式，但双臂上举过头顶）过渡最简单，此时双臂平齐、肩关节屈曲。将身体重量转移到支撑腿上，另一侧膝关节屈曲并靠向胸前，然后将抬起的腿向后伸展，保持核心稳定，直至腿与地面平行，踝关节背屈，脚趾向下。同时，支撑腿一侧的髋关节屈曲 90° ，上半身向前倾至与地面平行。保持身体平衡，自然呼吸。

对大多数柔韧性一般的人而言，进入体式时由于肩关节深度屈曲、支撑腿一侧的髋关节屈曲，拉伸感最强的是双肩和支撑腿后侧。但最重要的是，战士三式中，大部分肌肉均努力收缩以抵抗重力，战士三式也因此成为最具有挑战性的战士系列体式。

下半身

支撑腿一侧的髋屈肌，尤其是股直肌和缝匠肌均用力收缩以保持上半身与地面平行。事实上，支撑腿要发动全部肌肉以支撑体重并保持平衡。刚开始练习这个体式时，大多数人的支撑腿会屈膝，但随着练习的深入，股四头肌会更多地发力，使膝关节完全伸直。

上半身

腰大肌和髂肌是髋屈肌中最强壮的肌肉。所有的竖脊肌——棘肌、最长肌和髂肋肌都在努力保持脊柱的稳定和中立，防止脊柱向其他方向运动。你会感受到所有的腹肌（从深层的腹内斜肌到浅层的腹直肌）都在收缩以保持上半身的稳定。

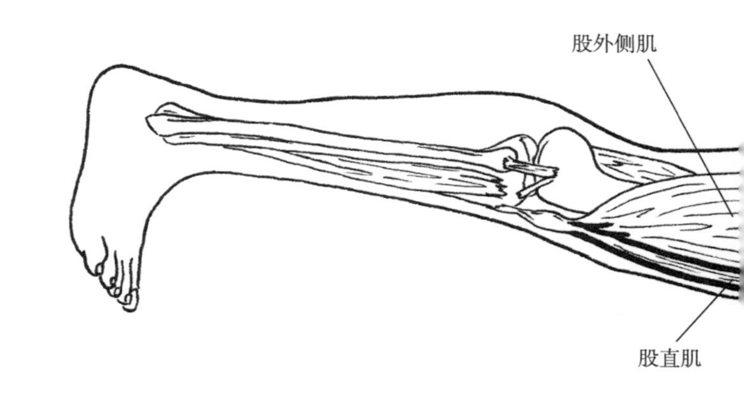

涂色建议

腹内斜肌起自髂嵴和腹部强有力的筋膜，止于第10～12肋下缘。肌纤维斜向内上方，按此方向涂色能突出显示肌肉是如何拉动骨骼的。

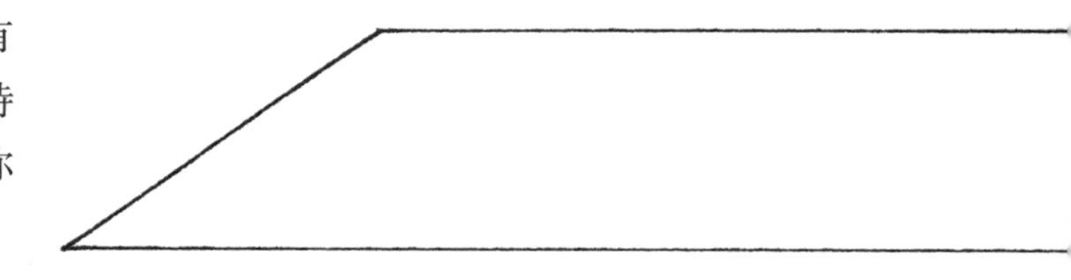

练习提示

两侧髋关节要保持在同一水平面，使战士三式稳定在矢状面上。

趣闻

在神话里，湿婆创造了战士，并将萨蒂的父亲达刹王的头颅放在一根木桩上。当湿婆冷静下来，他又让国王复活，并给了国王一颗山羊头，这样国王就永远不会忘记自己所犯的错。

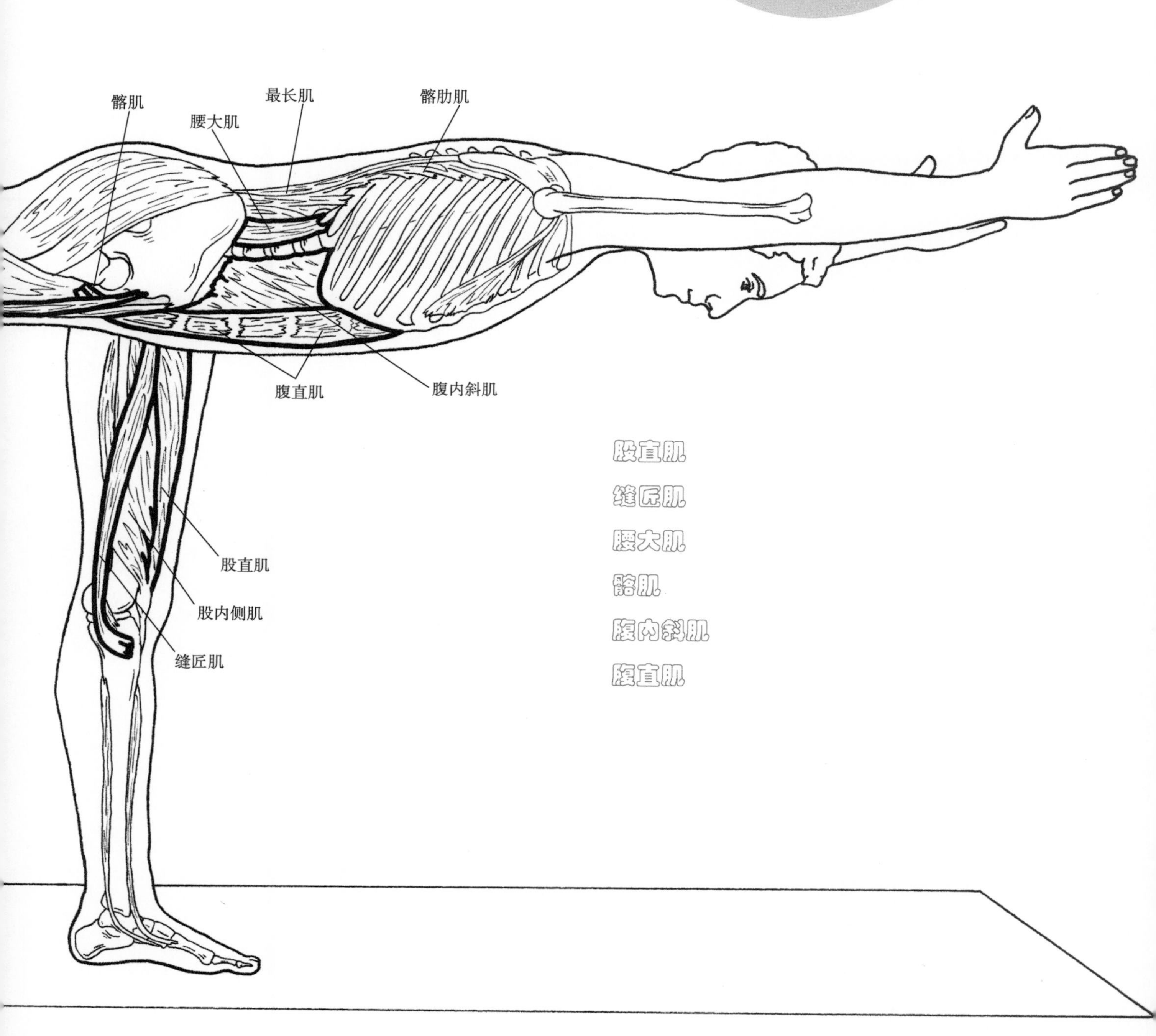

手臂平衡体式

手臂平衡体式是一种强化体式。由于所有重量最终均由手或前臂承担，毫无疑问，上半身必须充满力量。当你学会巧妙地利用身体的力量时，这类体式练习起来就会变得容易。确实，做这些体式需要靠力量，但别忘了我们真正想要的是平衡。手掌表面应该均匀受力，如果全部重量都由腕关节承受，那腕关节肯定会受伤。记住大卫·威廉姆斯（David Williams）——一位有着几十年阿斯汤加瑜伽练习经验的老师的忠告："如果受伤，那就是你做错了！"我认为他说的是对的！

八曲式

Astavakrasana

Eight-Bends Posture

与多数手臂平衡体式一样，八曲式中，身体的所有重量都由手部承担。尽管很多人认为八曲式是力量的象征，但其实它只是一种平衡身体的方式，有些人练习八曲式时动用的上肢力量可能比你想象的少。和所有体式一样，练习八曲式的关键是控制身体核心。

坐在垫子上，双腿向前伸直，双手放于臀部两侧的垫子上。屈右膝，右臂从两腿中间向右穿过右腿下方，右手掌撑地，右侧肘关节微屈，使右膝放在右侧肩关节和肘关节之间，右小腿悬空。左手放在垫子上，左脚从上方勾住右脚，双脚相互缠绕。调整两手位置，使两手间距与肩同宽，做好双手承

桡侧腕长伸肌

桡侧腕短伸肌

尺侧腕伸肌

指伸肌

趾长伸肌

胫骨前肌

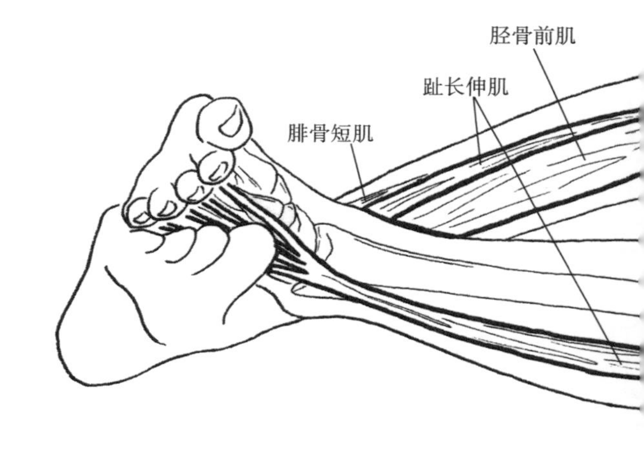

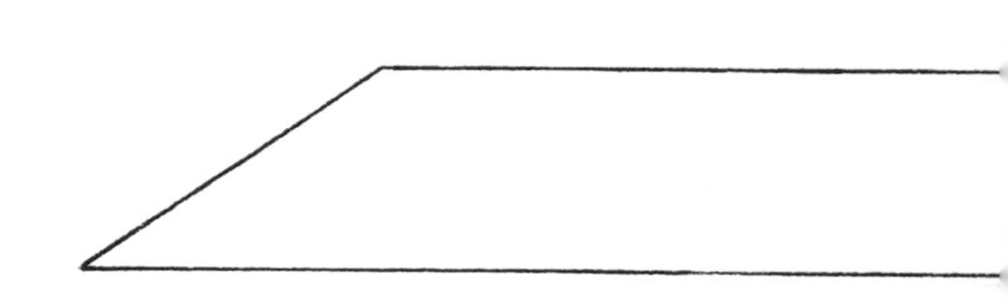

重的准备。重心前移，使身体重量落到双手上，臀部离开垫子，两侧肘关节屈曲，胸腔向前。此时，当你旋转脊柱把双腿推向右侧时，骨盆会向上、向后移动。膝关节伸直，足部背屈和旋前。臀部内收，双腿夹紧右臂。

当膝关节伸直时，虽然能感觉到腘绳肌被拉伸、臀大肌被拉长，但我们重点关注的应该是收缩的肌肉。

上半身

双手承担所有的身体重量。桡侧腕长伸肌、桡侧腕短伸肌、尺侧腕伸肌和指伸肌收缩使腕关节伸展。肱三头肌离心收缩抵抗重力以使肘关节保持屈曲。肩袖肌群用力收缩以稳定肩关节，并将重量转移到双手。

除了颈椎，脊柱轻度屈曲和深度旋转，抬头往前看时颈椎伸展。

下半身

双腿缠绕右上臂，内收肌群用力收缩使双腿相互靠近。股四头肌也努力收缩使膝关节伸直。沿着双腿向下，能明显感受到腓骨肌收缩，足部旋前。趾长伸肌协助腓骨肌完成足部旋前动作，也协助胫骨前肌保持足部背屈。

趣闻

八曲式以著名的瑜伽圣哲阿斯塔瓦卡茹（Ashtavakra）的名字命名。据说，当阿斯塔瓦卡茹还在母亲肚子里的时候，有一次父亲诵读《吠陀经》，而他在母亲肚子里纠正父亲的错误发音，父亲非常生气，诅咒儿子生下来会有8处畸形。尽管如此，阿斯塔瓦卡茹还是笑到了最后，成为最受人尊敬的吠陀学者。

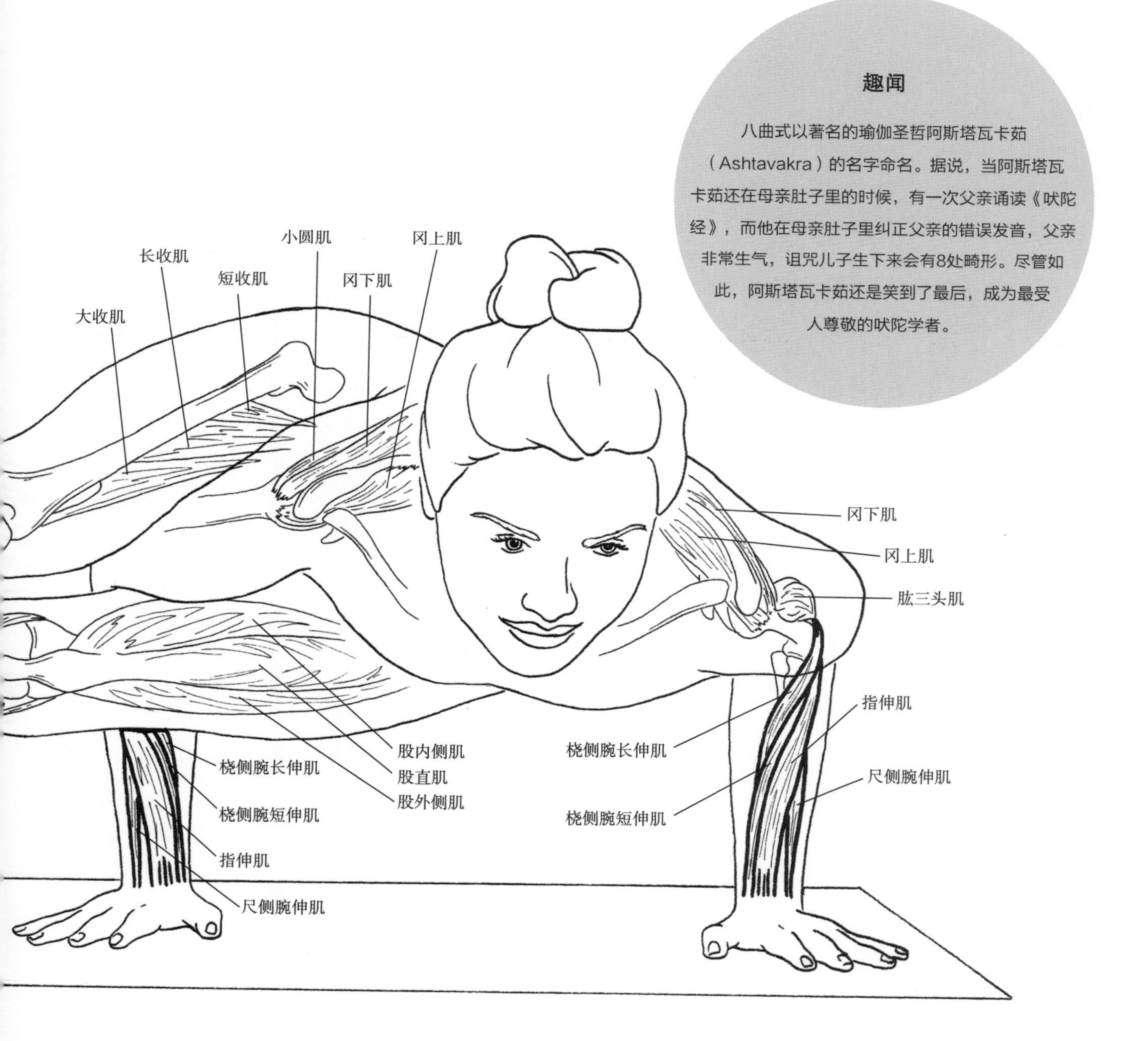

侧乌鸦式

Parsva Bakasana

Side Crow

并非只有做好乌鸦式（要求双膝放于手臂上，身体稳定而有力），才能练习侧乌鸦式。事实上，有些人会认为改良后的侧乌鸦式比乌鸦式更容易完成。脊柱大部分深度旋转，但目视前方时颈椎伸展。所有的身体重量明显由手臂承担，因此上肢必须具备一定的力量，但更重要的还是找到平衡。瑜伽练习的目标就是找到平衡。

大多数人从下蹲位开始。深蹲，旋转脊柱，将双腿转向体侧，下方大腿的外侧靠于对侧上臂（抬起足跟会使体式更容易完成）。保持脊柱旋转，双手放在身体一侧，两手分开约与肩同宽，指尖向前，十指打开。下方大腿紧靠对侧上臂，身体前倾，将重心从双脚转移到双手，使臀部悬浮在双手和双脚之间。双膝和双踝并拢，避免骨盆旋转。

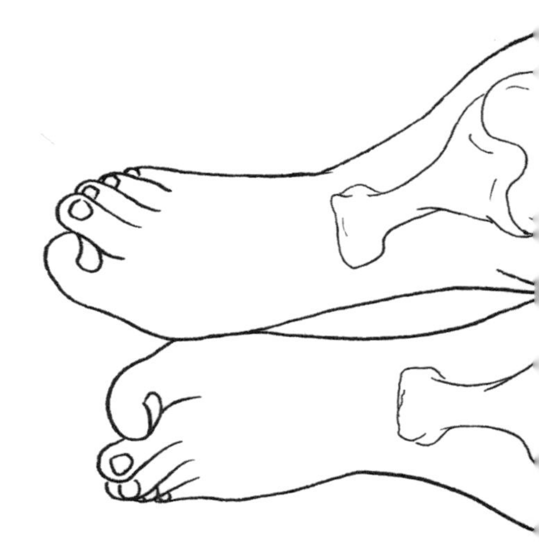

上半身

与其他手臂平衡体式一样，腕伸肌收缩使腕关节深度伸展，同时腕屈肌被充分拉伸，其中较大且表浅的腕屈肌是桡侧腕屈肌、尺侧腕屈肌和掌长肌。

肘关节屈曲 90°，手臂承受身体绝大部分的重量，此时需要肱二头肌、肱肌和肱桡肌发力。桡侧腕屈肌、尺侧腕屈肌和掌长肌协助屈肘。要注意，以上肌肉近端收缩，远端被拉长。若能保持身体重心稳定，就能减轻这些肌肉的负荷。

两侧肩关节外旋，三角肌后部肌束和两块肩袖肌被强化。这两块肩袖肌是冈下肌和小圆肌，它们使肩关节外旋。

下半身

双膝并拢，上下重叠。上方腿的臀大肌收缩以防止同侧膝关节向前滑动太多。另外，下肢主要靠上半身的力量支撑。

练习提示

为了使该体式练习起来更容易，可将下方髋关节靠于手肘处，让手臂承重。随着上肢力量的增强，臀部可以悬空。随着平衡能力的提高，需要发力的肌肉渐渐减少，该体式的练习也会变得越来越简单！

桡侧腕屈肌
尺侧腕屈肌
掌长肌
冈下肌
小圆肌
臀大肌

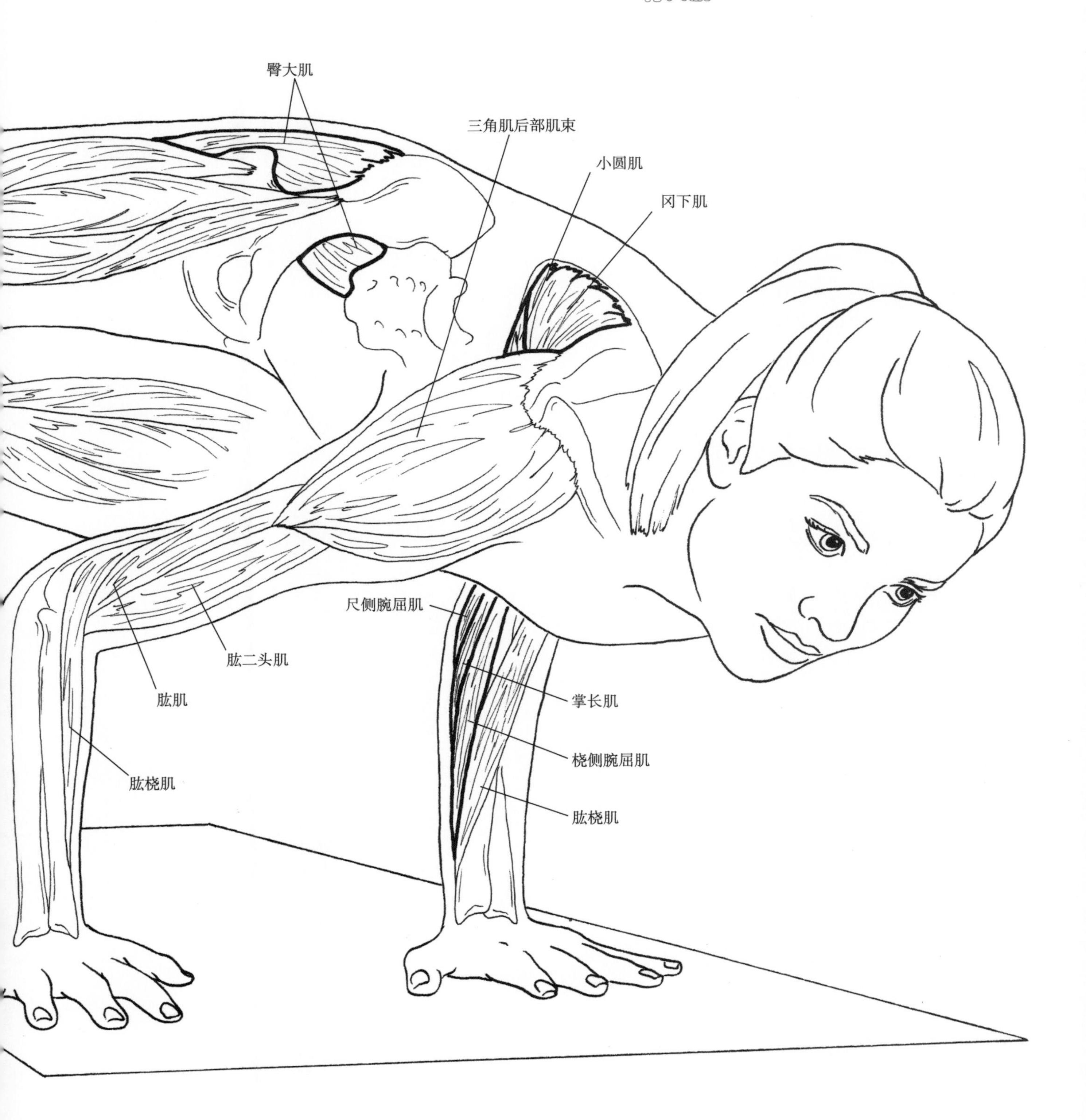

公鸡式

Kukkutasana

Rooster

公鸡式是莲花式的高阶版。公鸡式最早在《哈他瑜伽之光》（*Hatha Yoga Pradipika*）一书中出现，该体式至少可以追溯到15世纪。《哈他瑜伽之光》是描述哈他瑜伽及体式练习的第一本著作，是斯瓦特玛拉玛（Svatmarama）的著作。作为高阶版体式，公鸡式要求在完整的莲花式的基础上加入上肢力量和核心力量。

坐在垫子上，双腿折叠成莲花式。双手分别穿过两侧大腿和小腿之间，随着重心向前，双手均匀撑地，臀部离开地面，用双手承担身体所有的重量。公鸡式对力量和控制能力的要求较高。

下半身

两侧髋关节外展、外旋以保持莲花式，当腿上抬时，髋关节屈曲的幅度增加。除了保持莲花式，更为关键的是要保持屈髋。最强有力的髋屈肌——髂腰肌在这个体式中会用力收缩。

上半身

保持胸腔和胸骨向前、向上，像公鸡一样骄傲地挺起胸部，这样可以增加体式练习的难度。颈部的前、中、后斜角肌均收缩以保持胸腔向上提。由于脊柱大部分屈曲（除目视前方时颈椎伸展外），在保持体式时，腹直肌与腹内、外斜肌用力收缩以保持脊柱稳定。

肱三头肌用力收缩以使肘关节保持伸直。为了防止屈肘，肘屈肌必须离心收缩。肱肌是强大的肘屈肌，但由于位置较深，有时会被忽视。

背部肌肉通过离心收缩保持躯干的上提与稳定，不会有明显的拉伸感。

趣闻

在印度神话中，公鸡是自我的象征。公鸡式代表挑战自我，以及完成体式的成就感。它提醒我们要战胜的是自我，而不是体式。

练习提示

若身体力量和伸展性很好，有时公鸡式最难的动作是手臂穿过大腿和小腿之间。若出汗足够多，手臂上的汗水可能有助于手臂顺利穿过大腿和小腿之间！

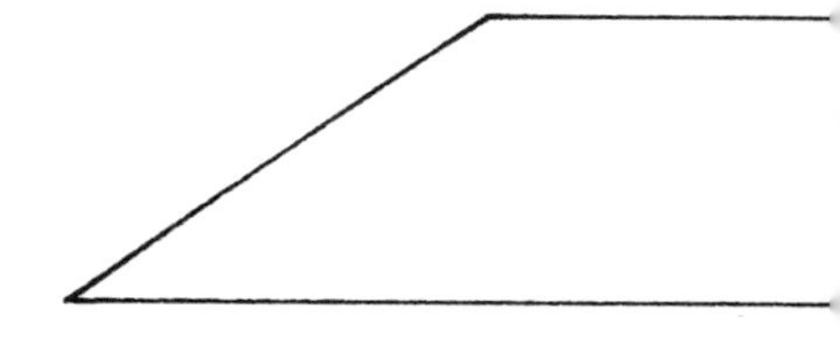

涂色建议

腰大肌和髂肌最终汇合，止于同一肌腱，合称为髂腰肌。当两块肌肉延伸到止点时，给它们涂上相同的颜色，这样有助于你记住它们。

腰大肌

髂肌

腹直肌

腹内斜肌

肱肌

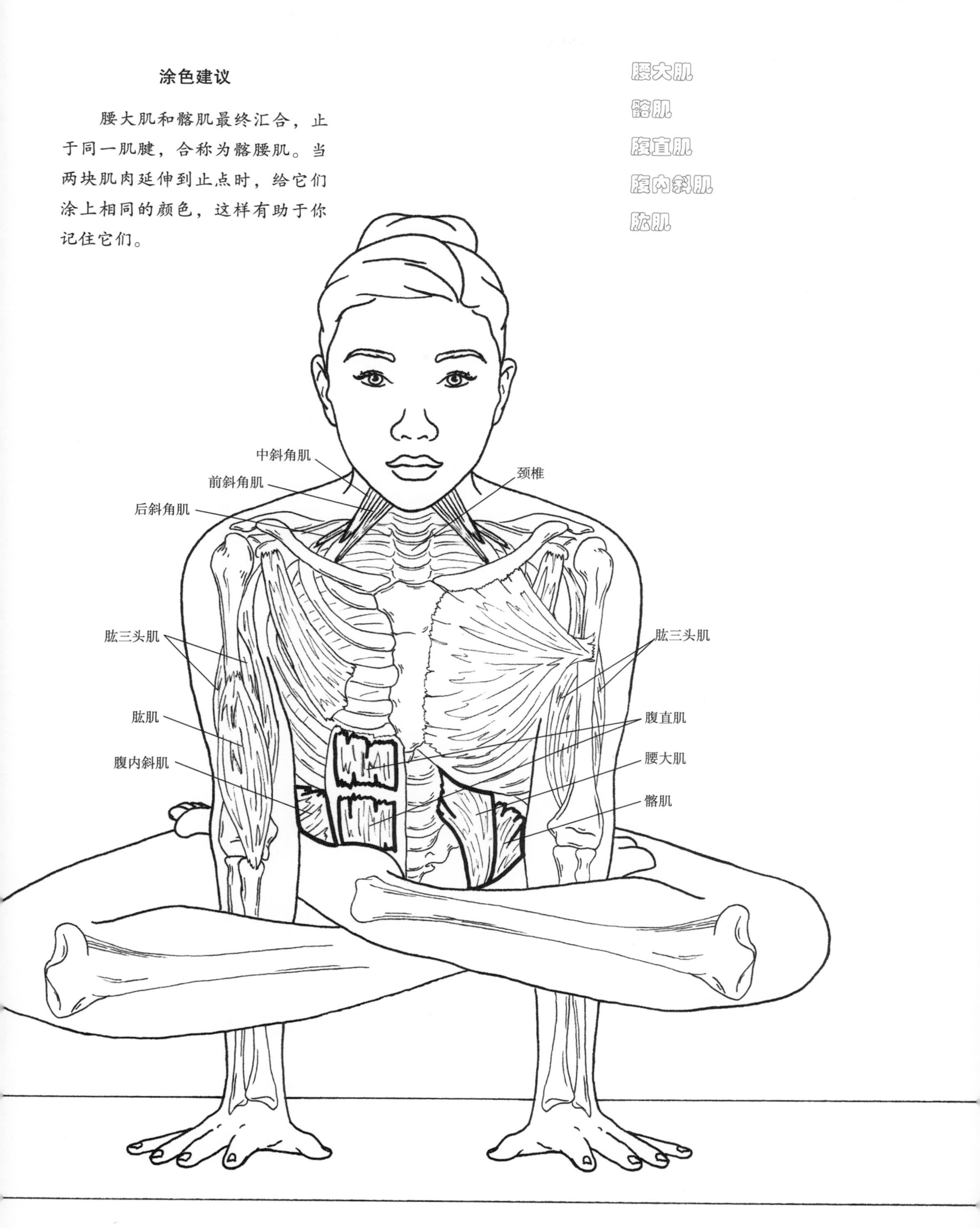

单腿起重机式

Eka Pada Bakasana

One-Legged Crow

单腿起重机式让乌鸦式有了起飞的机会。该体式难度较高，需要做好乌鸦式才能练习（要求乌鸦式做得稳定而有力，双膝放于屈曲的手臂上）。单腿起重机式对力量的要求比乌鸦式更高，因为一侧腿需要向后上方伸展，所以要求臀部具备足够的力量。当更多的重量转移至一侧，另一侧腿向后上方伸展时，重心也需要保持稳定。

单腿起重机式的起始体式有很多种。有些人先进入乌鸦式再向后上方伸腿会比较容易。有些人能做到像头倒立 B 式那样稳定的三点头倒立，他们从这样的体式进入单腿起重机式会更容易：将一侧膝关节放于上臂，保持另一侧腿完全伸直，然后抬起头向前看。无论以何种方式进入单腿起重机式，能做到就非常了不起，请保持微笑。

上半身

身体的所有重量均由手部承担。前臂和腕部后侧的几乎所有肌肉均收缩以使腕关节伸展。表浅的肌肉有桡侧腕长伸肌、桡侧腕短伸肌、尺侧腕伸肌和指伸肌，深层的肌肉有小指伸肌、示指伸肌、拇长伸肌和拇短伸肌。

肱二头肌、肱肌和肱桡肌向心收缩使肘关节屈曲，肱三头肌离心收缩以维持肘部的稳定。

下半身

当双手支撑身体的重量时，臀大肌发力以抬高伸直的腿。腘绳肌也协助伸展腿部。另一条腿因有上肢的支撑而显得更轻松。

趣闻

据说乌鸦会给善待它们的人带来礼物。练习并深入理解这个体式，你会收获力量、平衡和自信。

练习提示

在肩膀下方放上结实的瑜伽砖能帮助你支撑身体的重量，使单腿起重机式更容易完成。慢慢练习，直到上半身有足够的力量，双手能轻松地支撑起该体式。

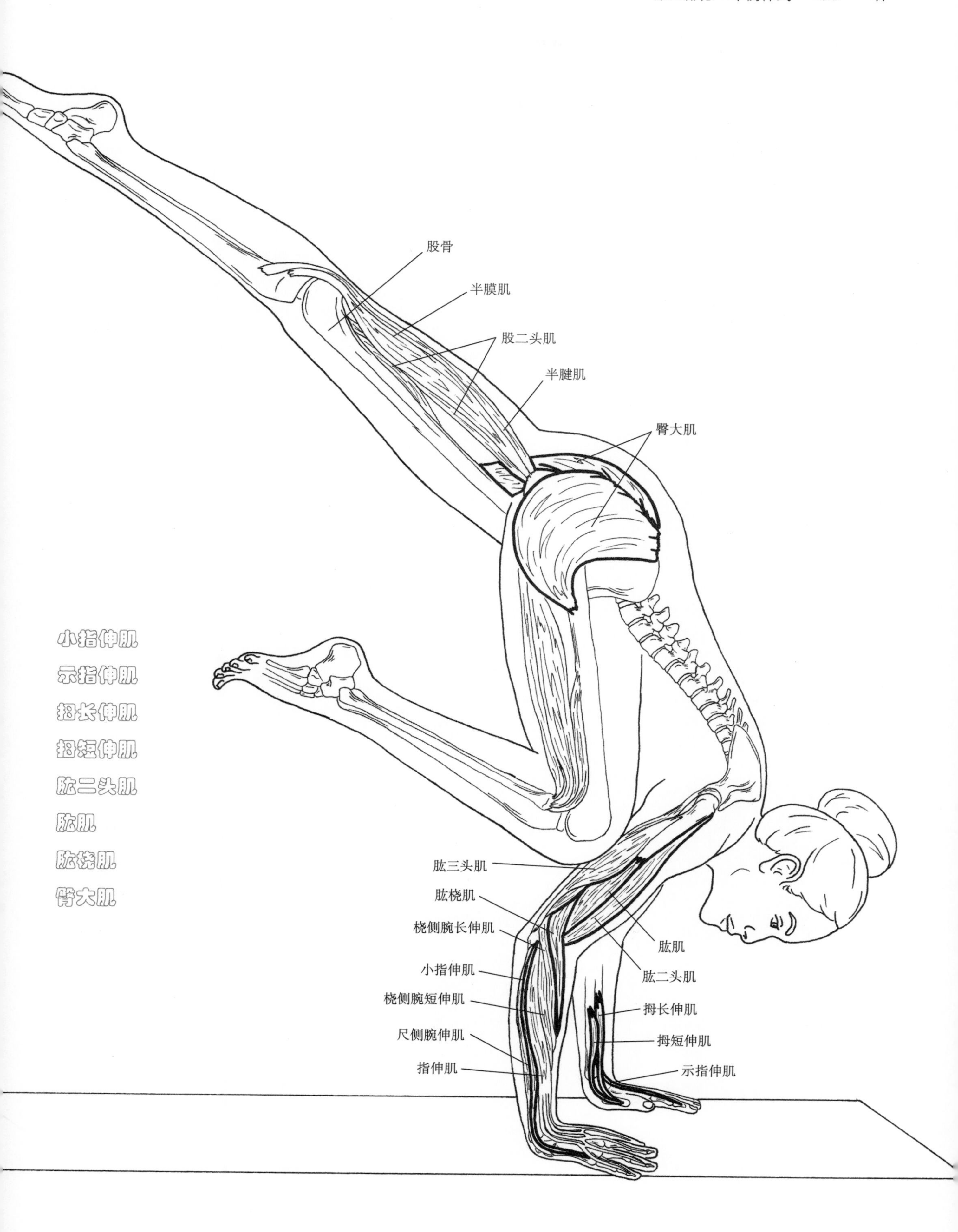
股骨
半膜肌
股二头肌
半腱肌
臀大肌
小指伸肌
示指伸肌
拇长伸肌
拇短伸肌
肱二头肌
肱肌
肱桡肌
臀大肌
肱三头肌
肱桡肌
桡侧腕长伸肌
小指伸肌
桡侧腕短伸肌
尺侧腕伸肌
指伸肌
肱肌
肱二头肌
拇长伸肌
拇短伸肌
示指伸肌

手倒立式

Adho Mukha Vrksasana

Downward-Facing Tree

手倒立式是一个基础倒立体式，也是最安全的倒立体式。如果学生身体健康，我会把手倒立式作为第一个倒立体式教给他们。尽管完成这个体式并不轻松，但这个体式中头部和颈部不必承重，用手臂支撑是相对容易的。任何在孩童时期做过手倒立的人，成年后通常也能很快做到手倒立式，这要归功于肌肉记忆。而对第一次练习的人来说，可能需要花些时间。

从下犬式进入手倒立式。前臂旋前，双手撑地，双肩外旋。双肩保持有力，身体重量均匀分布于双手。手腕处的折痕与垫子前缘平行。能否将骨盆抬到双肩上方取决于腘绳肌的伸展性。最好先让更有力的一侧腿蹬地抬起，另一条腿则借惯性向上抬高。保持脊柱中立位、骨盆水平位；集中注意力，将骨盆抬到双肩上方，而不只是双脚向上。开始练习时可以借助墙来支撑。要学会从倒立中退出时如何保证安全，避免退出时旋转脊柱。如果擅长轮式，可以采用后弯的方式落地或保证双脚同时落地，这样会更安全。

上半身

由于要支撑身体所有的重量，因此要注意双肩和双手的安全，避免损伤。

手倒立式中双肩、双臂和双手的动作与下犬式中的一样。前锯肌收缩使肩胛骨紧贴肋骨后侧，同时向远离耳朵的方向拉。当前臂旋前时，肩关节应保持外旋。肱桡肌协助旋前圆肌和旋前方肌使前臂旋前。前臂和手掌其他肌肉也被激活，通过调整手指的位置来保持平衡。所有的体式都是通过调整接触地面的部位来保持平衡。手倒立式以手掌撑地，因此要通过调整手指来保持平衡，就像站立体式通过调整脚趾来保持平衡一样。

下半身

腘绳肌和股四头肌用力收缩使腿部保持向上伸直，髂腰肌收缩以防止骨盆和脊柱偏离中立位，同时保持重心稳定。脚的位置则因人而异。可以发动足跟、脚趾或脚掌的力量来保持向上提升的状态，选择最适合你的方法即可。练习手倒立式最有趣的是可以换个视角欣赏世界，同时保持自然的呼吸。

趣闻

虽然你能感觉到手指在努力地工作，但手指上并没有多少肌肉，是前臂和手掌的34块肌肉给予手指力量。

前锯肌

旋前圆肌

旋前方肌

肱桡肌

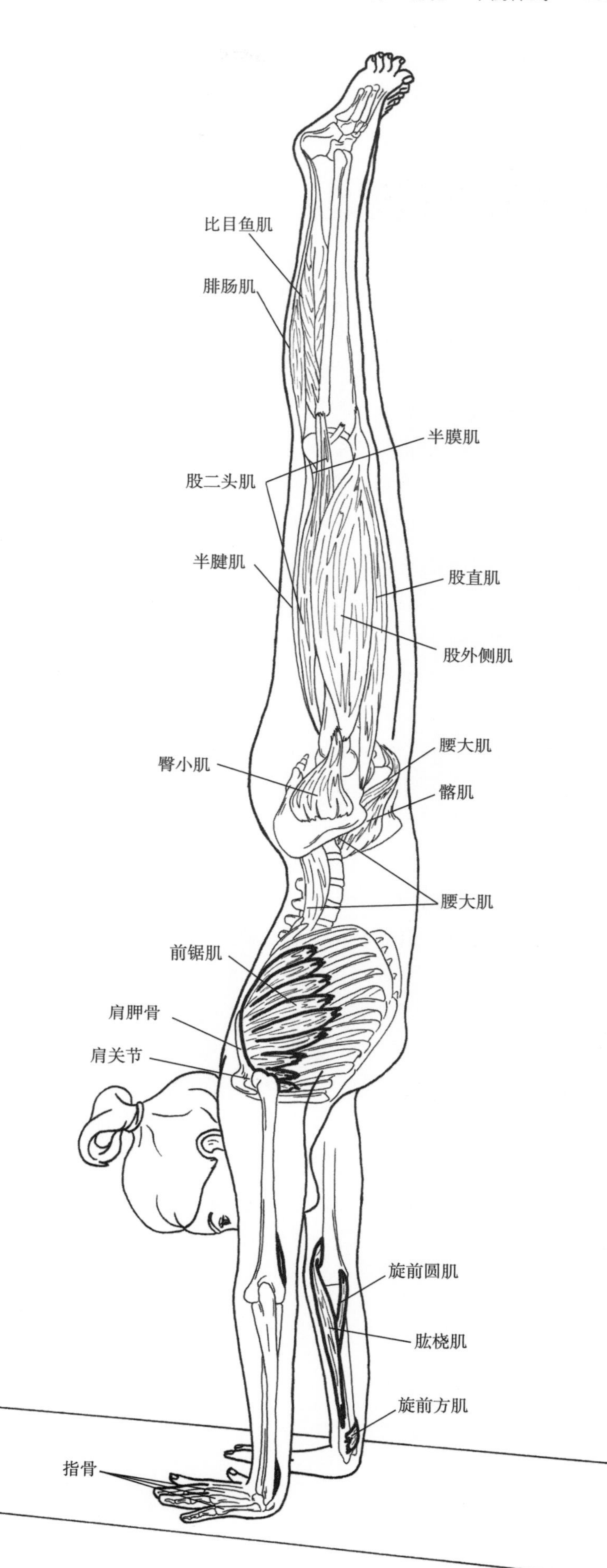

涂色建议

前锯肌以数个肌齿起自第1～8肋的外侧面，止于肩胛骨内侧缘和下角前面，呈扇形。将肋骨涂上颜色以形成对比，会让你真正感受到这块“超级英雄”肌肉的力量。

孔雀起舞式

Pincha Mayurasana

Feather of the Peacock

孔雀起舞式经常被误认为它的“姐妹”体式——蝎子式。多数练习者首次练习前臂平衡体式时会处于两个体式之间：不像孔雀起舞式那样上下笔直，也不像蝎子式那样完全后弯。尽管都是前臂平衡体式，但孔雀起舞式中整个身体是倒立的，头悬浮于空中，由前臂支撑身体所有的重量，双肩保持深度屈曲。

从下犬式进入孔雀起舞式。前臂放于垫子上，双臂平行分开与肩同宽，手指张开。当双脚离地腾空时，先让骨盆与双肩对齐。双脚离地后尽可能使身体处于中立位。由于需要身体倒转，完成这个体式会比较费劲。再次强调，开始练习时借助墙面的支撑会更容易，而且要知道如何安全地退出体式。

上半身

孔雀起舞式的关键部位是双肩，要避免双肩受损。很多肌肉参与完成该体式。所有肩关节屈肌均用力收缩使肩关节屈曲，包括三角肌前部肌束、胸大肌上部肌束和肱二头肌长头等；同时，肩关节伸肌被拉长，包括三角肌后部肌束、胸大肌下部肌束、肱三头肌长头、背阔肌、大圆肌、冈下肌和小圆肌等。

肘关节屈曲 90° ，前臂旋前。肱二头肌收缩使肘关节屈曲。同时，肱肌、肱桡肌、桡侧腕屈肌和掌长肌协助完成屈肘。为了保持前臂旋前并使双手能压实地面，旋前圆肌和旋前方肌会用力收缩。

下半身

与头倒立式一样，理想状况下，下肢应该充满力量并绷直向上。孔雀起舞式也需要腿部大肌肉发力使双腿伸直和保持体式。你可以仔细体会这个体式给你带来的力量感。

趣闻

孔雀是印度的国鸟，它与印度教女神有关，比如财富女神拉克希米（Lakshmi）。孔雀的羽毛象征财富和繁荣，因此常被人们摆放于家中。

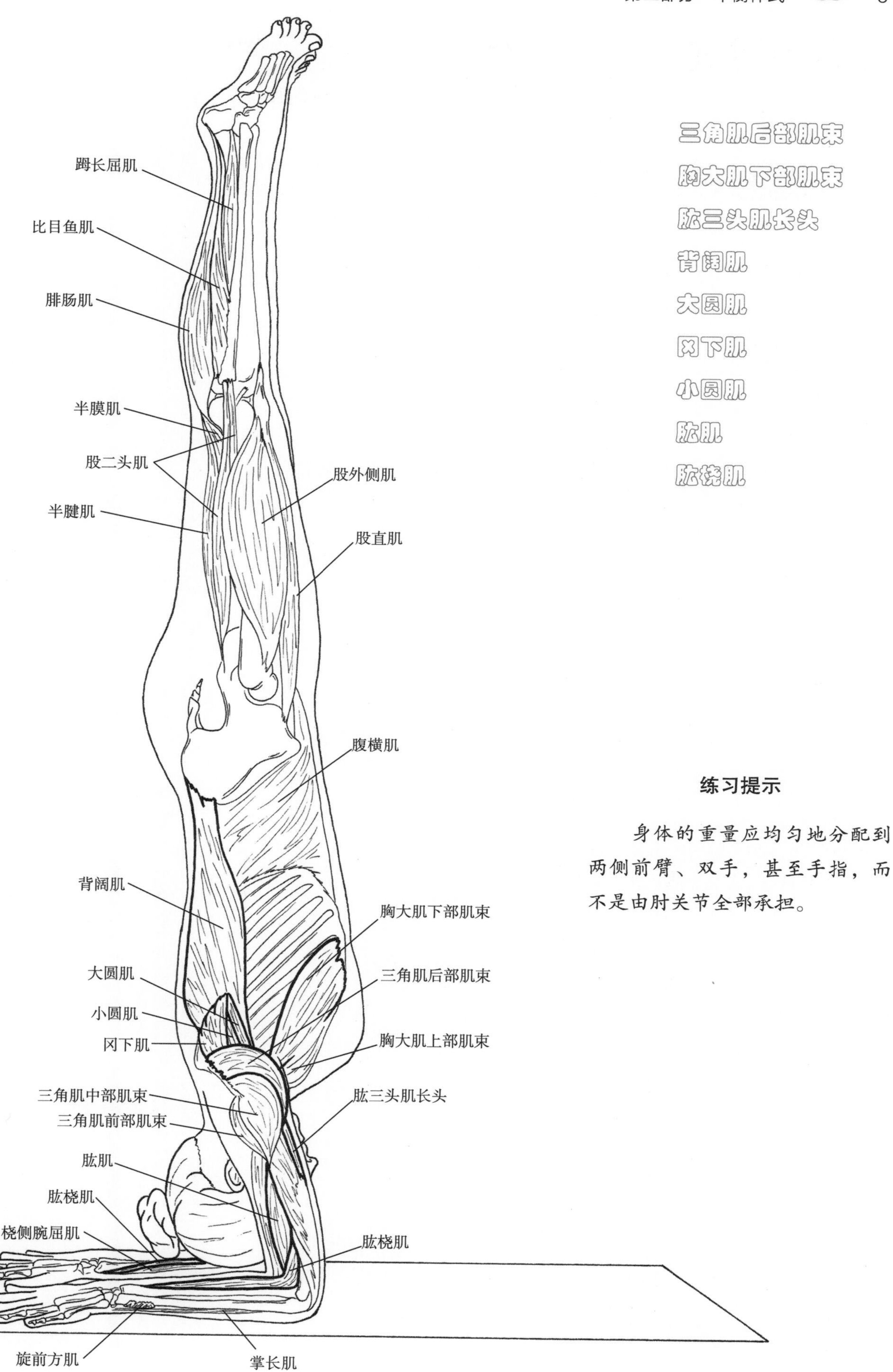

练习提示

身体的重量应均匀地分配到两侧前臂、双手，甚至手指，而不是由肘关节全部承担。

倒立体式

倒立体式让你有机会以全新的视角看世界。严格来说，头部低于心脏的体式都属于倒立体式，包括一些手臂平衡体式。这里我们会探讨最常见的肩倒立式和头倒立B式，尽管这两个体式不是典型的平衡体式。

有些人害怕倒立，但倒立其实对健康大有益处，值得练习。

肩倒立式

Salamba Sarvangasana

Supported All-Limbs Posture

肩倒立式难度较大，也称“四肢体式”。尽管肩倒立式很有挑战性，但多数人只要坚持练习就能做到。练习方法是让身体与地面垂直，第7颈椎和第1胸椎的连结部位深度屈曲。屈肘，肩关节伸展和外旋。当身体挺直时，肩关节应该向后伸展约90°。尽管肩倒立式要求很高，但大多数人经过练习都可以做到！

仰卧于垫子上，双臂放在身体两侧，掌心朝下。双膝向胸部靠拢，双脚朝向上方，骨盆抬高。屈肘，双手放于后背，手指向上。双肘间距不要超过肩宽，双手尽量靠近肩膀。当身体所有的重量由双肩和颈部承担时，要将注意力集中在下肢。

上半身

冈下肌、小圆肌和三角肌后部肌束必须用力收缩来保持双肩外旋和伸展。肱三头肌是主要的肩关节伸肌，如果肩关节伸展角度不足，可以通过脊柱深度屈曲来弥补。总之，要让身体尽可能垂直于地面。

大菱形肌、小菱形肌和肩胛提肌收缩使肩胛骨后缩并下旋。肩胛骨应具备承担身体重量的能力。

由于颈椎深度屈曲，颈部承受重量，项韧带被拉长。项韧带位于颈部，伸展性较好，而项韧带拉伤是肩倒立式常见的损伤。同时，胸锁乳突肌和斜角肌收缩保持颈部稳定。

请记住，上臂和肘关节均应压实地面。若手臂感觉很轻松，颈部和肩部就要承受过多的重量。

下半身

上半身肌肉努力收缩使身体稳定而有力。下肢大肌肉被激活，股四头肌收缩以保持膝关节伸直，腘绳肌收缩以防止屈髋。腓肠肌和比目鱼肌收缩使踝关节跖屈。脚背绷直并伸展脚趾。

肱三头肌
大菱形肌
小菱形肌
肩胛提肌
项韧带
前斜角肌
中斜角肌

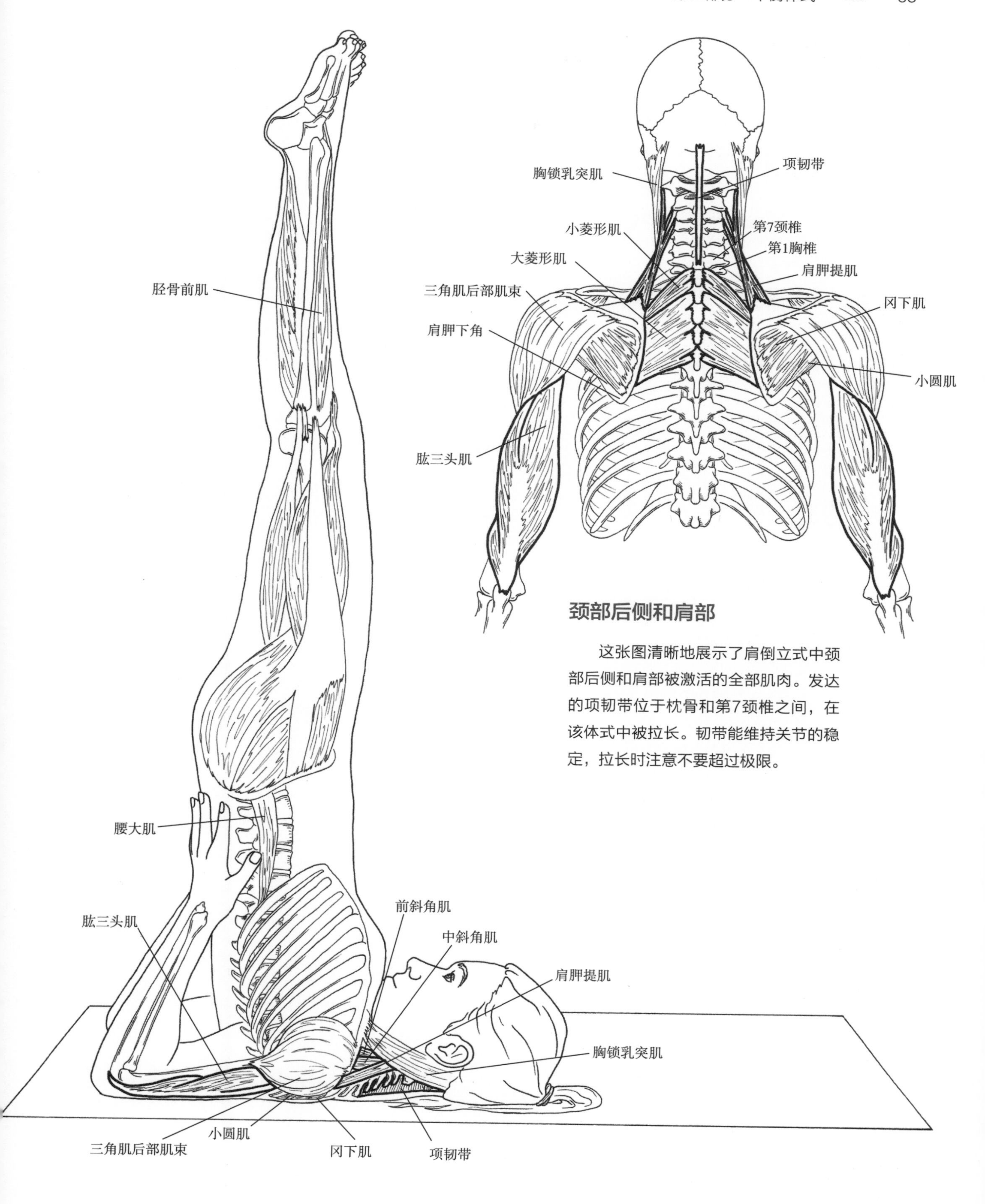

颈部后侧和肩部

这张图清晰地展示了肩倒立式中颈部后侧和肩部被激活的全部肌肉。发达的项韧带位于枕骨和第7颈椎之间，在该体式中被拉长。韧带能维持关节的稳定，拉长时注意不要超过极限。

头倒立 B 式

Sirsasana B

Tripod Headstand

如果你小时候尝试过头倒立，那你做的很可能就是头倒立 B 式。如果你从未尝试过头倒立，不建议你直接尝试做这个体式。头倒立 B 式需要非常强壮的颈部肌肉来保持颈椎的高度稳定。上半身必须足够强壮才能调节头部的承重，尽管双手也会承担一定的重量，但双手更重要的作用是保持平衡。如果身体的方向和重力的方向保持一致，该体式完成起来会更容易。

进入头倒立 B 式的方法有很多，本文仅介绍其中一种。双手和双膝着地，双手分开与肩同宽，手指张开。将头顶放于双手前方，头与双手构成一个等边三角形。肘关节屈曲 90° ，两肘分开与肩同宽。回勾脚趾，像下犬式一样抬起双膝和臀部，双脚尽可能靠向头部（不要屈膝！），骨盆尽可能抬高。然后核心发力，必要情况下可以轻轻蹬地，将骨盆抬到肩部上方。伸直双膝，尽量使身体位于中立位，稍稍调整，尝试找到最省力的方式。

上半身

颈部所有肌肉均用力收缩来支撑身体的重量并保持脊柱的稳定，尤其是颈椎的稳定。颈部后侧深层是枕下肌群，包括头后大直肌、头后小直肌、头上斜肌和头下斜肌，以上肌肉构成枕后三角。头最长肌、头夹肌和肩胛提肌的位置虽然较枕下肌群表浅，但也是稳定颈部后侧的深层肌肉。

颈部前侧深层的头前直肌、头长肌、颈长肌，以及颈部外侧更表浅的斜角肌和胸锁乳突肌均收缩使颈部保持稳定。

下半身

当双腿完全伸直，髋、膝与脚踝成一条直线时，要尽力使骨盆保持在中立位。

颈部肌肉

从此插图中可以清楚地看到枕下肌群，还能看到那些较表浅和发达的肌肉，它们的主要作用是支撑大部分的身体重量。当这些肌肉的力量增强，你可以挑战更高难度的头倒立动作。

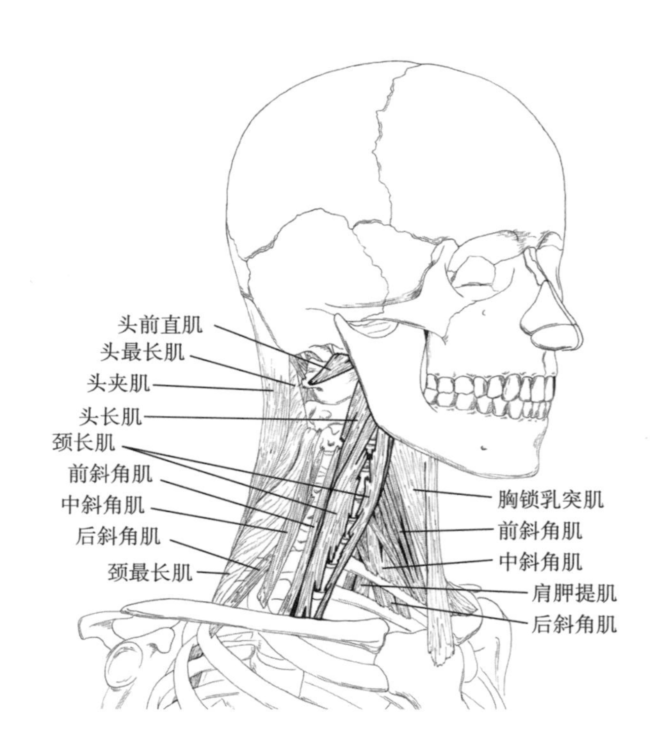

头长肌
颈长肌
头前直肌
头后小直肌
头后大直肌
头上斜肌
头下斜肌

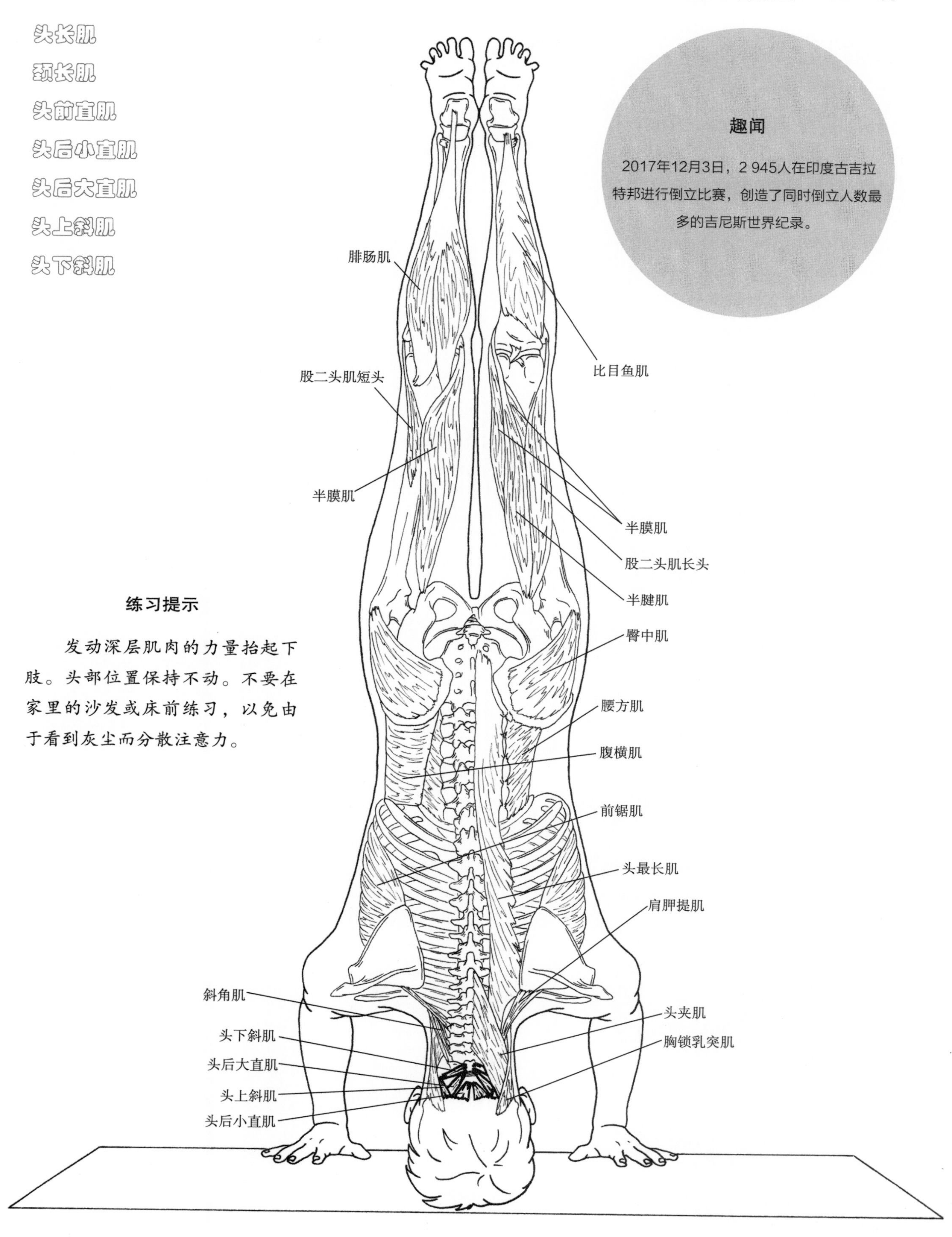

趣闻

2017年12月3日，2 945人在印度古吉拉特邦进行倒立比赛，创造了同时倒立人数最多的吉尼斯世界纪录。

练习提示

发动深层肌肉的力量抬起下肢。头部位置保持不动。不要在家里的沙发或床前练习，以免由于看到灰尘而分散注意力。

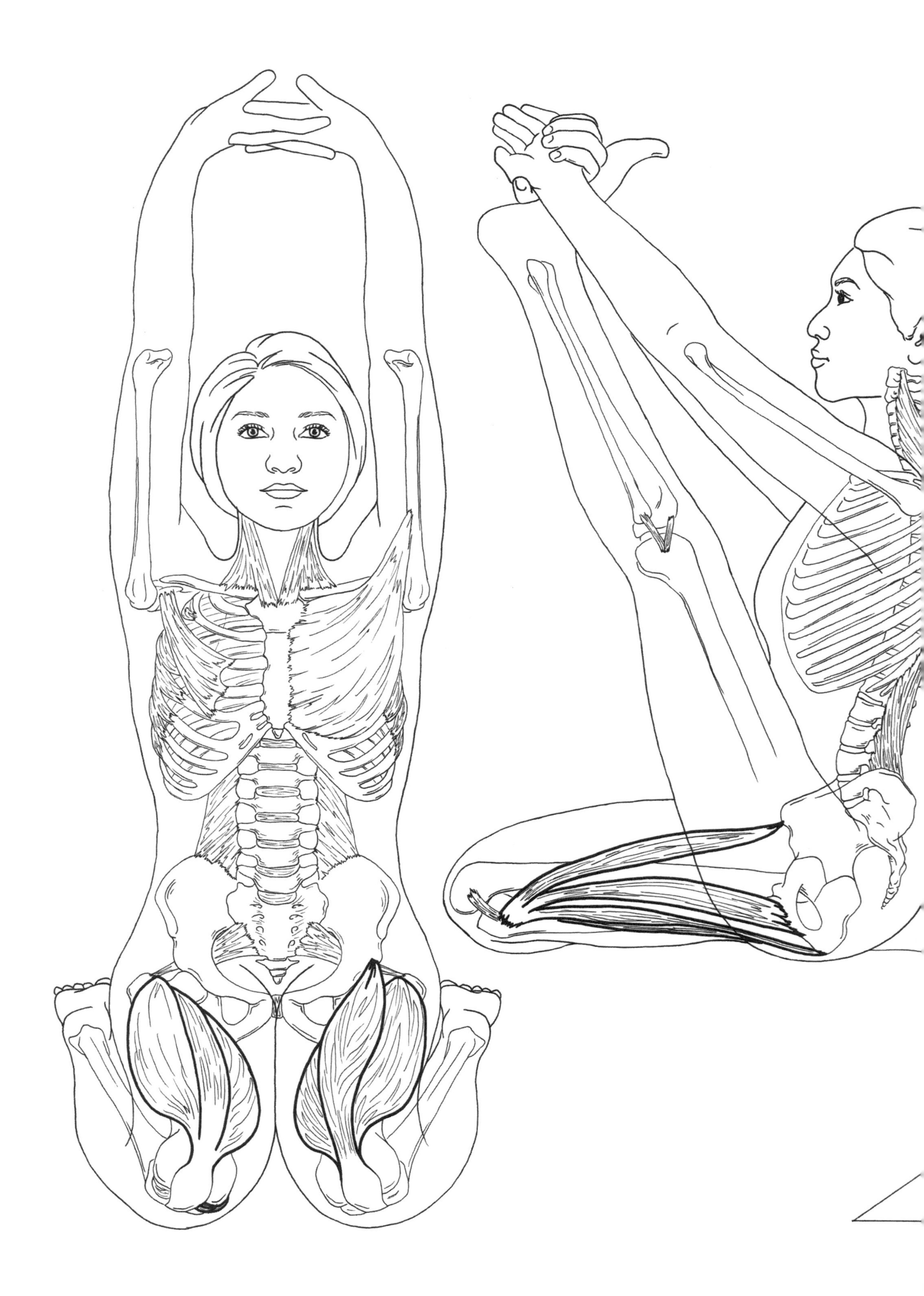

第三部分

坐位体式

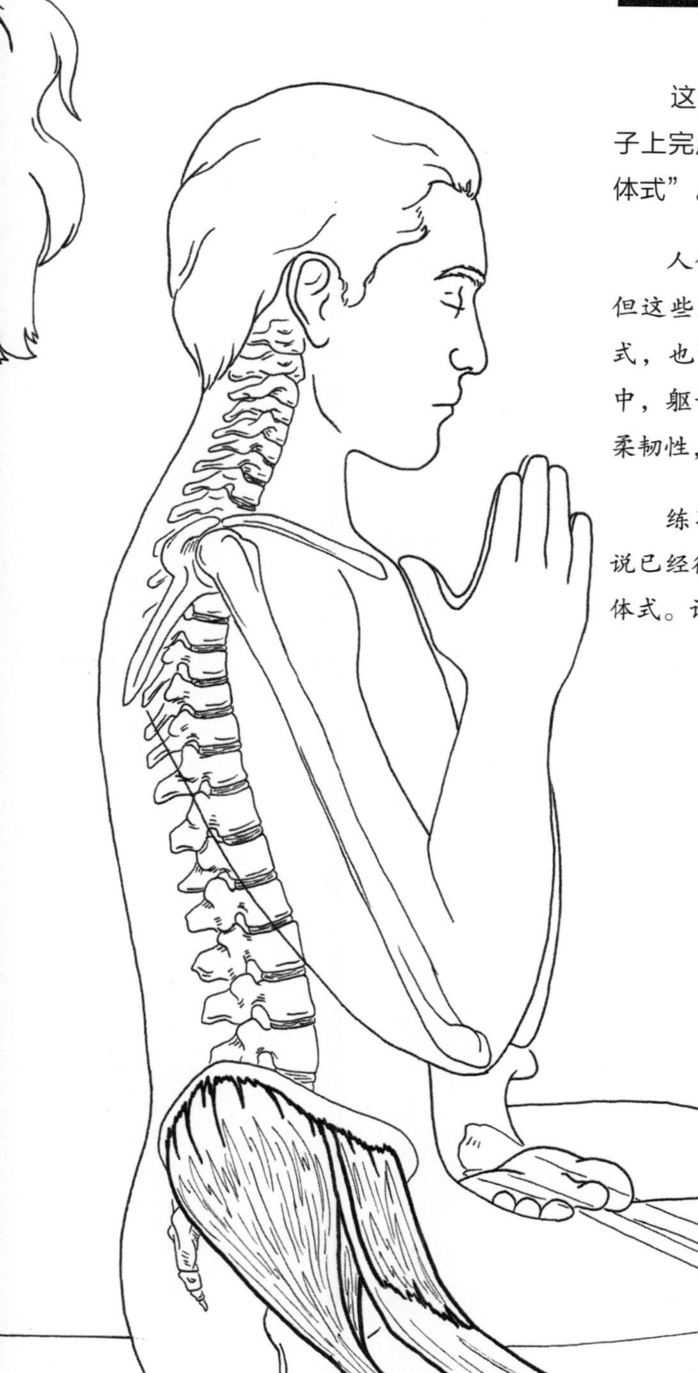

这部分包括坐位前屈体式、坐位扭转体式及其他主要在垫子上完成的坐位体式。有些不容易归类的体式划分为“其他坐位体式”。

人们通常认为，坐位体式练习需要的是柔韧性而不是力量，但这些练习真的不会使用到肌肉吗？即使是基础的坐位前屈体式，也需要核心肌肉发力将上半身拉向双腿。在坐位扭转体式中，躯干肌肉需要收缩以使脊柱旋转。因此，练习这类体式需要柔韧性，也需要力量。

练习高难度体式时应循序渐进。如果感觉完成简易坐对你来说已经很困难，就放弃那些会给髋关节、膝关节带来更大挑战的体式。请记住，永远不要让完成体式变成一种折磨。

坐位前屈体式

坐位前屈体式是传统的瑜伽体式。大多数前屈体式发生在矢状面，但有些体式还有旋转和（或）侧屈，其运动平面不止一个。大部分坐位前屈体式要求屈髋，使上半身靠近腿部。当腘绳肌伸展性不足时，很多人会弯曲脊柱来使上半身更靠近腿部，但这样就无法拉伸腘绳肌。可以屈膝以保证脊柱处于中立位。只有髋关节屈曲到最大限度，没有空间时，才可以弯曲脊柱。

双腿背部伸展式

Paschimottanasana

Seated Forward Bend

双腿背部伸展式是经典的坐位前屈体式，也是基础瑜伽体式。这个体式练习得越深入，对其他坐位前屈体式练习的益处就越大。双腿背部伸展式主要是为了拉伸腿后部肌肉，而不是追求双手可以触碰到脚，后者仅仅是练习的结果。就像所有坐位前屈体式一样，在拉伸之前，要先保证姿势正确，使身体处于中立位。

坐在垫子上，脊柱保持中立位，双腿尽量向前伸直。踝关节背屈，髌骨和脚趾朝向上方，脚趾伸展。完成上述动作后，髋关节最大限度地屈曲，双手尽力去触碰脚趾。如果双手无法触碰到脚趾，可以借助弹力带，或屈膝来保证腘绳肌得到拉伸，避免脊柱屈曲。

下半身

要使上半身靠近腿部，屈髋时必须拉长腘绳肌的 3 块肌肉——股二头肌、半腱肌和半膜肌。同时，避免拉伸坐骨结节，因为它是腘绳肌的起点，也是肌腱炎和腘绳肌撕裂的好发部位。坐骨越靠后，腘绳肌的拉伸感越强烈，但要避免过度拉伸。踝关节背屈、腿部伸直还能拉伸腓肠肌和深层的比目鱼肌。

上半身

通常情况下，由于空间不足，即使上半身能靠近腿部的练习者也会出现一定程度的脊柱屈曲。当上半身完全贴住腿部时，保持胸骨向前和双肩向后。脊柱看起来在伸展，但并不会出现后弯，这样只是为了避免脊柱屈曲。在屈髋过程中，脊柱始终保持中立位。

趣闻

双腿背部伸展式最早出现在15世纪的《哈他瑜伽之光》一书中。该书是最早描述瑜伽体式的文本，对哈他瑜伽练习者而言，是神圣的经典文本。

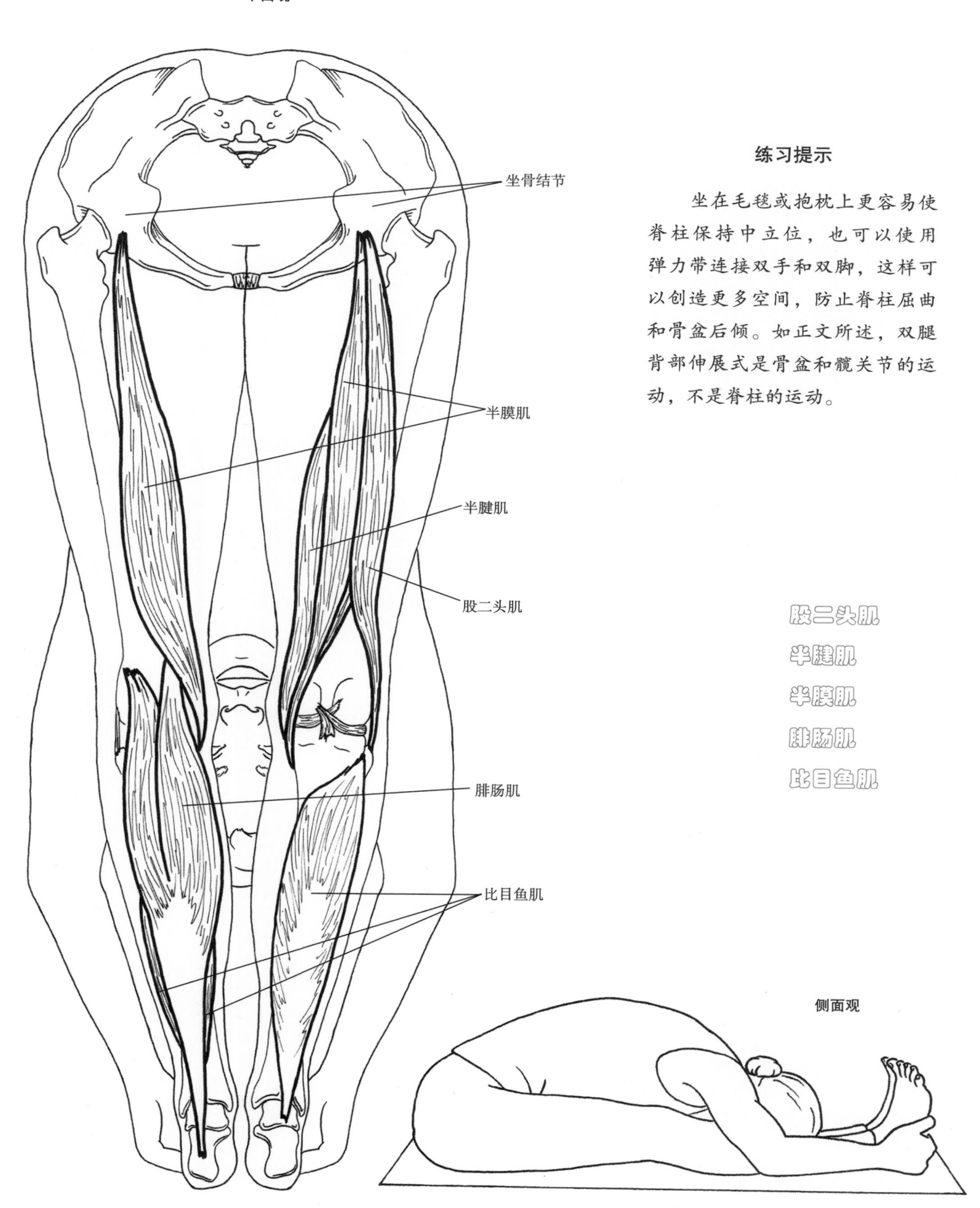

练习提示

坐在毛毯或抱枕上更容易使脊柱保持中立位，也可以使用弹力带连接双手和双脚，这样可以创造更多空间，防止脊柱屈曲和骨盆后倾。如正文所述，双腿背部伸展式是骨盆和髋关节的运动，不是脊柱的运动。

坐角式

Upavishta Konasana

Wide-Angle Seated Forward Bend

多数人会在体育课或瑜伽课前练习坐角式来热身。双腿背部伸展式侧重腿部后侧肌肉的拉伸，坐角式侧重大腿内侧——内收肌群的拉伸。内收肌群比较发达，缓慢地拉伸可以使肌肉充分放松和拉长。体式保持的时间长一些，拉伸会更深入。如果拉伸时间过长，身体会自然地给你反馈。专注于当下的动作会让你的感觉变得更敏锐，也有利于你及时做出调整。

在垫子上坐直，双腿伸直并尽可能向两侧打开。如果无法坐直，可以用毛毯或瑜伽砖支撑臀部，或者屈膝。脚趾和膝关节朝向正上方，避免髋部外旋。对一些练习者来说，只要适当调整身体各部分的位置就足够伸展了。髋关节唯一要做的是尽可能外展和尽可能屈曲。

下半身

5块内收肌——耻骨肌、短收肌、长收肌、大收肌和股薄肌会有强烈的拉伸感。腘绳肌的内侧——半腱肌和半膜肌被拉长。股四头肌向心收缩使膝关节伸直，同时保持体式的稳定。

上半身

屈髋时胸椎不要过度后凸，否则会导致胸腔塌陷。锁骨内侧上抬，沉肩，挺胸向前。这个动作可以很好地拉伸锁骨下肌，这种拉伸感会让你感觉舒适，而且大多数人都需要这种拉伸。

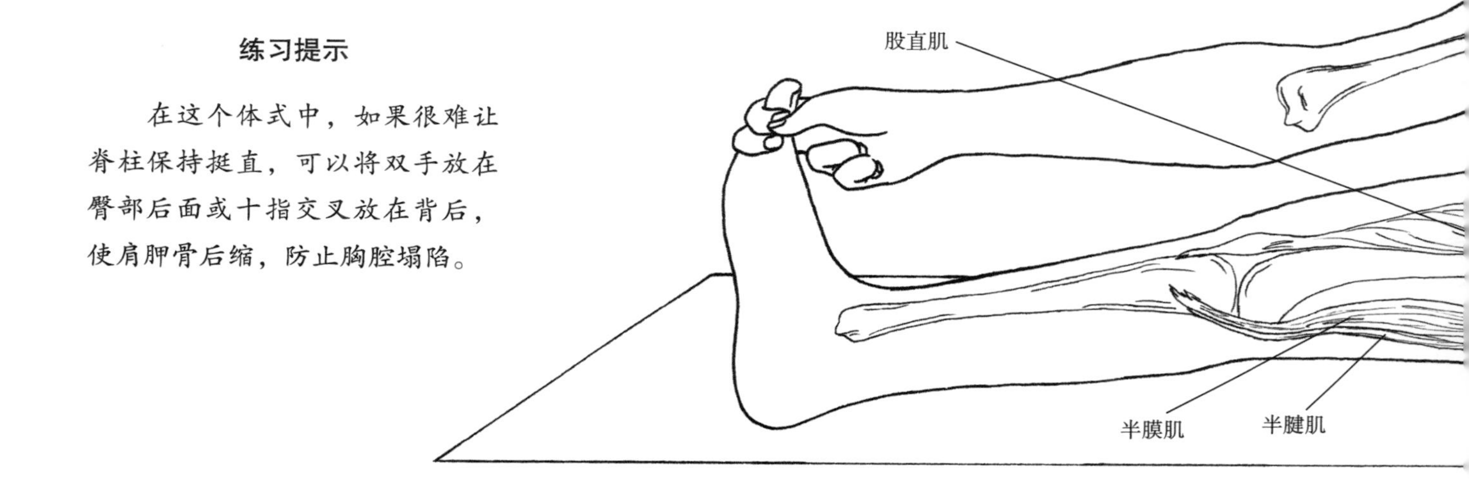

趣闻

在坐角式中，随着髋关节外展角度增大，两条腿会成为一条直线，类似于体操运动员做的横叉。

涂色建议

半腱肌的肌腱很长，几乎占肌的一半（可能这也是半腱肌的名称的由来）。半腱肌从大腿中部开始，止于鹅足（缝匠肌、股薄肌和半腱肌的联合腱——译者注）。鹅足位于胫骨上端内侧，给肌腱涂上比肌肉浅的颜色，就可以真正了解它的长度。

耻骨肌
短收肌
长收肌
大收肌
股薄肌
锁骨下肌

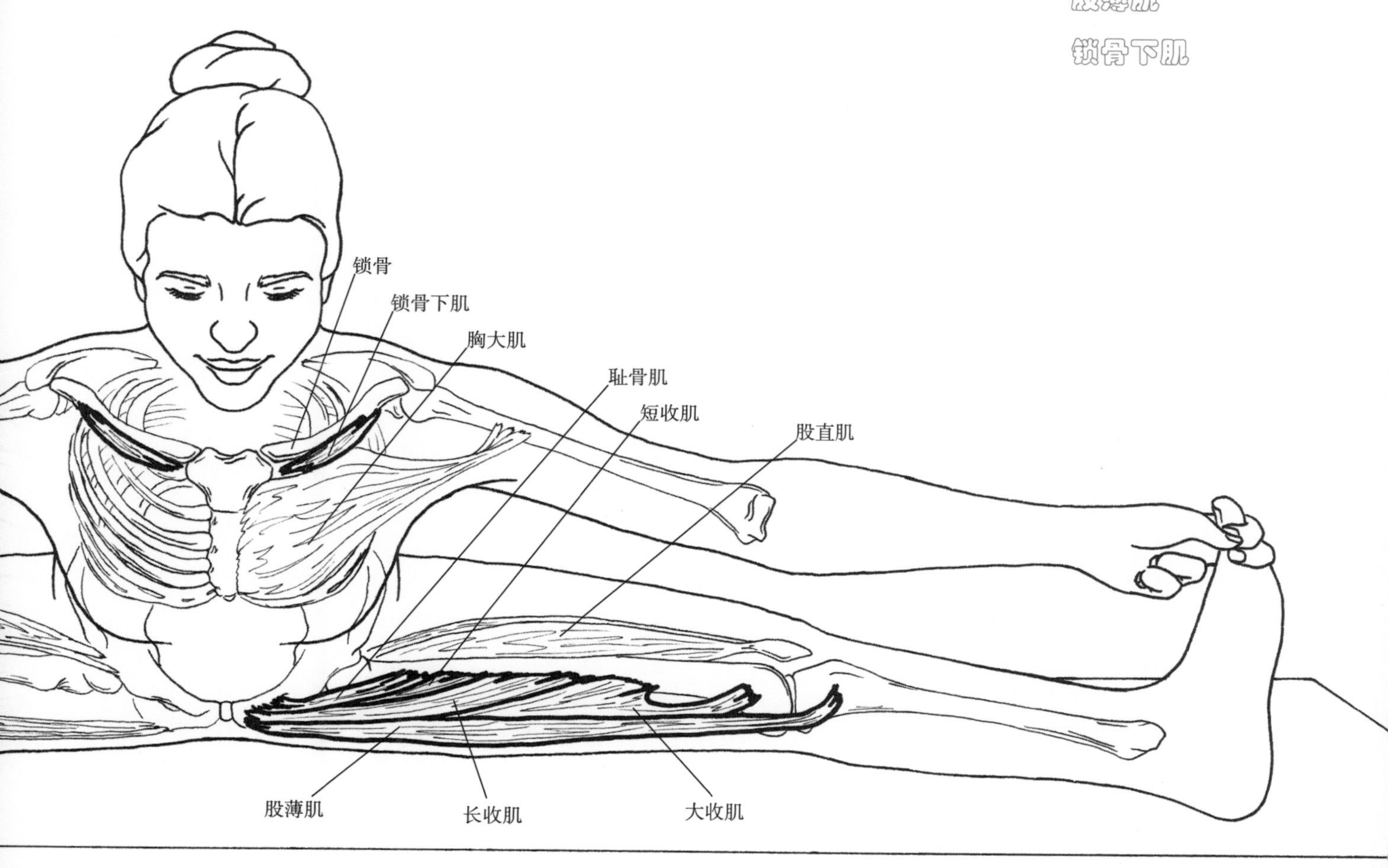

束角式

Baddhakonasana

Bound-Angle Posture

束角式是一个适合大多数练习者的基础体式。束角式对大腿内侧和臀部肌肉都有很好的拉伸作用，是许多瑜伽练习者最爱练习的体式。

在垫子上坐直，尽可能屈膝和外展髋关节，两脚掌相对，在保证脊柱处于中立位的前提下，足跟尽可能靠近骨盆。髋关节屈曲的角度越大，上半身越向前，大腿内侧和臀部肌肉的拉伸感越强烈。

下半身

大幅度屈髋使臀大肌得到良好的拉伸，外旋髋关节使臀中肌、臀小肌前部肌束及阔筋膜张肌被拉长。由于髋关节外展，内收肌中的大收肌、长收肌、短收肌和耻骨肌被拉长，就像坐角式一样；由于膝关节屈曲，跨过膝关节的股薄肌不会有明显的拉伸感。

做束角式时，髋关节在 3 个平面上运动，也许这就是练习这个体式会让人愉悦的原因。

上半身

腰大肌必须用力收缩使髋关节屈曲，有些人会用两只手的示指、中指和拇指抓住两脚的踇趾来帮助髋关节更深地屈曲。脊柱保持在中立位，双肩和胸腔打开。不要浅尝辄止，要尽全力做到。

练习提示

束角式要尽量屈膝。有些练习者喜欢用手肘将膝关节压向地面，有些人这样做会感觉膝关节不适，此时可以在膝关节下方放瑜伽砖。

涂色建议

腰大肌起自腰椎椎体和横突。给起点处的肌腱涂上不同的颜色，这样就可以清晰地看到这块肌肉牢牢地附着在腰椎上。

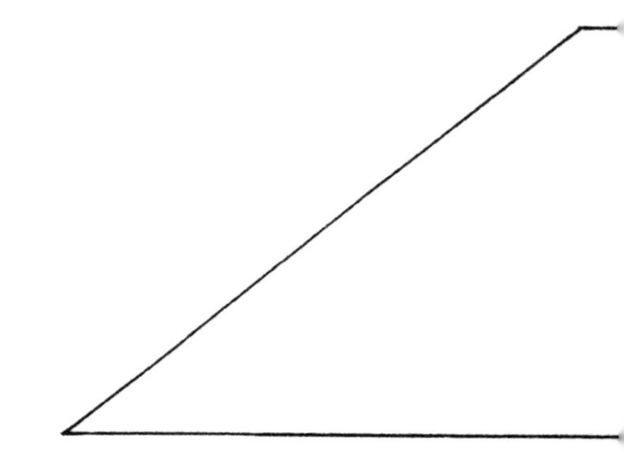

臀大肌
臀中肌
臀小肌前部肌束
阔筋膜张肌
腰大肌

趣闻

很多瑜伽老师将束角式称为“鞋匠式”，因为印度鞋匠在制作鞋子时会采用这个姿势，把鞋子夹在两脚之间。孩子们会觉得它更像“蝴蝶式”。

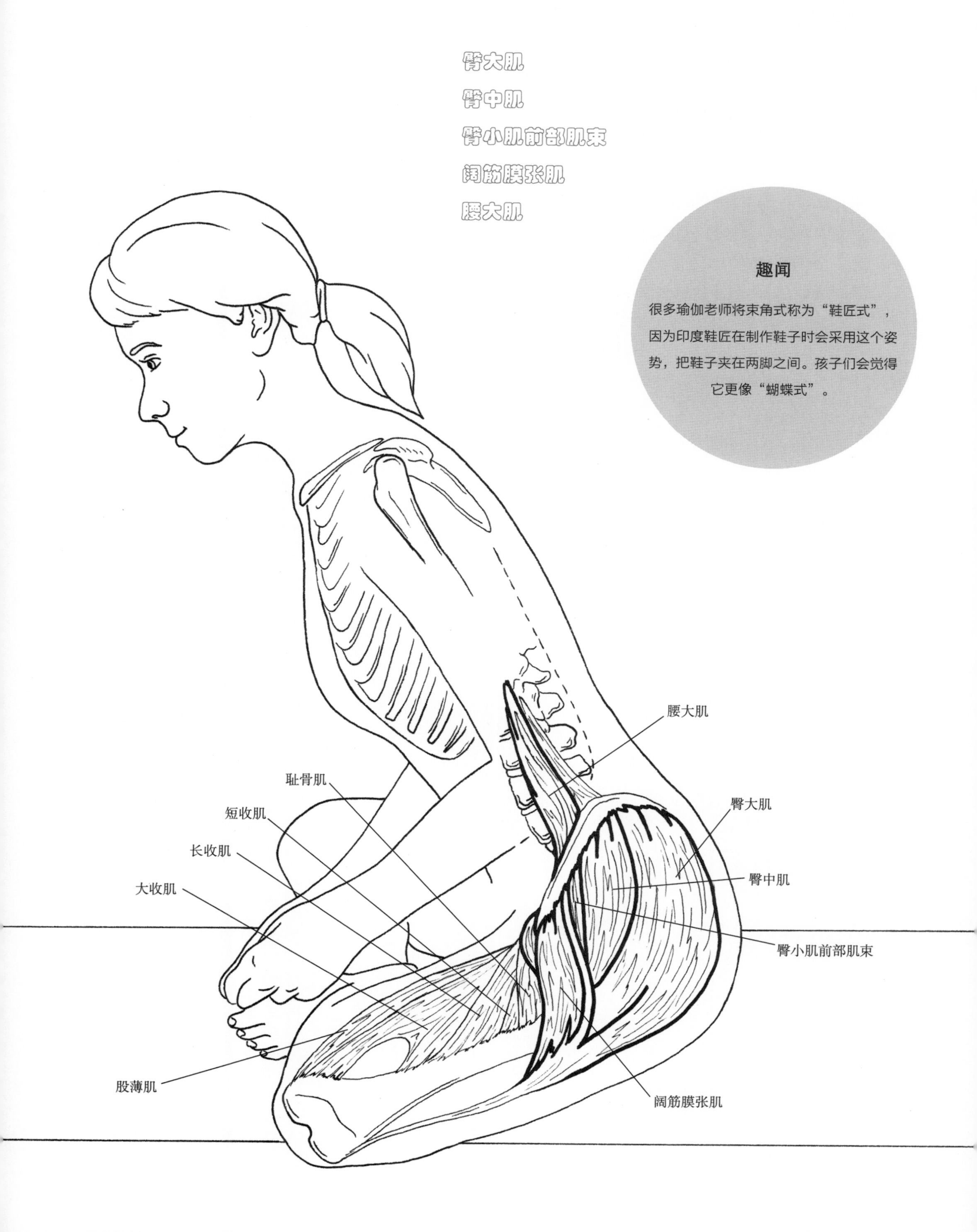

单腿头碰膝式

Janu Sirsasana

Head-to-Knee Posture

单腿头碰膝式，尽管有时被翻译成“头到膝关节的姿势”，但这个体式的目标不是让头靠近膝关节，而是让胸骨靠近膝关节。单腿头碰膝式结合了双腿背部伸展式的腿部伸展和束角式的大腿内侧伸展，加上脊柱旋转，使练习者能够获得更多的益处。

在垫子上坐直，一侧腿向前完全伸直，另一侧腿屈膝和外展髋关节，两条大腿之间尽可能形成90° 。双腿的位置特点使得弯曲腿的髋部比伸直腿的髋部更靠后。为了让身体正对前方，脊柱必须向伸直腿的方向旋转，然后屈髋。当身体向前弯曲的幅度变大，下压弯曲腿的髋部并旋转脊柱，尽力使胸骨位于伸直腿的髌骨上方。

下半身

身体前倾使伸直腿的腘绳肌被充分拉伸。伸直腿的踝关节保持背屈，脚趾垂直向上。随着足跟渐渐远离膝关节，胫骨前肌向心收缩，胫骨后肌因此被拉长，跟腱也随之被拉长。与肌腱一样，跟腱也具有一定的伸展性。由于髋外展，弯曲腿的内收肌被拉伸。在屈髋的同时，尝试外旋弯曲腿的髋关节，使臀肌得到更好的拉伸。

上半身

当脊柱向伸直腿的方向旋转，弯曲腿的髋部压向地面时，肋骨从髋部螺旋状向上伸展，背部深层的腰方肌被充分拉伸。腰方肌起自髂嵴后部，止于第 12 肋和第 1 ～ 4 腰椎横突。大部分脊柱只是单纯地旋转，而颈椎应保持中立位，这样你的目光才会向前，而不是越过肩膀。

稳定膝关节的结构

插图显示的韧带位于膝关节后侧，连结股骨和小腿的腓骨、胫骨。这些韧带的作用主要是维持膝关节的稳定。

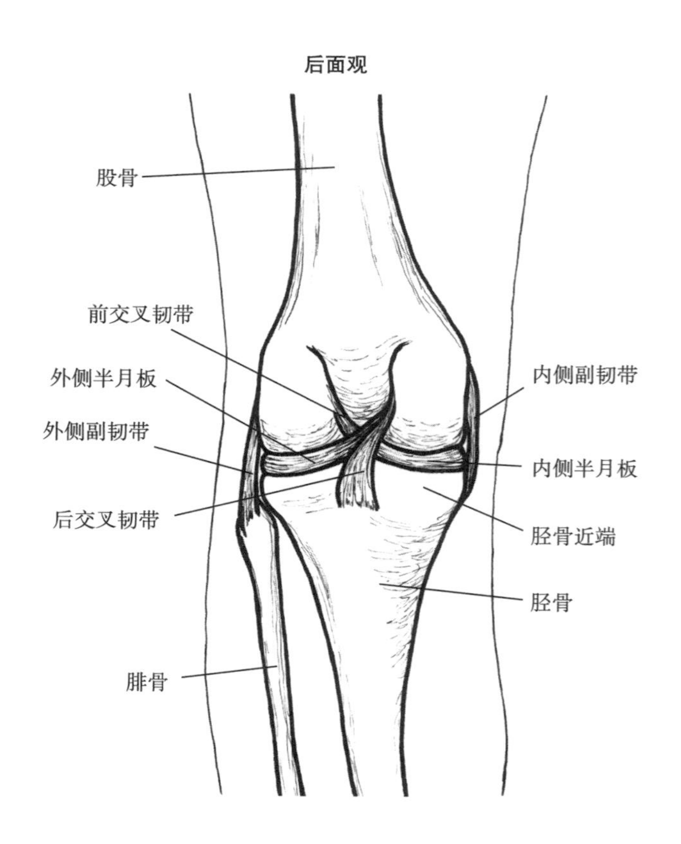

练习提示

可以用弹力带将手和伸直腿的脚连接起来，这样上身就不会过度紧张，可以把胸骨挺至肩膀前方。

趣闻

纽约洋基队的德里克·杰特（Derek Jeter）经常在比赛前练习单腿头碰膝式。

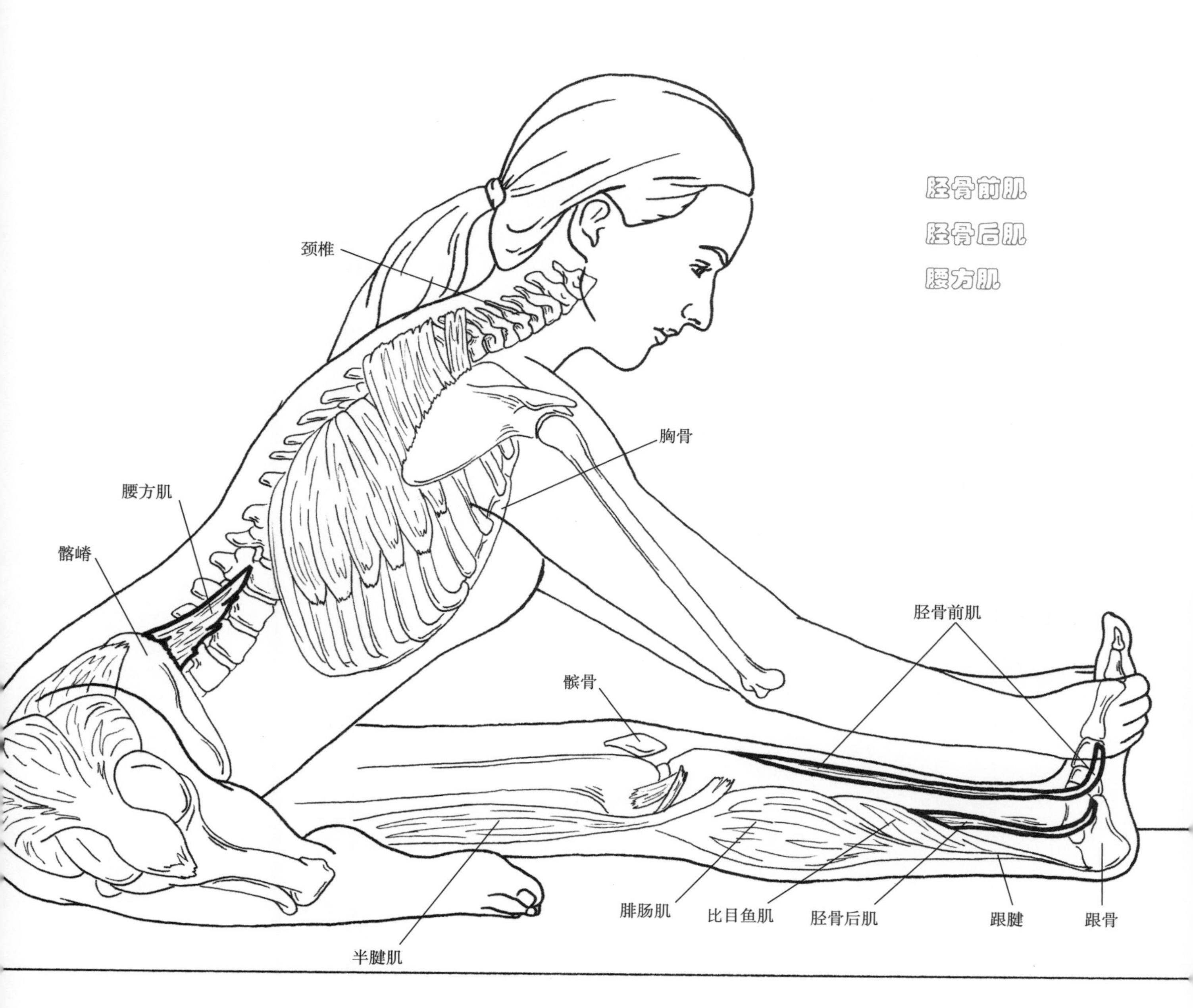

半莲花加强背部前屈伸展式（半莲花坐位前屈式）

Ardha Baddha Padma Paschimottanasana

Half-Bound Lotus Forward Bend

半莲花加强背部前屈伸展式是一个高阶前屈体式，下肢所有大关节均参与。两侧髋关节屈曲，但其中一侧的髋关节外旋（半莲花式，一只脚放于对侧髋部）、膝关节完全屈曲、踝关节深度跖屈。对大多数练习者而言，必须很努力地练习才能完成该体式，但努力是值得的！

该体式的进入方法和单腿头碰膝式相似，只是该体式中弯曲的腿是半莲花式的，同侧手臂要从背后绕过去抓住莲花足。

下半身

所有臀肌被充分拉伸：屈髋使臀大肌被拉伸，半莲花式一侧的髋关节深度外旋使臀中肌和臀小肌被拉伸。必须充分外旋髋关节，并且在膝关节无任何压力的情况下完成半莲花式。许多冒进的练习者急于完成半莲花式，容易导致内侧半月板损伤。为了保持膝关节完全弯曲，必须拉长股四头肌的股外侧肌、股中间肌、股内侧肌和股直肌下部肌束。半莲花式一侧的踝关节深度跖屈，胫骨前肌被充分拉伸。如果屈髋幅度较大，伸直腿的腘绳肌也被拉伸。

上半身

半莲花式同侧的手要从背后绕过去，试着去抓莲花足，此时肩关节需要大幅度内旋。肩胛下肌是最有力的肩袖肌和肩内旋肌。大圆肌、背阔肌与胸大肌也是肩内旋肌。冈下肌和小圆肌在这个体式中被拉长。注意，要量力而行！

练习提示

如果莲花足能完全放在对侧髋部，但手抓不到莲花足，可以在弹力带末端做一个小圈，套在莲花足上，手抓住弹力带，以此来固定莲花足。若伸直腿一侧的手抓不到脚，可以将弹力带的另一端套在脚上，用手抓住带子。有些人称之为“瑜伽捆绑”（或许只是我的个人之见）。

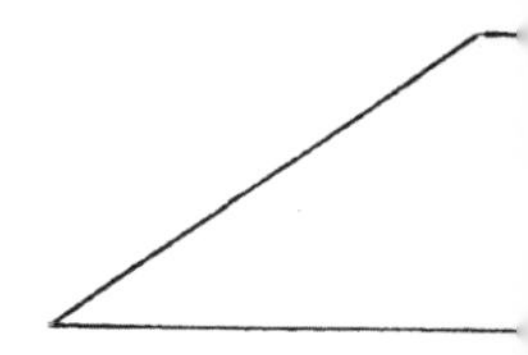

涂色建议

下图显示了股四头肌中的3块（第四块是股中间肌，位于股直肌深层）。这些肌肉最后合成一个肌腱。选择3种颜色给3块肌肉涂色，在近膝关节处，将3种颜色混合在一起，为附着于髌骨的股四头肌肌腱涂色。

臀中肌
臀小肌
股外侧肌
股内侧肌
股直肌

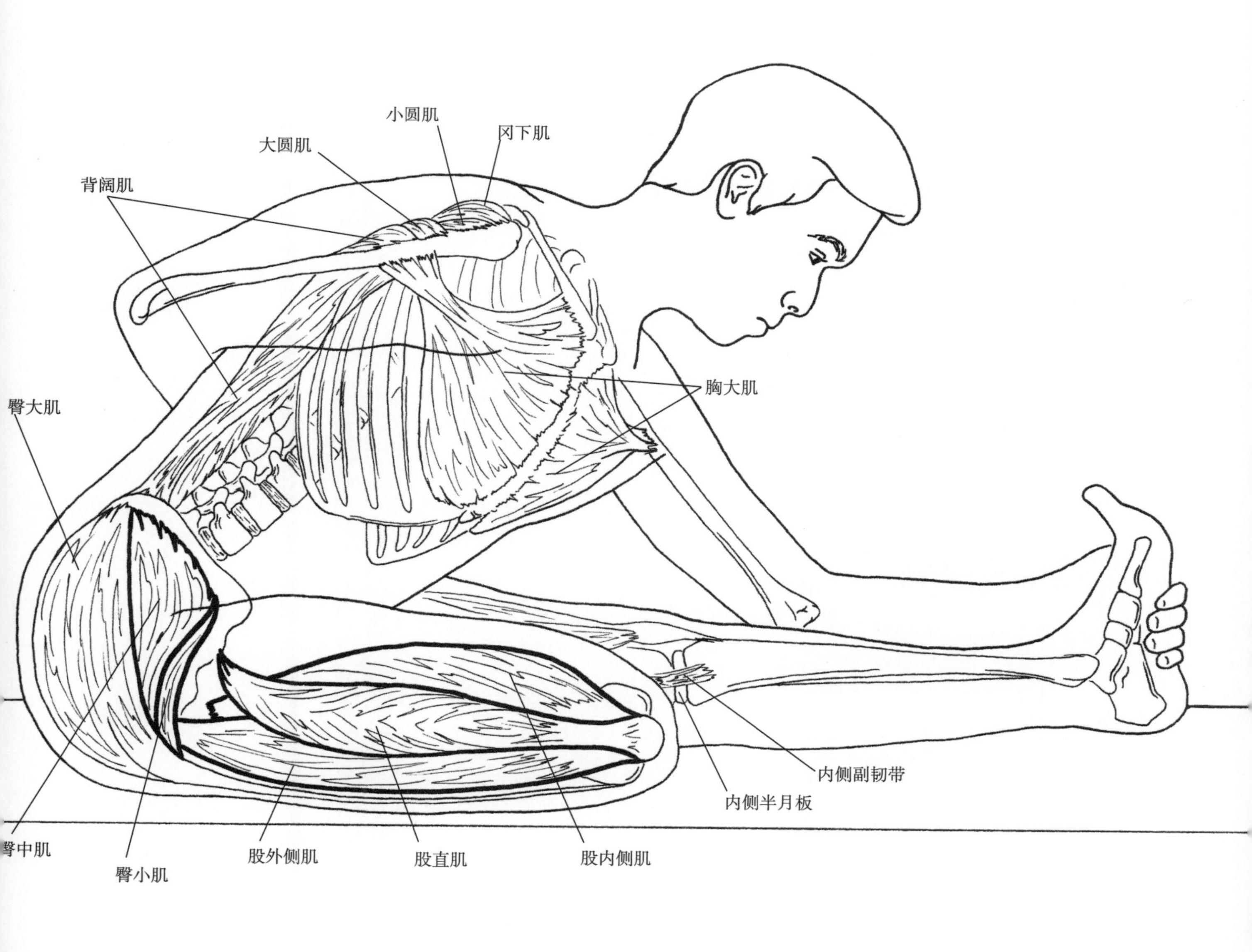

半英雄头碰膝伸展式

Triang Mukha Eka Pada Paschimottanasana

Three-Limb-Facing One-Leg Forward Bend

尽管可能比使用辅具的半莲花加强背部前屈伸展式更容易完成，但半英雄头碰膝伸展式仍属于高阶前屈体式。这个体式对下肢关节，尤其是膝关节的柔韧性要求很高。

坐在垫子上，一条腿进入半英雄式（膝关节完全弯曲，足跟放在臀旁，足底朝上，脚趾朝后），另一条腿向前伸直。骨盆触地时受力均匀，屈髋，身体向前，双手抓住伸直腿侧的脚。

下半身

两侧髋关节深度屈曲，在这个体式中，要保持身体前倾有一定的难度。腰大肌和髂肌（合称为髂腰肌）、股直肌、缝匠肌、臀小肌和阔筋膜张肌均用力向心收缩使髋关节屈曲。除上述肌肉，内收肌群也在一定程度上协助屈髋。臀大肌在该体式中被充分拉伸。

伸直腿一侧的膝关节尽可能完全伸直，股四头肌保持向心收缩，这样做可以拉伸腿部后侧的腘绳肌、腓肠肌、比目鱼肌和胫骨后肌。伸直腿的踝关节充分背屈，这意味着胫骨前肌必须向心收缩。趾长伸肌和趾长伸肌拉动脚趾向后，使足底被充分拉伸。以上肌肉保持向心收缩，避免脚向前垂落。

弯曲腿的膝关节充分屈曲并轻微内旋，足跟放于臀旁，足底朝上。股四头肌必须拉长以适应膝关节屈曲，股四头肌肌腱也要参与其中。要特别留意膝关节，若出现疼痛感，就要减轻膝关节的压力并退出体式。弯曲腿的踝关节完全跖屈，胫骨前肌被拉伸。注意，弯曲的腿已被地面、重力和你的体重固定住，不需费力保持体式，注意关节的压力即可。

上半身

当伸手去够脚时，注意避免胸部塌陷，保持双肩向后，胸廓打开。脊柱保持在中立位，尽量避免弯曲脊柱。

趣闻

学习一些梵文词根可以让这些听起来很拗口的单词变得有意义。“Tri”是三，“ang”是肢体，“mukha”是脸，“eka”是一，“pada”是足，“Paschim”指西方或背侧，“ottan”是伸展，而“asana”是体式。因此，这是一个“三个肢体朝前，一只脚朝后的伸展体式”。

练习提示

在臀部下方放一块瑜伽砖有助于弯曲的腿找到合适的位置。可以在脚踝下方放一个小毛巾卷以减轻弯曲腿踝关节的压力。

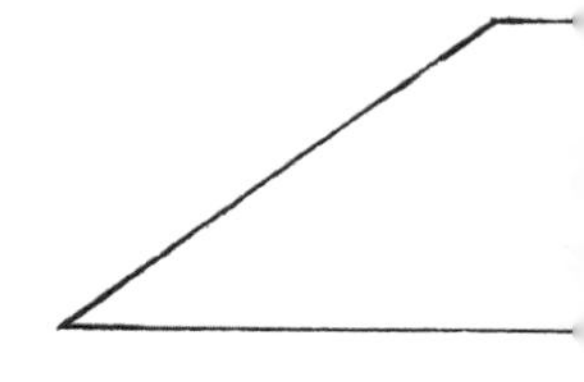

足骨

单侧足有26块骨，大约是全身骨骼总数的1/8。众多骨骼使足部可以完成不同方向的运动。大多数前屈体式要求足部背屈，但足部还可以进行跖屈、内翻、外翻、旋前、旋后、内收和外展等运动。因为运动方向很多，所以需要大量骨骼。

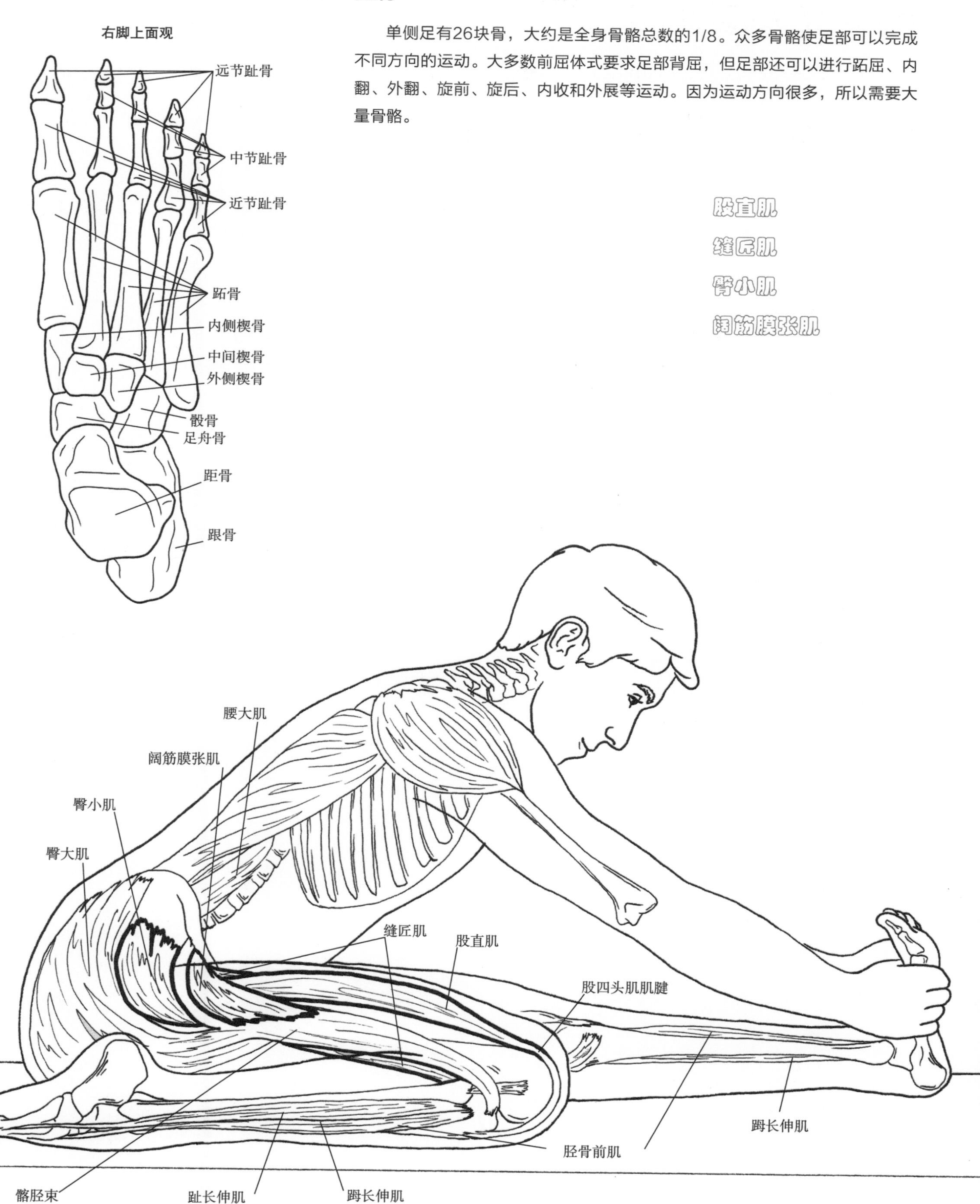

圣哲玛里琪 A 式

Marichyasana A

Marichi's Pose A

这个体式有点像椒盐卷饼。由于腿的位置和双臂的姿势（在背后缠绕），这个前屈体式充满挑战性。相比于半莲花加强背部前屈伸展式，该体式中双臂在背后的缠绕更容易做到（但并非没有难度！）。前者要求一侧手臂绕到背后，后者是两侧手臂均向后缠绕，但需绕过弯曲的腿。

坐在垫子上，一条腿向前完全伸直。充分弯曲另一条腿，使脚尽可能靠近臀部外侧。两侧肩关节内旋，弯曲腿一侧的手臂向后绕过同侧腿部，与另一只手在背后相握。屈髋，上身前屈。

下半身

髋屈肌（如腰大肌和股直肌）用力收缩使上半身靠向伸直腿，核心肌肉也参与这一过程。

弯曲腿的膝关节应充分屈曲并靠近身体，脚放在臀部外侧。屈膝幅度越大，脚越靠近臀部，双手在背后就越容易相握。屈膝使股四头肌得到充分拉伸。股四头肌肌腱向下延续为髌韧带，止于胫骨粗隆，被稍微拉长。要小心，尽管肌腱有一定的伸展性，但并不适合拉伸。避免对膝关节造成任何压力，同时保持脚趾向前。

伸直腿的腘绳肌被拉长，踝关节保持背屈。胫骨前肌、趾长伸肌和踇长伸肌必须向心收缩以保持踝关节背屈。

上半身

想更好地“捆绑”身体，肩关节就要尽量向前越过弯曲腿，然后用力内旋，该侧上臂穿过小腿前方，手尽可能绕到背后。伸直腿一侧的手臂也绕到背后，由于不用缠绕小腿，该侧手臂可以向后绕得更多。冈下肌和小圆肌（肩袖肌群的两块肌肉）被拉伸。如果可以的话，伸直腿一侧的手与缠绕小腿的那只手相握，如果做不到，可以借助弹力带。

脊柱稍稍旋转，和单腿头碰膝式相似，上半身尽量靠近伸直腿。

冈下肌

小圆肌

趾长伸肌

踇长伸肌

练习提示

弯曲腿一侧的上臂用力靠近弯曲腿的胫骨，有助于保持坐姿稳定。

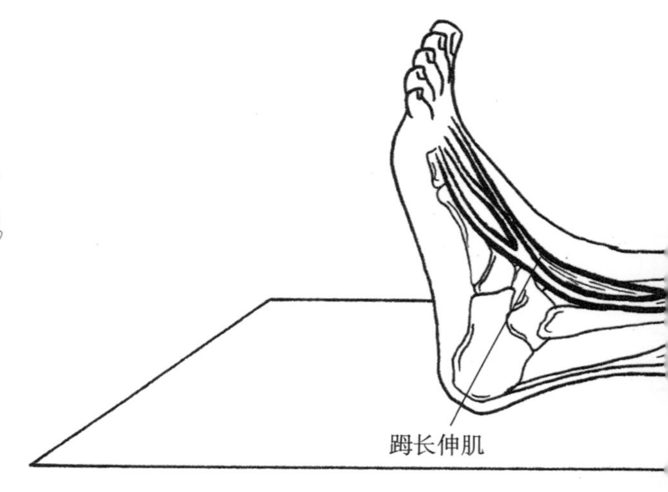

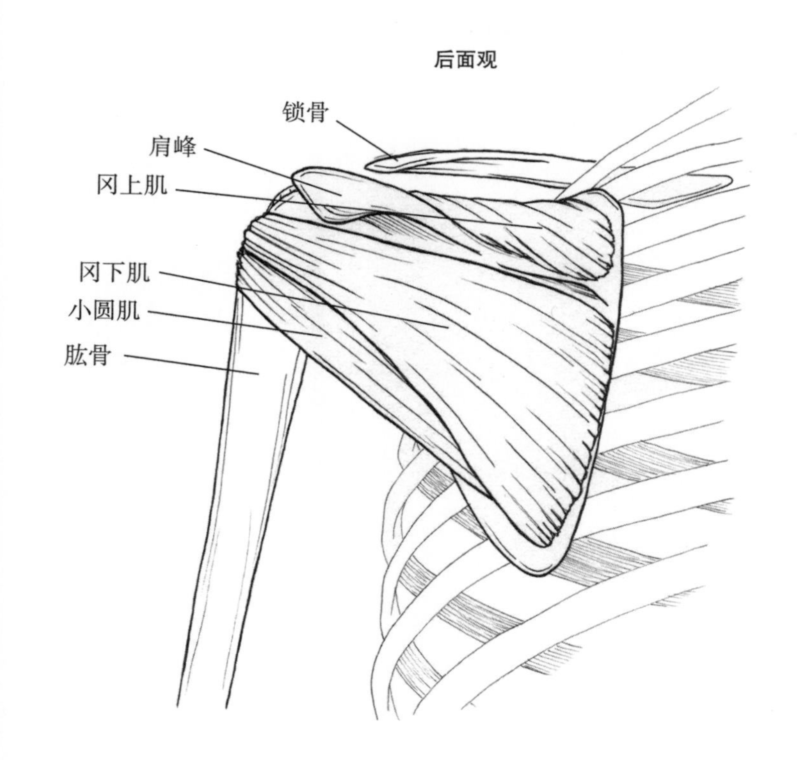

肩袖肌群

冈下肌和小圆肌共同作用使肩关节外旋，在该体式中，双臂向后缠绕，肩关节内旋，这些肌肉得到拉伸。毫无疑问，肩袖肌群的主要作用是稳定肩关节。

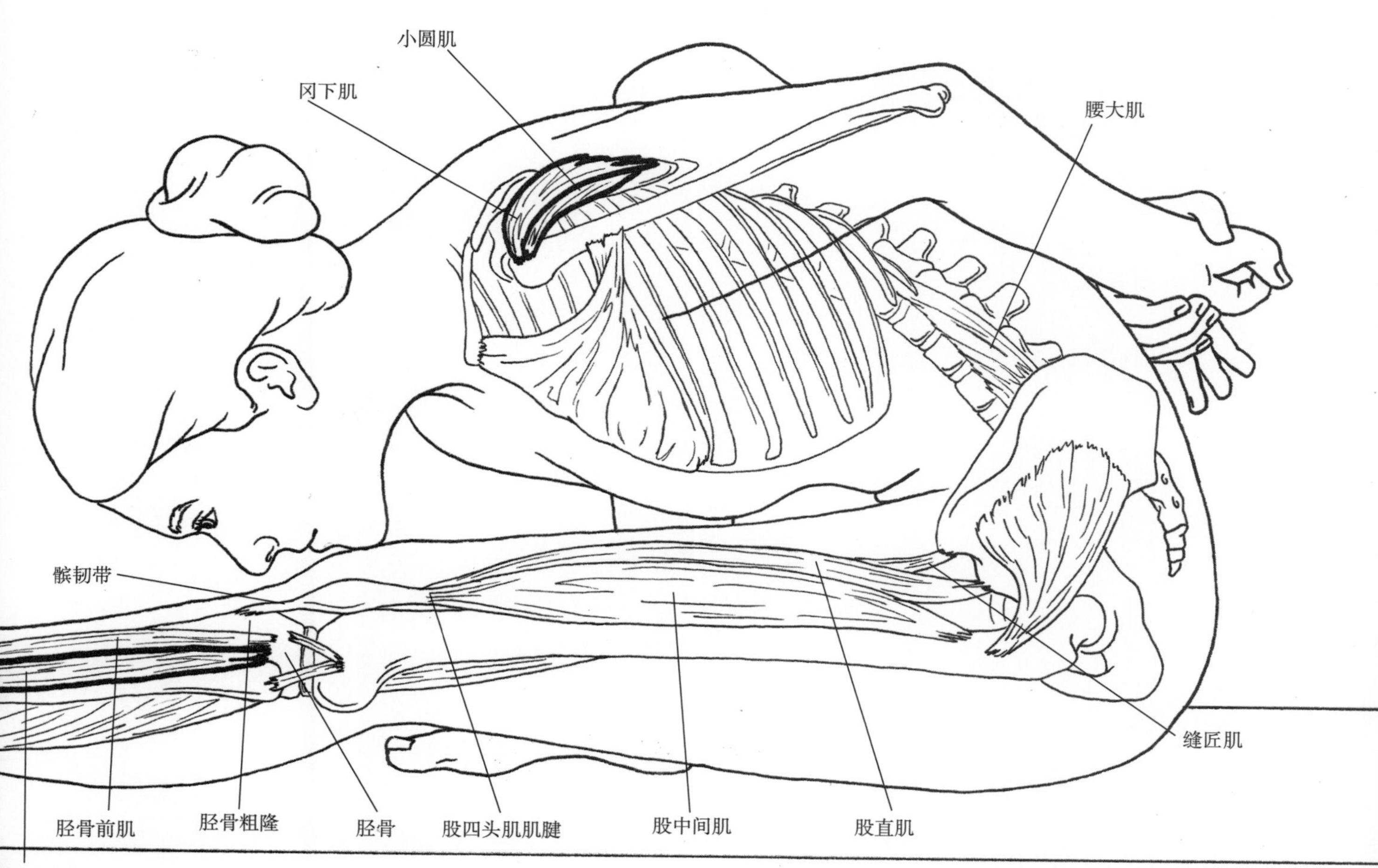

坐位扭转体式

坐位扭转体式侧重脊柱旋转，上半身在水平方向运动。腿和手臂的动作也很重要，腿和（或）手臂的位置可能会影响脊柱的运动方向，使脊柱屈曲、伸展或侧屈。大部分坐位扭转体式要求背部挺直，脊柱处于中立位，腿和手臂的位置不能对脊柱产生影响，以免使脊柱偏离中立位。

半脊柱扭转式（半鱼王式）

Ardha Matsyendrasana

Half Lord of the Fishes

半脊柱扭转式是一个基础坐位扭转体式，也是高阶扭转体式的准备体式。该体式有很多简单的变式，比如伸直下方的腿并保持踝关节跖屈；有些变式则会增加该体式的难度，比如用一侧手臂绕过上方弯曲的膝关节，另一侧手臂绕到背后，然后两手相握。

坐在垫子上，一条腿平放在垫子上，屈膝，然后把脚放于对侧臀旁，膝关节位于垫子中间的位置。另一条腿屈膝，膝关节朝上，脚放在下方膝关节的外侧，脚趾朝前。背部挺直，脊柱向上方膝关节的方向旋转，竖起的腿对侧的手臂屈肘并抵在上方膝关节的外侧，手指张开。另一侧手臂伸到骨盆后方，以手撑地。

下半身

由于要挺直背部，两侧髋关节屈曲。屈膝和脚掌压地使上方髋关节的屈曲幅度更大。当两侧髋关节均屈曲时，上方髋关节轻度内旋，下方髋关节轻度外旋。上方髋关节内旋使该侧臀大肌和 6 块髋外旋肌被充分拉伸。梨状肌是 6 块外旋肌中最大、最强的一块，另外 5 块外旋肌是深层的上孖肌、下孖肌、闭孔内肌、闭孔外肌和股方肌。很多人的髂胫束在这个体式中也被充分拉伸。保持两侧坐骨着地时受力均匀，如果感觉一侧骨盆抬高，可以伸直下方的腿并使腿压实地面。

双膝完全屈曲使股四头肌被拉长。下方横卧于垫子上的足部踝关节旋后，即脚掌向内，脚踝外侧肌肉被拉长。

上半身

脊柱从腰椎到颈椎仅仅是旋转，确保这个过程中没有伸展、屈曲、侧屈或其他运动。腰椎较大，主要作用是支撑体重，旋转角度大约为 15°。胸椎较腰椎小，旋转角度大约为 40°。颈椎由于椎体较小（只承受头部重量），旋转角度能达到 90°。颈椎周围有大量肌肉，这些肌肉单侧收缩能使颈椎达到最大幅度的旋转，其中胸锁乳突肌最发达。胸锁乳突肌向心收缩使头部转向对侧，头夹肌、颈夹肌和头最长肌向心收缩使头部转向同侧。当上述所有肌肉用力收缩使头部转向一侧时，它们对侧的同名肌肉（拮抗肌）被充分拉伸。

练习提示

如果不弯腰就无法把弯曲的肘部抵在上方膝关节的外侧，那么可以用前臂或手抵住上方膝关节的外侧。

6 块深层髋外旋肌

右图展示了负责髋关节外旋的6块肌肉。

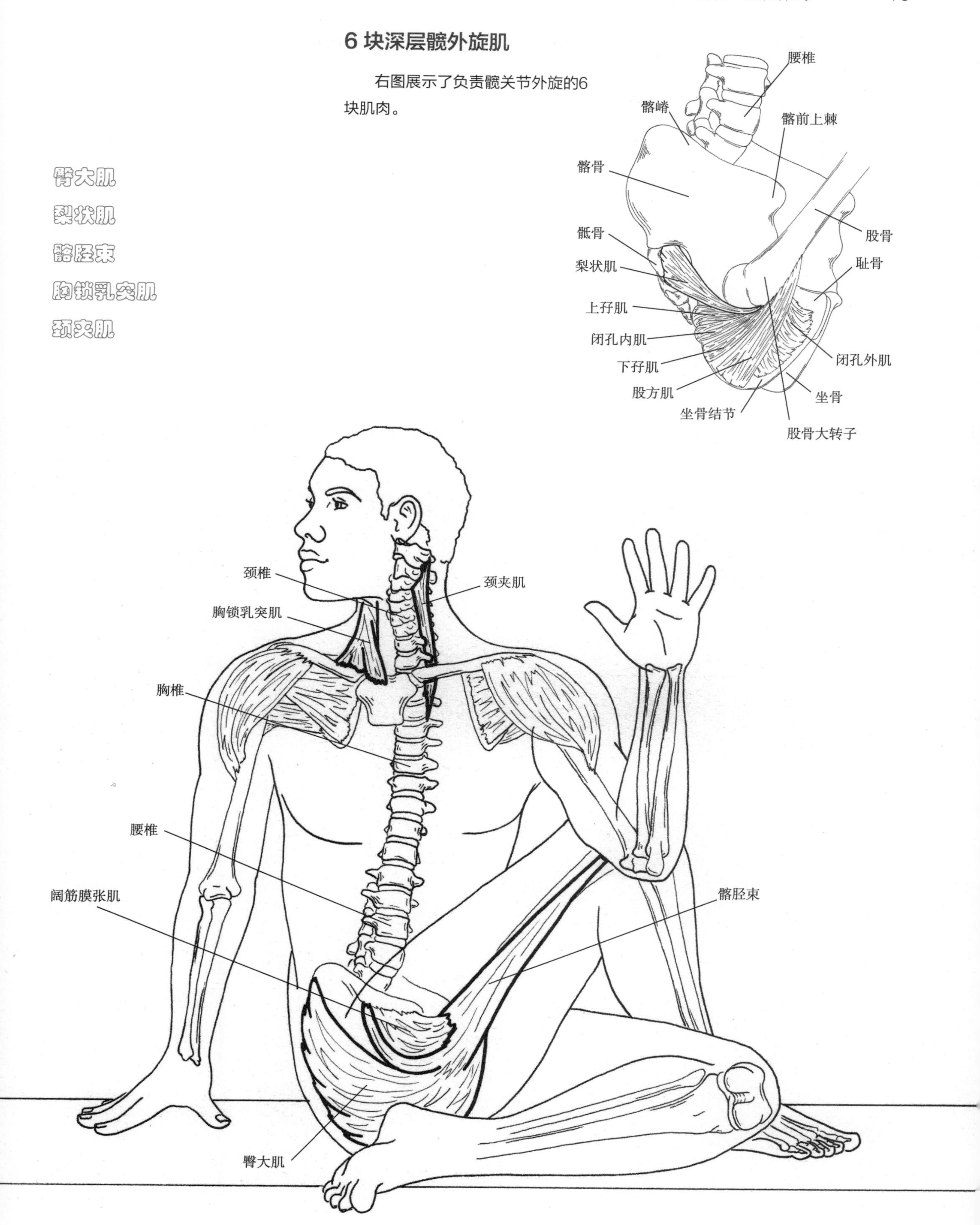

圣哲玛里琪 C 式

Marichyasana C

Marichi's Pose C

圣哲玛里琪 C 式是圣哲玛里琪 A 式的加强版。本体式腿部的位置与圣哲玛里琪 A 式相似，双臂也在背后缠绕，唯一的区别是增加了脊柱旋转。该体式中，脊柱旋转能力越差，对肩关节柔韧性的要求越高。随着脊柱旋转能力的提升和肩关节活动范围的增加，完成这个体式会变得越来越简单，你甚至会觉得很轻松！

进入体式的方式与圣哲玛里琪 A 式相同。坐直，弯曲一侧膝关节，脚掌放于同侧臀旁，脚趾向前；另一条腿向前伸直，踝关节背屈。脊柱尽可能向屈膝侧旋转，并尝试将对侧手肘抵在膝关节外侧。如果能完成以上动作，可以将对侧手臂向下滑，直至对侧肩膀抵住膝关节外侧。然后肩关节内旋，屈肘，使上臂位于小腿前方，手伸到背后。另一侧同样肩关节内旋，手伸到背后，但这只手臂不用绕过腿部，动作会更容易完成。

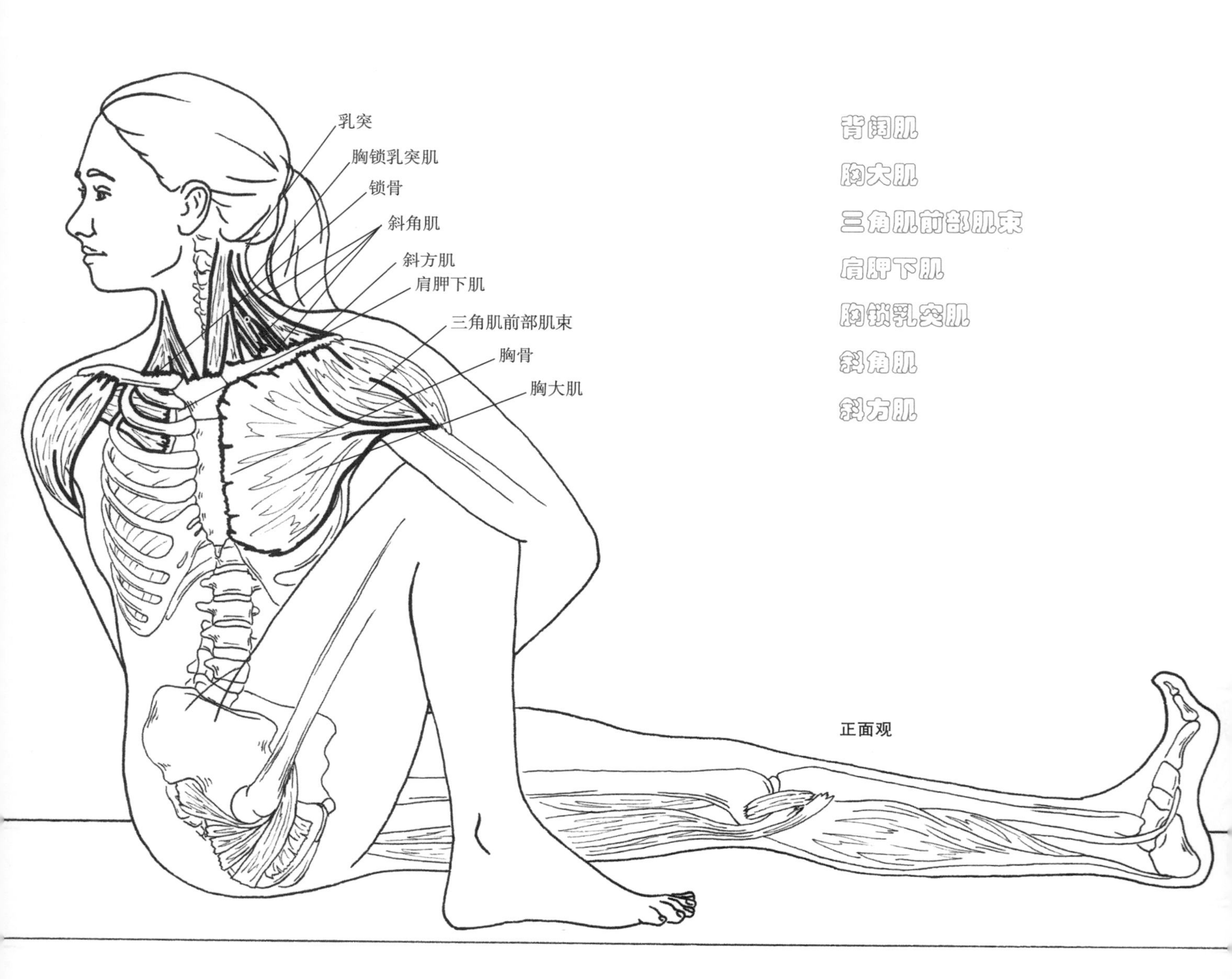

下半身

对臀部和腿部来说，最重要的是保持中立位和压实地面。不要把所有的注意力都集中在脊柱旋转上，要保持伸直腿的紧张，屈膝侧的脚要压实地面。许多练习者经常脊柱旋转得很好，却忽略了腿和脚的位置。

上半身

肩关节内旋肌比较发达，它们是背阔肌、大圆肌、胸大肌、三角肌前部肌束及肩胛下肌，肩胛下肌是最有力的肩袖肌。该体式中肩关节深度内旋，肩关节外旋肌被充分拉伸。肩关节外旋肌相对较小，包括冈下肌、小圆肌（另外两块肩袖肌）及三角肌后部肌束。要防止强大的内旋肌击败弱小的外旋肌。

脊柱由下往上一直旋转到颈椎。胸锁乳突肌是一块比较有力的颈部表浅肌肉。当颈部旋转时，一侧胸锁乳突肌收缩，对侧胸锁乳突肌用力拉伸。你可以看到皮肤下凸起的胸锁乳突肌，它从耳朵后方的乳突一直延伸到胸骨和锁骨。前、中、后斜角肌和斜方肌上部肌束也是强大的颈部旋转肌。上述所有肌肉单侧收缩会使头转向对侧，但除了这些肌肉，还有更多的肌肉参与这个动作。要让聪明的大脑保持在它该在的地方并不是一件容易的事。

练习提示

这个体式的扭转幅度非常大，无论你做到什么程度，都不要憋气。做任何体式时都应该可以保持自然的呼吸。若练习时感觉呼吸不顺畅，可以试着改变环境，或调整姿势。

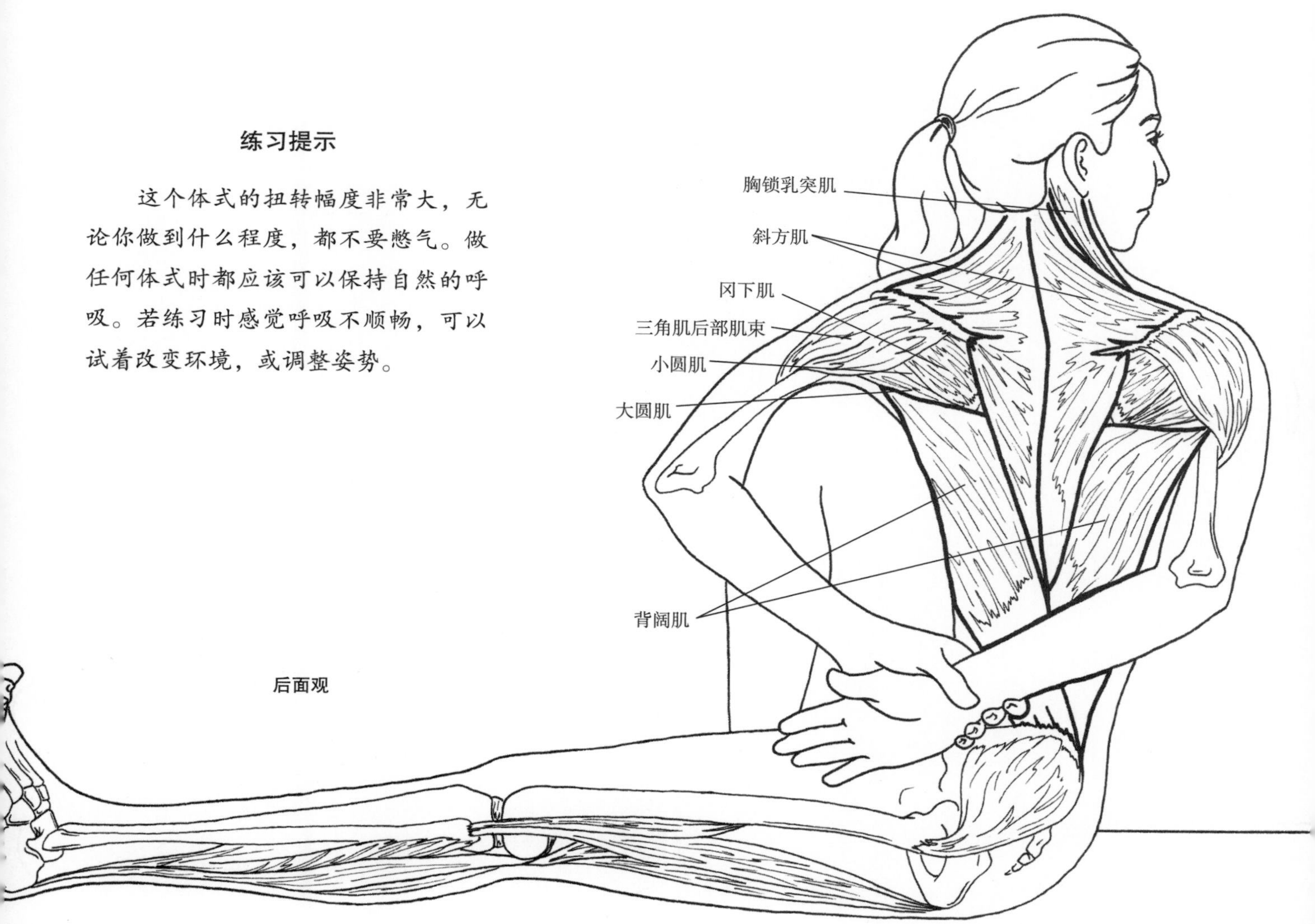

后面观

巴拉瓦伽扭转式

Bharadvajasana

Bharadvaja's Twist

这个体式是难度较大的扭转体式之一。它不仅对脊柱旋转能力要求高，还需要两腿分别呈半莲花式和半英雄式，一只手绕到背后，另一只手放于对侧膝关节下方。

坐在垫子上，一条腿向后屈膝成半英雄式，另一条腿折叠成半莲花式。两侧坐骨着地时保持受力均匀，脊柱向半莲花式一侧旋转，半莲花式一侧的手臂绕过后背去抓莲花足。另一只手横过身体前部，将手放在对侧膝关节下方，掌心向下。

下半身

如果要描述骨盆和腿部动作的细节，需要大量的篇幅，好在本书前面的内容已经介绍过半莲花式和半英雄式。双腿，尤其是膝关节均参与该体式，它们如同你的朋友，不应在任何体式中受到伤害。

上半身

关注使脊柱旋转的深层小肌群及手臂上所有被拉伸的肌肉。多裂肌、回旋肌体积较小但数量庞大。多裂肌分布于骶骨与颈椎之间，起自骶骨和脊椎横突，止于上方几个椎体的棘突。回旋肌位于多裂肌深层，起自腰椎横突，像多裂肌一样向上延伸至颈椎，但大部分起于胸椎。回旋肌跨过一个椎体后止于上方椎体横突。上述肌肉均为脊柱深层旋转肌，单侧肌肉收缩使脊柱转向对侧，对侧同名肌肉被充分拉伸。

前侧手臂旋后，腕关节向后伸展，旋前圆肌被拉长。后侧肩关节内旋，腕关节轻微伸展去抓莲花足。腕部表浅的桡侧腕屈肌、尺侧腕屈肌和掌长肌等腕屈肌被充分拉伸。

趣闻

巴拉瓦伽可能是唯一一位拒绝湿婆进天堂的邀请的圣人，因为他想在地球上再体验几辈子瑜伽教学的乐趣。

练习提示

不要只关注腿和手臂的动作，在这个体式中，使脊柱保持中立位才是最重要的。如果背后的手无法抓住莲花足，可以借助弹力带。

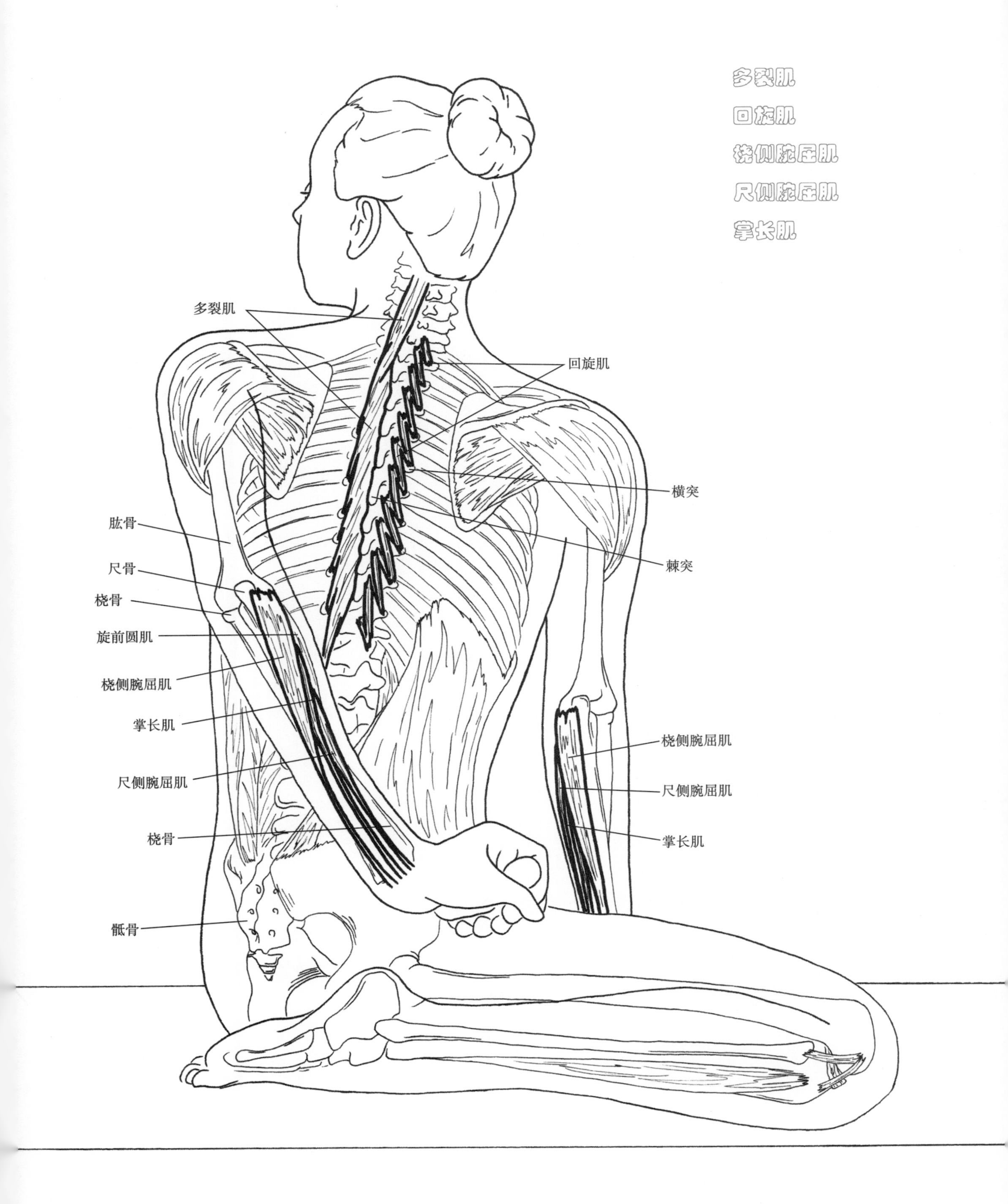
多裂肌
回旋肌
桡侧腕屈肌
尺侧腕屈肌
掌长肌
多裂肌
回旋肌
横突
棘突
肱骨
尺骨
桡骨
旋前圆肌
桡侧腕屈肌
掌长肌
尺侧腕屈肌
桡骨
骶骨
桡侧腕屈肌
尺侧腕屈肌
掌长肌

套索式

Pasasana

Noose

套索式是所有扭转体式中脊柱旋转幅度最大、最具挑战性的体式。它要求脊柱旋转 90° ，这个旋转角度可不小，平均而言，腰椎和胸椎的旋转角度相加约为 55° 。很多练习者会通过旋转骨盆来弥补脊柱旋转角度的不足。如果双膝不能对齐，骨盆肯定会参与旋转。

先深蹲，足跟尽可能压实地面。接着，尽力扭转脊柱，将手臂靠在对侧膝关节的外侧。然后，肩关节内旋，手臂绕过双膝的前方，另一只手臂同时向后伸展。双手在背后交握，并保持住。

下半身

这实际上是个深蹲动作，下肢涉及的运动很多，髋关节深度屈曲，双腿并拢。为了防止骨盆随着脊柱旋转，需要激活腰大肌和对侧臀大肌（比如，当脊柱向左侧旋转时，激活左侧腰大肌和右侧臀大肌），这也有助于屈髋和保持双膝对齐。为了让双腿并拢，内收肌群用力收缩，直到双手能抱住双腿。套索式要求双脚压实地面，尤其是足跟部位。踝关节深度背屈，相比于其他体式，胫骨前肌在这个体式中的激活程度最高。避免用力太猛使踝关节过度背屈。

上半身

最大的脊柱旋转肌是腹外斜肌和深层的腹内斜肌。以上肌群单侧收缩使脊柱转向一侧，其中腹外斜肌收缩使脊柱转向对侧，腹内斜肌收缩使脊柱转向同侧。腹外斜肌和腹内斜肌都是单侧工作，当一侧肌肉收缩时，对侧的同名肌肉被充分拉伸。体积较小、位置较深的回旋肌和多裂肌也能使脊柱旋转。如果柔韧度足够，或者练习的时间足够长，你可以把肩部抵在对侧膝关节外侧，双臂从后面抱住双腿。

双臂从后面抱住双腿的动作对肩关节的要求较高。因为手臂是从后面靠在腿上的，所以要避免过度用力。当手臂试图伸到背后时，双肩需要深度内旋和伸展。三角肌后部肌束需要拉长使肩关节内旋，但也必须努力收缩使肩关节伸展，冈下肌和小圆肌也要发挥同样的作用。明智的做法是平衡好这些肌肉的作用并保持双肩舒适！

练习提示

抬高足跟，找到穿高跟鞋的感觉，或者像我的一些学生经常说的“芭比脚”那样，让脚踝保持稳定，直到足跟做好准备能落到垫子上。

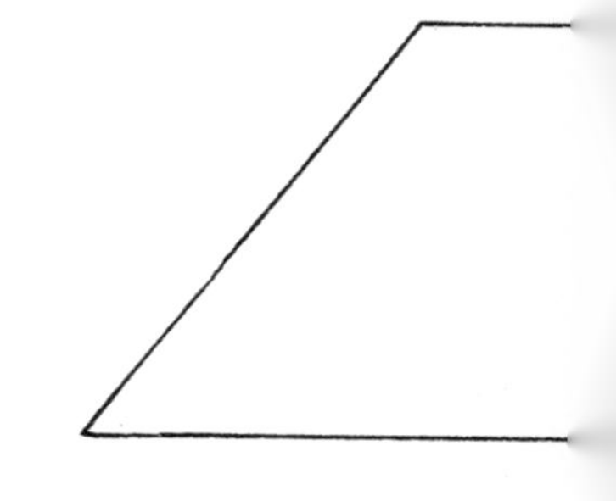

腹外斜肌

腹内斜肌

三角肌后部肌束

冈下肌

小圆肌

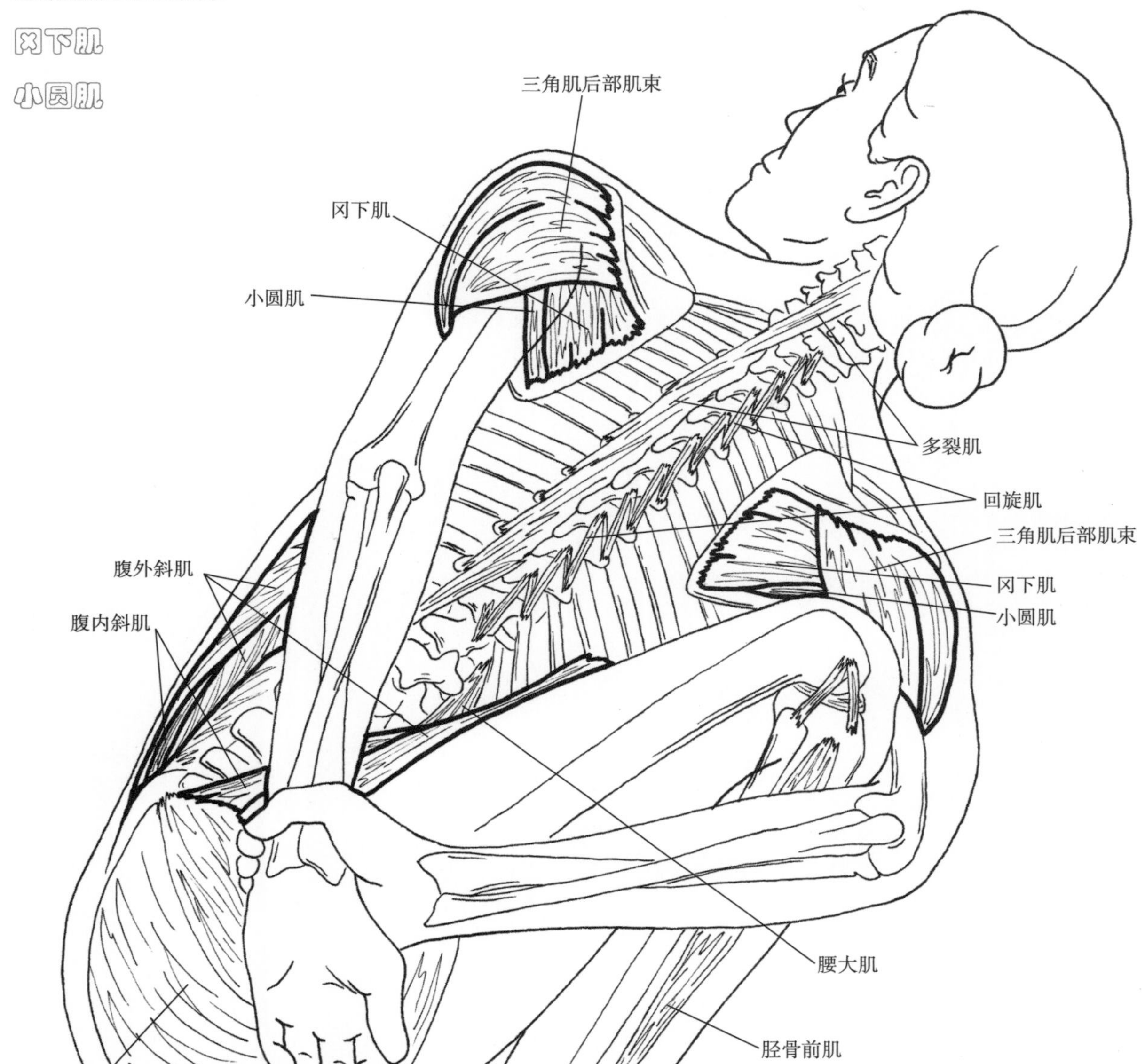

其他坐位体式

这部分介绍的坐位体式虽然需要屈髋或旋转脊柱，但它们不是前屈体式，也不是扭转体式。其中一个体式甚至要求只用坐骨来保持平衡。所有这些由简单到具有挑战性的体式都是在垫子上完成的。当然，体式的难易程度因人而异。让我们从简单的简易坐开始。

简易坐

Sukhasana

Easy Seated Posture

你一定会喜欢名字里有“简易”二字的体式。大多数人认为简易坐就是盘腿而坐。对那些柔韧性不太好的人来说，在尝试更具有挑战性的坐位体式之前，应该先做好这个体式。学会如何坐直，学会如何让上半身处于中立位，会让你的生活过得更舒适。当你坐直时，需要激活核心肌肉以保持髋关节的稳定。简易坐也会拉长臀部和腿部较大的肌肉。双肩平齐，保持放松，双手的位置可以自由选择。

坐在垫子上，双腿交叉，双脚放于对侧膝关节下方。坐直，双手放松。简易坐中，最重要的不是做什么，而是不做什么。肩膀保持在臀部正上方，耳朵在肩膀上方。双肩放松，避免耸肩、圆肩和头前伸。

下半身

髋关节需要屈曲和外旋。腰大肌和髂肌（合称为髂腰肌）作为最有力的髋屈肌，必须向心收缩以使髋关节屈曲和处于中立位，并保持稳定。虽然核心肌肉有各种不同的定义，但在瑜伽练习中，腰大肌发挥了很大的作用。

上半身

简易坐中腹横肌收缩使骨盆保持稳定，它也是强有力的核心肌肉。应避免由于核心肌肉无力而导致骨盆后倾。放松肩胛提肌，使双肩下沉。两侧肩胛骨互相靠拢（肩胛骨后缩），拉长胸大肌，使肩膀位于臀部正上方。头部稍向后靠，让耳朵位于肩膀上方，使胸锁乳突肌和斜方肌上部肌束恢复原本的长度。

趣闻

对大多数人而言，完成简易坐相对容易。但比起更有挑战性的莲花坐，简易坐很难保持更长的时间，因为简易坐中膝关节离地，所有重量由坐骨承担，而莲花坐中着地的双膝可以帮助支撑身体。

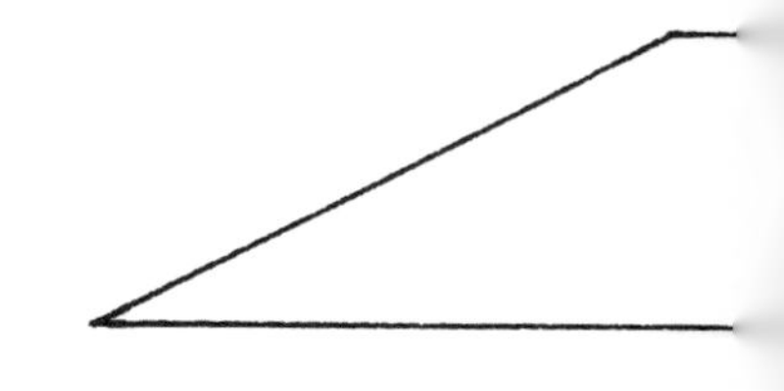

练习提示

练习过程中始终保持坐姿挺直。如果感觉膝关节不稳定，可以在膝关节下方放块瑜伽砖。瑜伽砖越靠近臀部，得到的支撑越多。

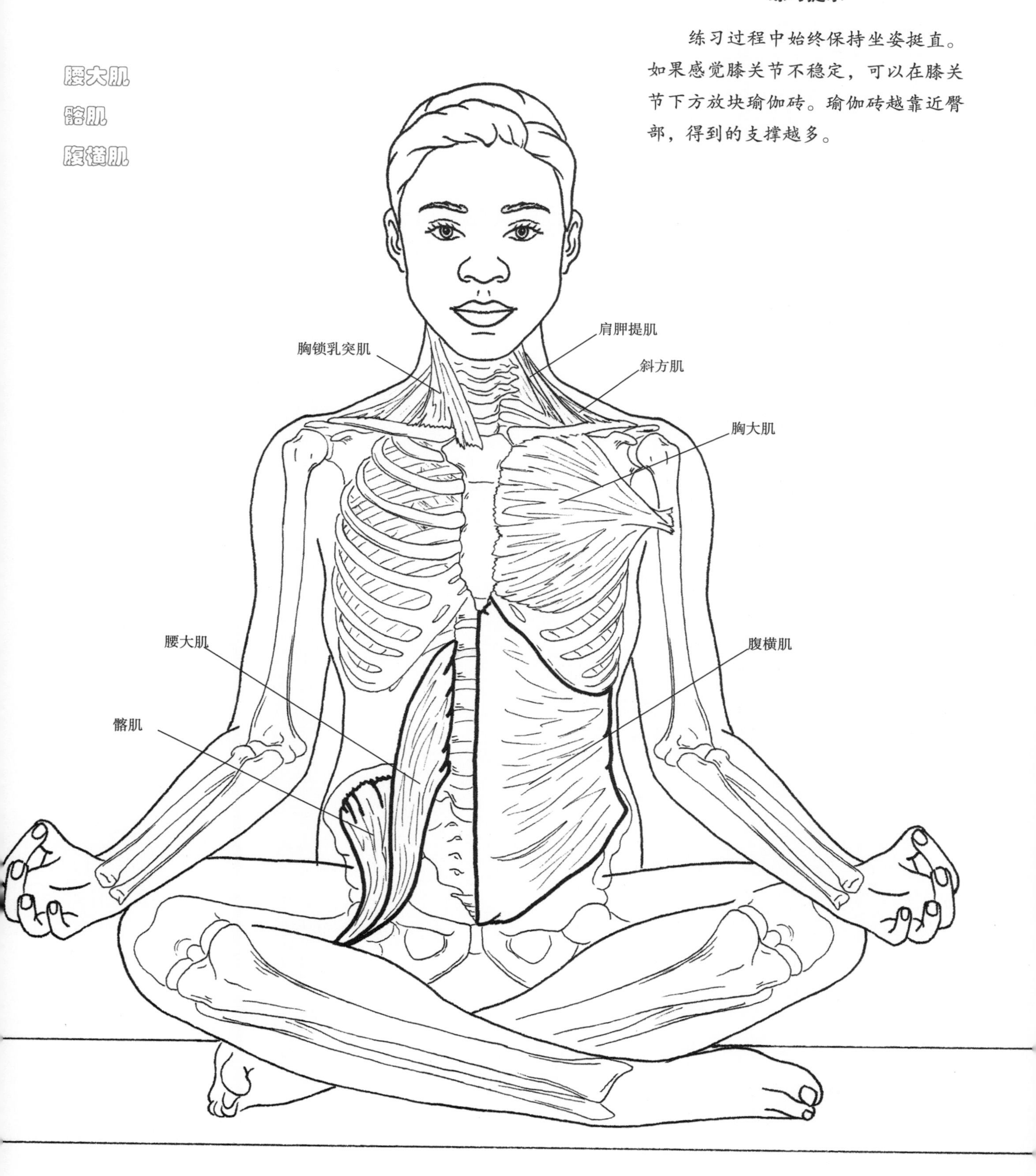

莲花坐

Padmasana

Lotus

莲花坐是许多瑜伽练习者的目标体式。该体式通常被认为是冥想的理想体式，值得练习。大多数人可能短时间内无法完成莲花坐。只有髋关节外旋幅度足够大时，才能把脚放于对侧髋部。很多人由于髋关节太僵硬而通过旋转膝关节来弥补。莲花坐中膝关节只能屈曲，不能有任何旋转。一旦下肢动作达到莲花坐的要求，你就很容易坐直。当膝关节位置低于髋关节时，髋关节屈曲角度比练习其他坐位体式时要小，就可以轻松地使髋部处于中立位并保持稳定。在莲花坐中，要保持坐直是比较容易的。

下半身

完成莲花坐的关键是髋关节的外旋幅度足够大。相比于外旋肌的力量，内旋肌的伸展性更重要。臀中肌、臀小肌和阔筋膜张肌是较大的髋关节内旋肌。可以先练习一些基础体式以激活上述内旋肌，如果强行把脚放到对侧髋部，膝关节很容易受伤。旋转膝关节会导致外侧副韧带变得紧绷。外侧副韧带起自股骨外侧髁，止于腓骨头。膝关节旋转角度过大可能会永久性地拉长外侧副韧带，从而导致膝关节不稳；此外，还可能“挤压”内侧半月板。“挤压”不是一个专业术语，但你应该能领会它的意思。许多瑜伽练习者会强迫自己完成莲花坐或保持太长时间，结果损伤了膝关节软骨，而膝关节软骨是缓冲股骨和胫骨间压力的重要结构。

由于髋关节外旋角度不足，很多人开始练习时踝关节会深度跖屈。如果出现这种情况，膝关节可能旋转了。放在对侧髋部的脚应感觉舒适，踝关节应保持中立位。

上半身

脊柱深层的姿势肌收缩使上半身挺直、脊柱保持中立位。由于我们整天坐着或站着，这些姿势肌已习惯这样的收缩。当臀部受力均匀地着地时，肩膀应位于臀部上方，耳朵应位于肩膀上方，身体也应放松，并完全依靠脊柱来支撑。

趣闻

印度人并不认为莲花坐是多高级的体式。这种体式他们从小就会，大多数印度人都可以很轻松地完成，所以他们不像西方人那么重视莲花坐。

练习提示

试着多练习莲花坐。虽然莲花坐被认为是冥想的理想体式，但并不意味着做不出这个姿势或不能长时间保持就要放弃冥想。“体式”经常被译为“姿势”，它的字面意思是“座位”，所以，完成瑜伽体式就是找到你的“座位”。

涂色建议

阔筋膜张肌的肌纤维直接与结缔组织髂胫束连接。你可以随意在图中涂上颜色，以此真正了解这些结构之间的联系。

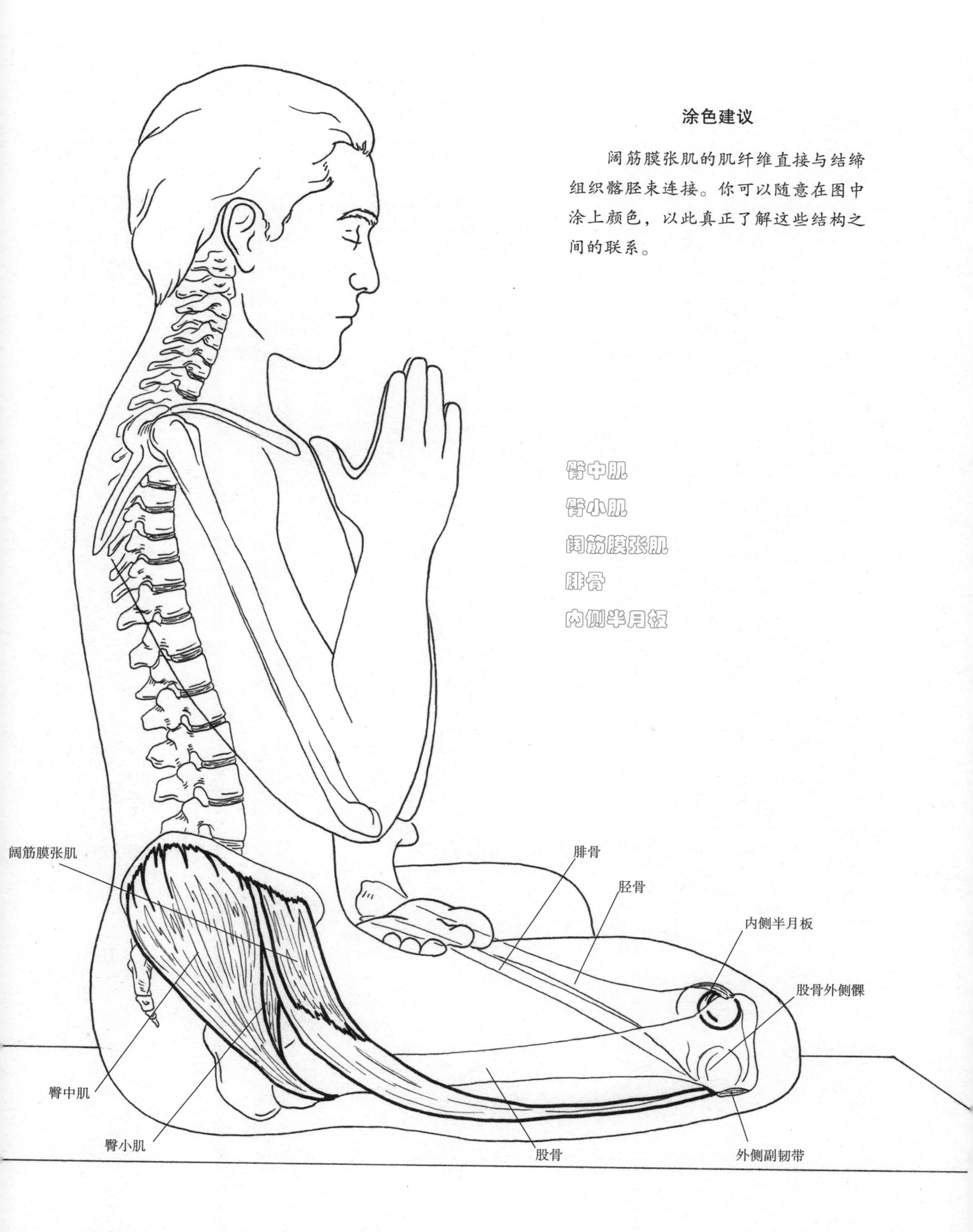

英雄坐

Virasana

Hero

英雄坐是最容易被误解的体式之一。经常会有瑜伽练习者说，他们被告知英雄坐会损伤膝关节。但事实是，正确的英雄坐练习对膝关节有益，而错误的练习则会造成损伤。

坐在垫子上，弯曲双膝，脚背放于垫子上，与髋部平行，脚趾向后伸直。如果你愿意，可以举起双臂。

下半身

核心肌群收缩使髋关节屈曲。髋关节是否需要大幅度内旋，这一点还不太明确，但它肯定旋转了，这也是球窝关节的功能。梨状肌和其他 5 块髋外旋肌被拉长，为髋关节创造了一些空间。髋关节的内旋和膝关节的轻微旋转使双脚能放于臀部两侧。髋关节旋转能力不足时，如果强行练习英雄坐，膝关节会代偿性大幅度旋转。这样的姿势是错误的，因为膝关节是屈戌关节，不适合做旋转动作。英雄坐旋转的应该是髋关节，同时还要内收髋关节使双膝并拢，至少两膝间距不超过臀部。

保持膝关节的舒适很重要。双膝深度屈曲，屈膝角度远远超过臀部坐于足跟时。股四头肌被拉长，其中股内侧肌、股中间肌和股外侧肌（股四头肌中的 3 块）均起自股骨上端，覆盖大腿前侧，止于胫骨上端。英雄坐的屈膝姿势对股四头肌的伸展性要求较高。股直肌在股四头肌中最强壮，也是唯一一块跨过髋关节的肌肉，即使在屈髋的情况下，也会得到充分拉伸。为了适应髋关节内旋、双脚放于臀部两侧的姿势，股骨内侧髁和胫骨内侧髁之间的空间会有所增加。膝关节内侧有内侧副韧带和内侧半月板。内侧副韧带连结股骨和胫骨并稳定膝关节，这条韧带不应被拉长。内侧半月板在股骨内侧髁和胫骨内侧髁之间起缓冲作用，并与内侧副韧带紧密相连。如果要求膝关节腾出过多空间用于旋转，内侧副韧带和内侧半月板均有撕裂风险。膝关节不应感到疼痛，如果出现不适的感觉，尽快退出体式。

踝关节跖屈，胫骨前肌被拉长。脚趾和脚掌保持向后伸直，如果斜向外侧，就会损伤内侧副韧带和内侧半月板，这是应该避免的。

上半身

肩关节也是球窝关节，在该体式中深度屈曲和内旋。胸大肌很发达，它的上部肌束是最强有力的肩关节屈肌之一。胸小肌使肩胛骨下降和后缩。注意保持上半身挺直、脊柱处于中立位并扩胸。

趣闻

英雄坐是以勇敢的英雄哈奴曼命名的另一个瑜伽体式，它代表了英勇和强大。该体式致敬的不是哈奴曼拥有的强大力量，而是他的谦卑、真诚、忠诚，以及他对罗摩（Rama）的虔诚。对哈奴曼而言，罗摩是他崇拜的对象。

练习提示

如果膝关节不能适应英雄坐，可以用辅具把坐骨垫高。只要坚持练习，就会进步。当股四头肌伸展性提高，髋关节打开，辅具的高度可以慢慢降低，直到不再需要辅具。

股内侧肌
股中间肌
股外侧肌
股直肌
内侧副韧带
内侧半月板

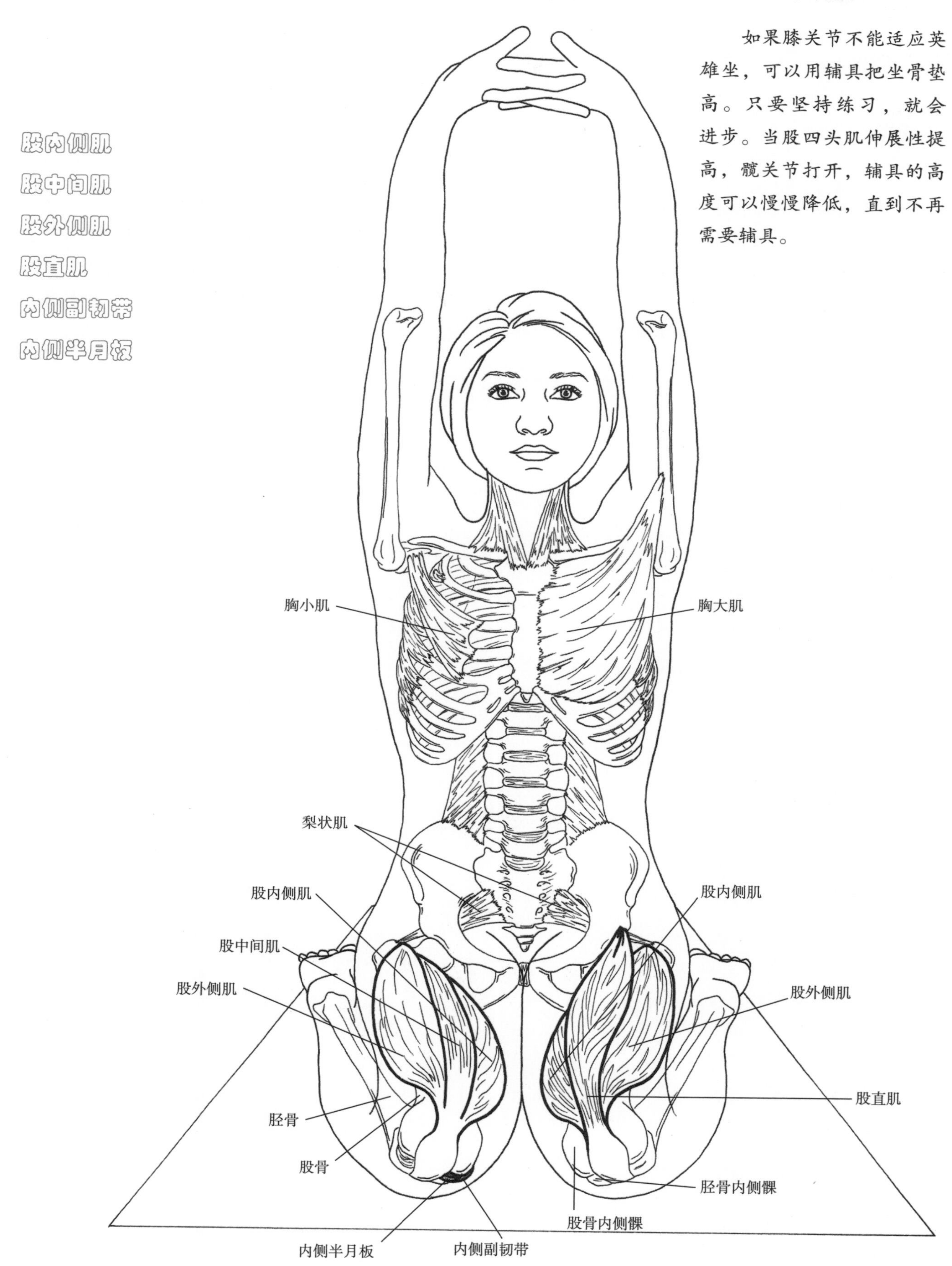

门闩式（艾扬格）

Parighasana (Iyengar)

Gate

门闩式的练习方法因瑜伽练习风格而异，艾扬格版本在跪姿下完成,阿斯汤加版本在坐姿下完成，两者的主要差别在于腿部位置，这也是该体式的难点。不管哪种练习方法，门闩式都要求充分侧弯。两种练习方法截然不同，我认为这两种方法都值得探索，也都很有趣。

很多人会觉得艾扬格版本的门闩式比阿斯汤加版本的更容易。跪在垫子上，臀部位于膝关节上方，身体朝前。一侧髋关节外展，腿伸直，踝关节尽量跖屈，脚趾的方向和腿伸直的方向一致。（有些人可能喜欢背屈踝关节，我不确定艾扬格瑜伽练习者是不是也喜欢。）伸直腿一侧的手放在同侧小腿上，掌心向上。另一侧手臂向上举，与耳朵平行。然后固定骨盆，脊柱向伸直腿一侧的方向侧屈，上方手臂尽力靠近下方手臂。旋转颈椎，抬头向上看。

上半身

当脊柱侧屈时，关节突关节使上、下椎骨彼此相连。竖脊肌、腰方肌、腹内斜肌、腹外斜肌收缩使脊柱侧屈，它们都是发达的肌肉。

竖脊肌从骨盆垂直延伸至枕骨（位于后脑勺的一块骨），由 3 组肌肉构成：最靠近脊柱的棘肌，脊柱外侧的最长肌，离脊柱最远的髂肋肌。其中，髂肋肌是使脊柱侧屈的最有力的肌肉。由于重力作用，当脊柱侧屈时，同侧腰方肌因为抵抗重力作用而离心收缩，对侧腹横肌被大幅度拉伸，就好像给了腰“喘息”的机会。

只有上方的肩部在发力，三角肌要充分收缩以使肩关节外展，让两只手尽可能相互靠近。

下半身

伸直腿一侧的髋关节外展，膝关节完全伸直。如果背屈踝关节，小腿会得到充分的拉伸；如果将脚平放于垫子上，脚趾朝向身体前方（不是腿伸直的方向），将使踝关节旋后，小腿外侧被拉伸。艾扬格版本的门闩式脚趾朝向腿伸直的方向，这样可以充分拉伸脚踝前侧。

练习提示

由于大多数肌肉都是成对分布的，对于所有不对称体式，无论一侧做了什么运动，另一侧均被充分拉伸。身体两侧都要经常练习，把更多的时间花在劣势侧。

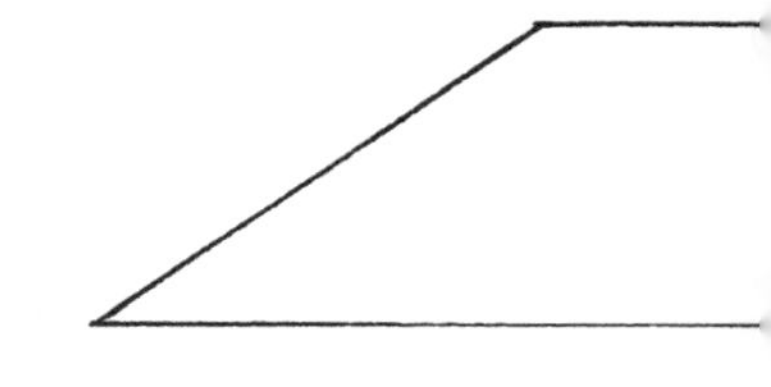

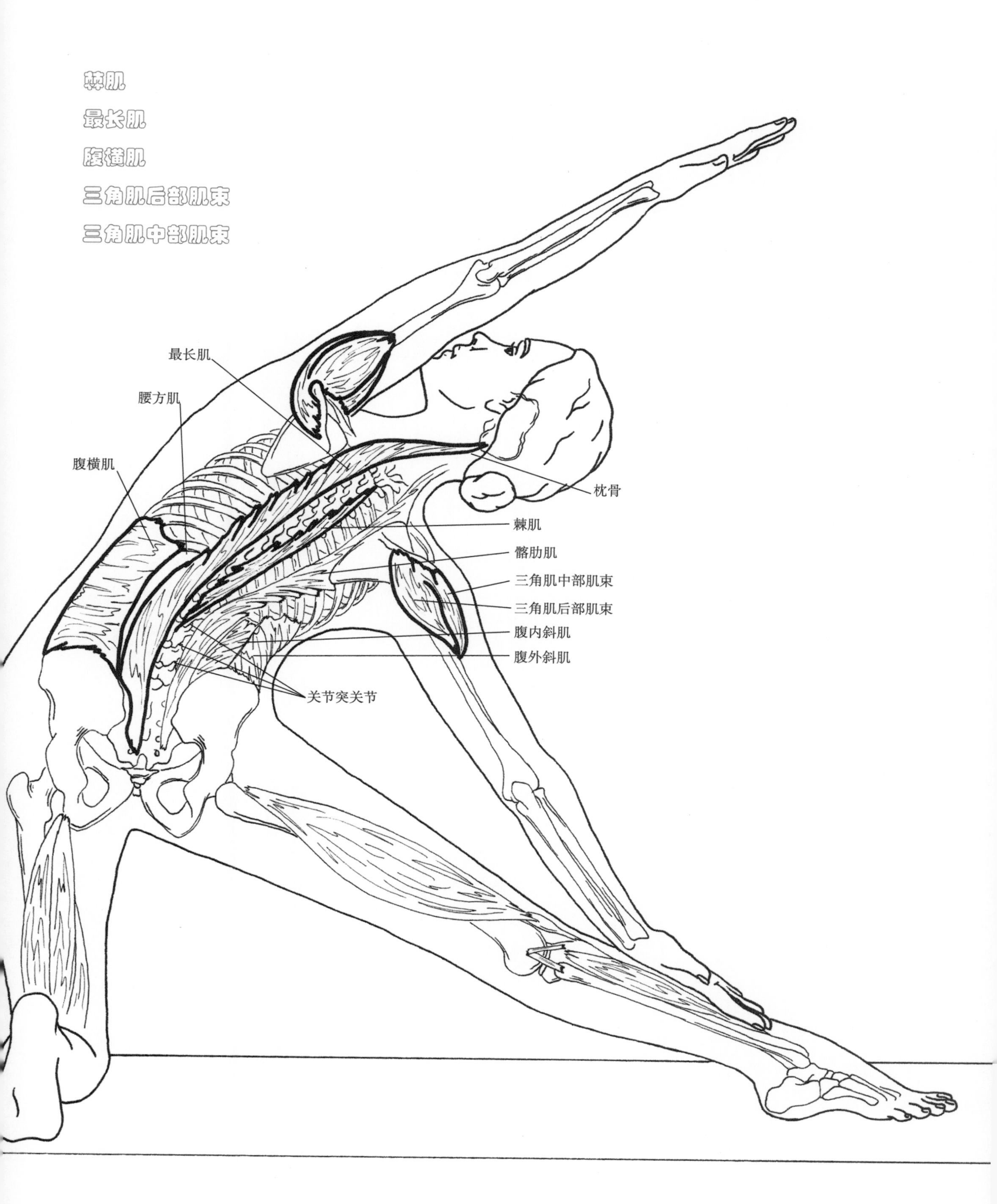
棘肌
最长肌
腹横肌
三角肌后部肌束
三角肌中部肌束
最长肌
腰方肌
腹横肌
枕骨
棘肌
髂肋肌
三角肌中部肌束
三角肌后部肌束
腹内斜肌
腹外斜肌
关节突关节

门闩式（阿斯汤加）

Parighasana (Ashtanga)

Gate

阿斯汤加版本的门闩式对脊柱到上方肩部的一系列动作的要求与艾扬格版本一样，甚至更高。坐在垫子上，一条腿向前伸直，另一条腿屈曲成半英雄式，屈曲腿向旁侧打开，两条大腿成90° 。脊柱向伸直腿一侧侧屈，下方肩部尽可能靠近同侧膝关节的内侧。沿着腿内侧伸出下方手臂，抓住脚，旋转脊柱，使胸部朝向天空。上方手臂外展，上臂靠近上方耳朵，试着用手去抓伸直腿一侧的脚。

上半身

脊柱旋转和深度屈曲使该版本的门闩式更具挑战性。要激活所有脊柱侧屈肌来使脊柱侧屈，还要激活多裂肌和回旋肌来使脊柱旋转。一侧腹外斜肌发挥使脊柱侧屈和旋转的作用，对侧腹外斜肌则享受充分的拉伸。虽然腹内斜肌可以使脊柱侧屈，但也必须稍作调整以允许脊柱旋转，对侧腹内斜肌同样如此。这是一个有趣的协调过程。

肩部更深入的动作给这个体式增加了些许趣味。艾扬格版本只要求上方肩关节外展，而这个版本的要求有所提高。下方肩关节需要水平外展，并靠在膝关节内侧，然后外旋和外展肩关节，使手能抓到脚。下方手臂的三角肌前部肌束收缩使肩关节水平内收，但当肩关节外旋和外展时，它被充分拉伸。上方手臂的三角肌前部肌束收缩，而胸大肌和肩胛下肌充分拉伸。远离伸直腿一侧的背阔肌和大圆肌充分拉伸，而靠近伸直腿一侧的背阔肌和大圆肌收缩使脊柱侧屈。

下半身

伸直腿一侧的内收肌和腘绳肌的拉伸程度取决于髋关节的外展幅度。髋关节外展幅度不要超过身体能力范围，否则会导致弯曲腿一侧的坐骨离开垫子。尽管两侧髋部动作不同，但保持两侧坐骨压实地面十分重要。

趣闻

传统阿斯汤加瑜伽要求每个体式保持5次呼吸的时间，艾扬格瑜伽要求保持的时间更长。每种练习风格均有其长处，选择哪种练习方式取决于你的需要。

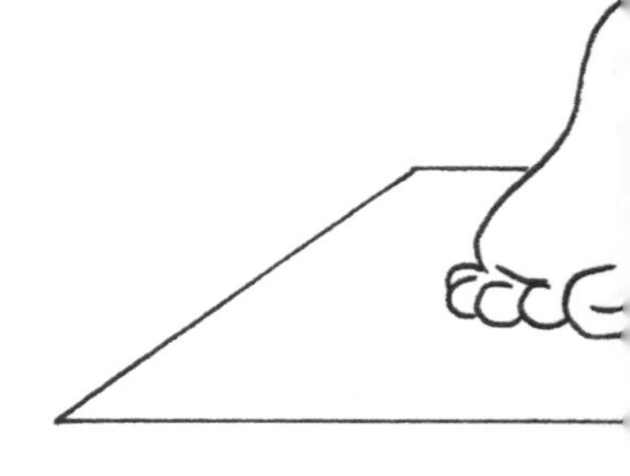

涂色建议

背阔肌以大面积腱膜起自第7～12胸椎和全部腰椎的棘突、骶正中嵴、髂嵴后部和第10～12肋外侧面。用比肌腹浅的颜色为腱膜区域涂色，这样能突出显示该肌肉起点部位的面积大小。

三角肌前部肌束

背阔肌

大圆肌

胸大肌

肩胛下肌

骨盆关节

大多数人以为骨盆只有髋关节，但髋关节只是腿和躯干连结的部位，骨盆还包括骶髂关节（通常称为SI关节）和耻骨联合。骶髂关节连结骨盆和中轴骨。耻骨联合活动范围很小，位于骨盆前侧，将两侧耻骨连结在一起。

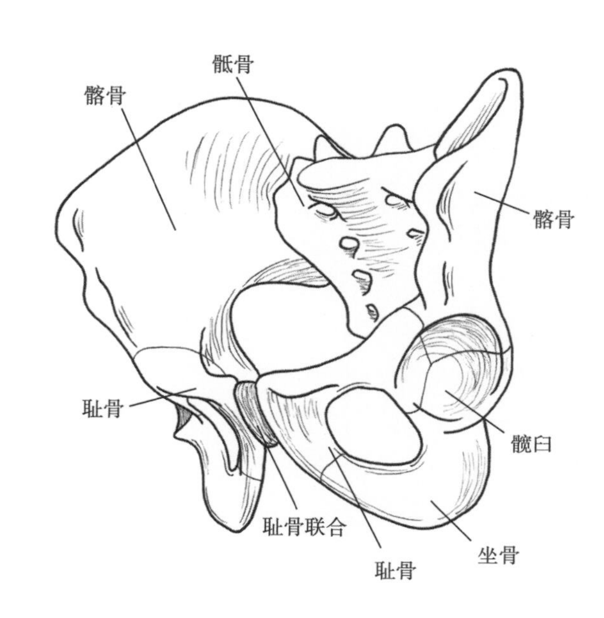

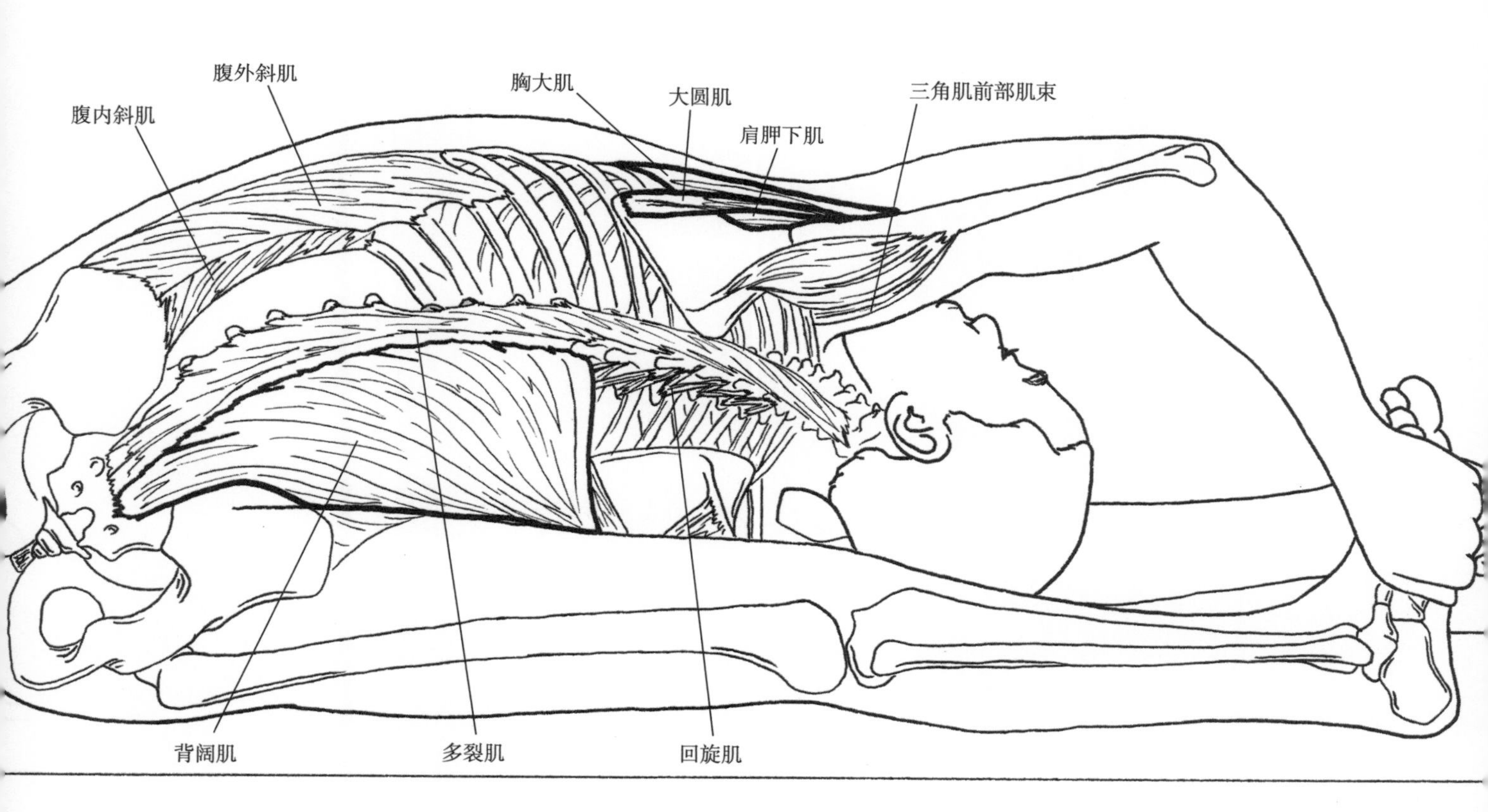

船式

Navasana

Boat

船式是一个核心训练体式。有些体式可能只训练核心的上部或下部，而船式训练整个核心。多数人都能练习船式，只是水平不同。屈膝或双手扶住膝关节后侧可以降低这个体式的练习难度。不要放弃练习船式，可以调整练习难度，坚持练习，直到喜欢上它！

坐在垫子上，屈髋，抬高双腿，双膝靠近胸部。肩胛骨下降和内收（两侧肩胛骨相互靠近），胸骨抬高。坐骨压实地面，背部挺直，防止脊柱屈曲和骨盆后倾（如果此时含胸，你会向后仰并躺倒在垫子上）。尽可能伸直双腿，在伸展脚趾的同时双脚用力下压（跖屈），然后勾回（背屈）。船式最大的挑战是对抗重力。

下半身

腰大肌和髂肌向心收缩使髋关节屈曲，并保持双腿和上半身向上抬高。与此同时，股直肌、缝匠肌、臀小肌和阔筋膜张肌也充分发力。刚开始主要是大腿前侧用力，但随着核心肌群和股四头肌的力量增强，船式练习起来会变得简单。

当你尝试伸膝并保持双腿伸直时，股四头肌的所有肌肉均持续进行向心收缩。有些练习者的腿会摇晃，如果保持时间比较长，腿还会发抖。

上半身

菱形肌和斜方肌收缩使肩胛骨内收，前锯肌收缩使肩胛骨下降。你会感觉到仿佛肩胛骨支撑起胸腔（心肺），胸骨被抬高。

手臂的经典动作是双臂向前伸直，掌心相对。肱二头肌收缩使肩关节屈曲，肱三头肌收缩使肘关节完全伸展。记住，船式训练的不仅仅是核心肌群！

练习提示

激活颧肌会使船式和其他体式练习起来更轻松。（颧肌也被称为笑肌，是面部的一块肌肉，颧肌收缩使嘴角上扬，就是微笑的样子。）

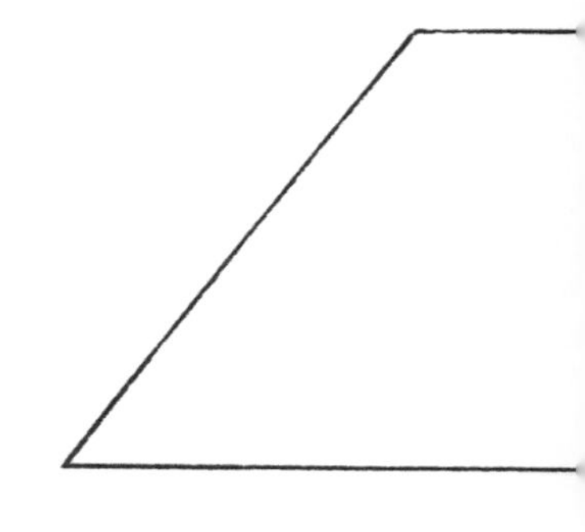

髂肌

股直肌

缝匠肌

臀小肌

阔筋膜张肌

涂色建议

当你给右臂的肱二头肌涂色时，注意这块肌肉的两个头起自肩部。用削尖的铅笔标注两个头的分叉处。左臂的肱二头肌也有两个头，只是从下面这张图的角度看不到。

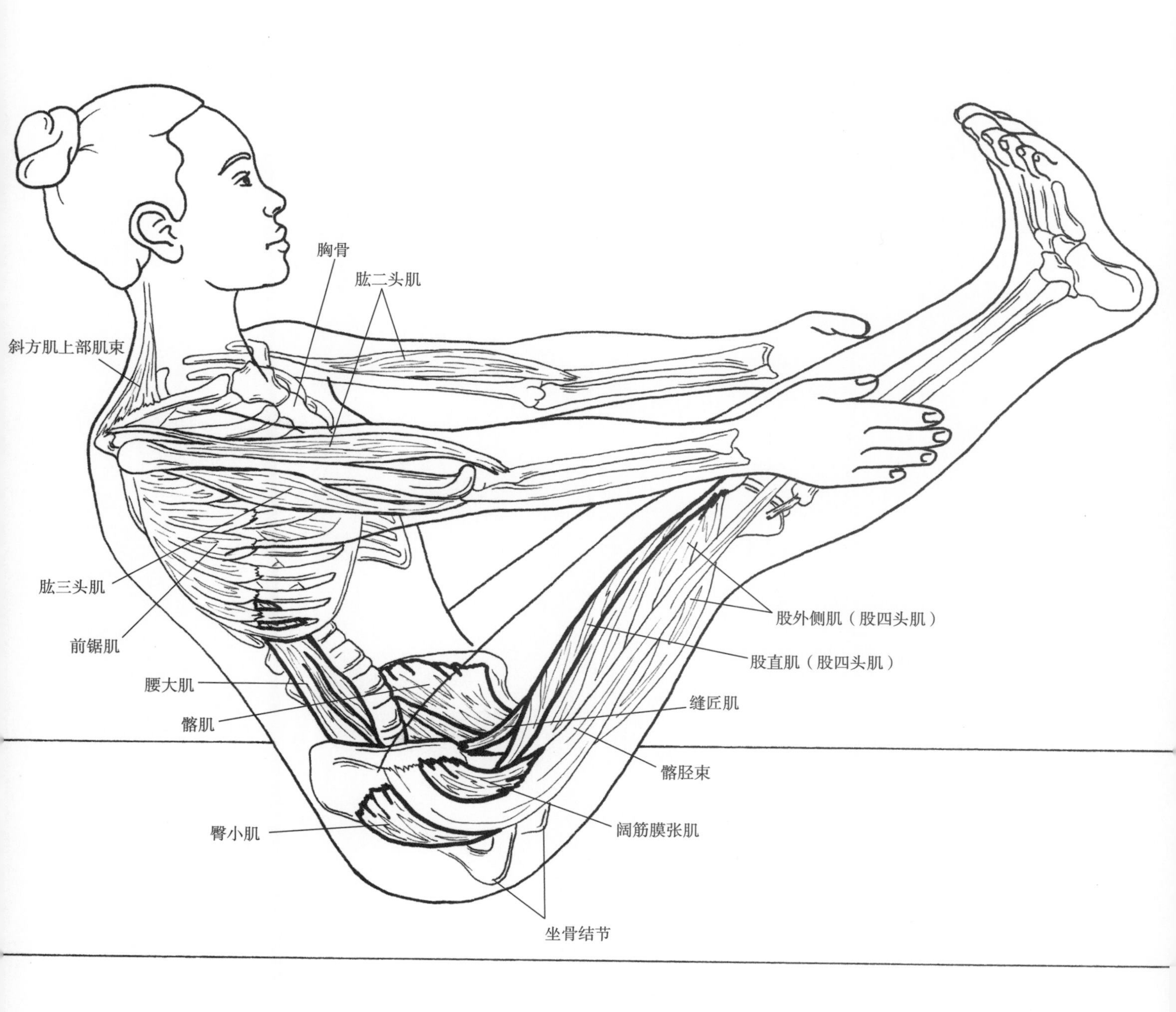

苍鹭式

Krounchasana

Heron

苍鹭式是一个高难度体式，应在将其他基础体式练习到一定的水平之后再练习苍鹭式。苍鹭式类似于半英雄头碰膝伸展式，前者把腿拉向上半身，后者把上半身拉向伸直腿。由于苍鹭式要对抗重力，因而更具有挑战性。苍鹭式可以拉伸腘绳肌，与此同时，需要脊柱周围的肌肉发力以保持骨盆处于中立位并防止脊柱屈曲。

坐在垫子上，弯曲一侧腿呈半英雄式，尽可能使该侧髋关节内旋。可以在臀部下方垫瑜伽砖以减轻膝关节的压力。坐稳后，伸手去抓住另一侧的脚，使膝关节尽可能伸直并靠近上半身。如果手抓不到脚，可以使用弹力带辅助。在保证脊柱中立位的前提下，使伸直腿一侧的髋关节尽量屈曲。虽然两侧髋关节的运动方式不同，但要保持坐骨受力均匀地压向地面，然后在可承受范围内充分拉伸腘绳肌。

下半身

注意苍鹭式的弯曲腿。需要关注的还有腘绳肌内侧部分的半膜肌、半腱肌，内收肌中跨过膝关节的股薄肌，以及全身最长的肌肉缝匠肌，这些肌肉都能使膝关节旋转，也能使髋关节内旋。该体式中髋关节需要大幅度内旋，但膝关节的旋转幅度要非常小。半腱肌、股薄肌和缝匠肌止于胫骨的同一个位置，这个位置被称为鹅足，位于内侧副韧带正上方。应避免以上肌肉的肌腱附着处被拉伸。事物都是相互联系的，要知道如何保持平衡！苍鹭式这个体式一定要做到位，才能拉伸到腘绳肌。

上半身

为了避免脊柱屈曲，竖脊肌在腰方肌和其他脊柱后侧深层肌的协助下用力收缩。这些肌肉共同作用还可以防止骨盆后倾。棘肌、最长肌和髂肋肌组成竖脊肌，它们在这里协同作用，确保骨盆与颈部之间的脊柱处于中立位。

练习提示

在很多体式中，两侧髋部的运动是不对称的，但身体仍然要保持平衡。不要为了增加或降低体式练习的难度而使骨盆错位，练习的时候应谨记这一点。

半膜肌

半腱肌

股薄肌

缝匠肌

鹅足

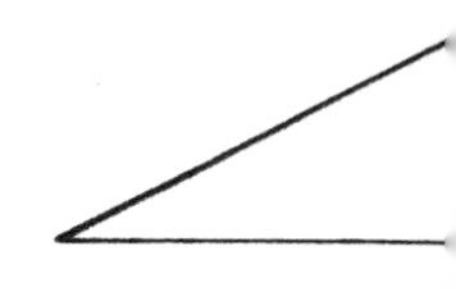

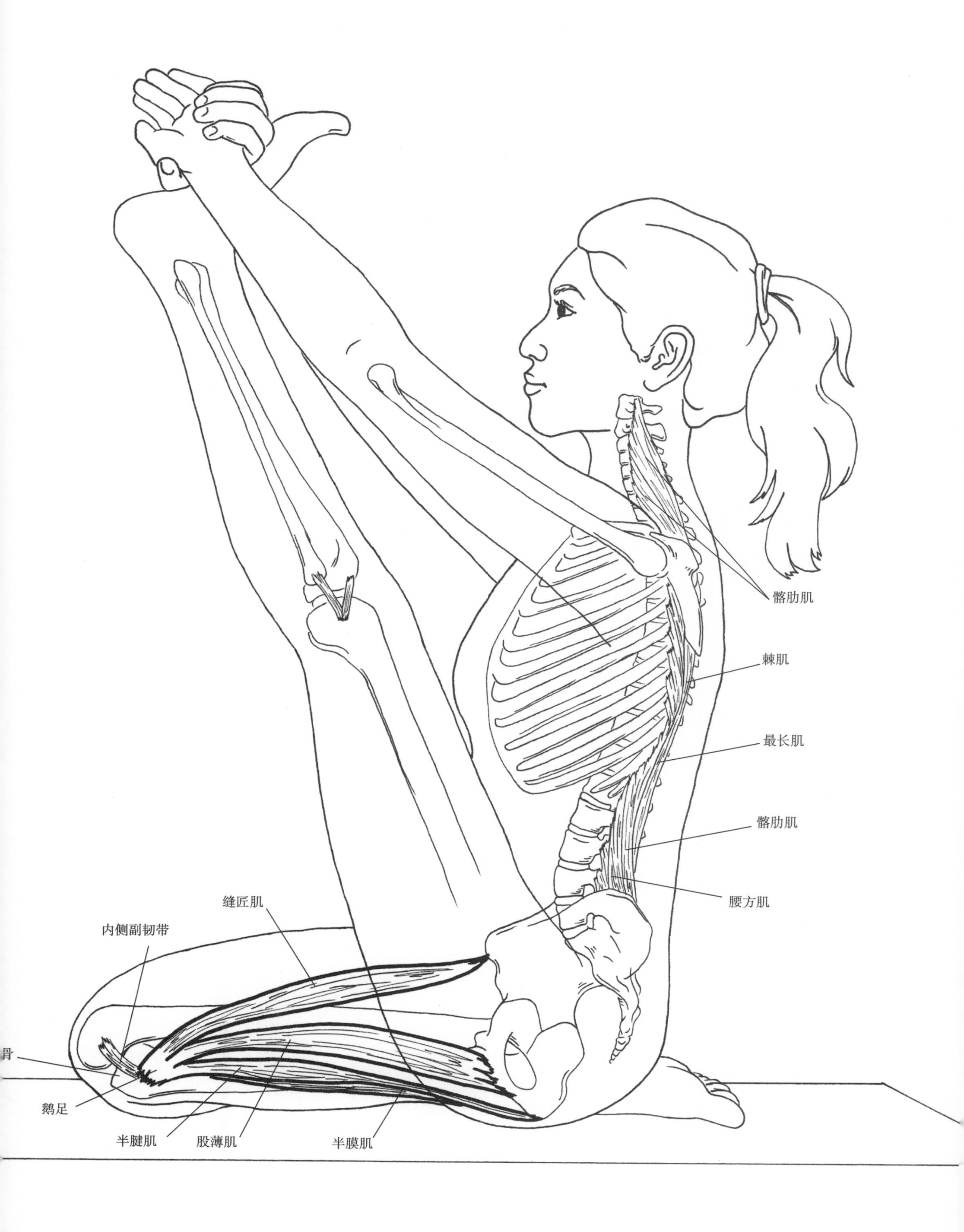
髂肋肌
棘肌
最长肌
髂肋肌
腰方肌
缝匠肌
内侧副韧带
骨
鹅足
半腱肌
股薄肌
半膜肌

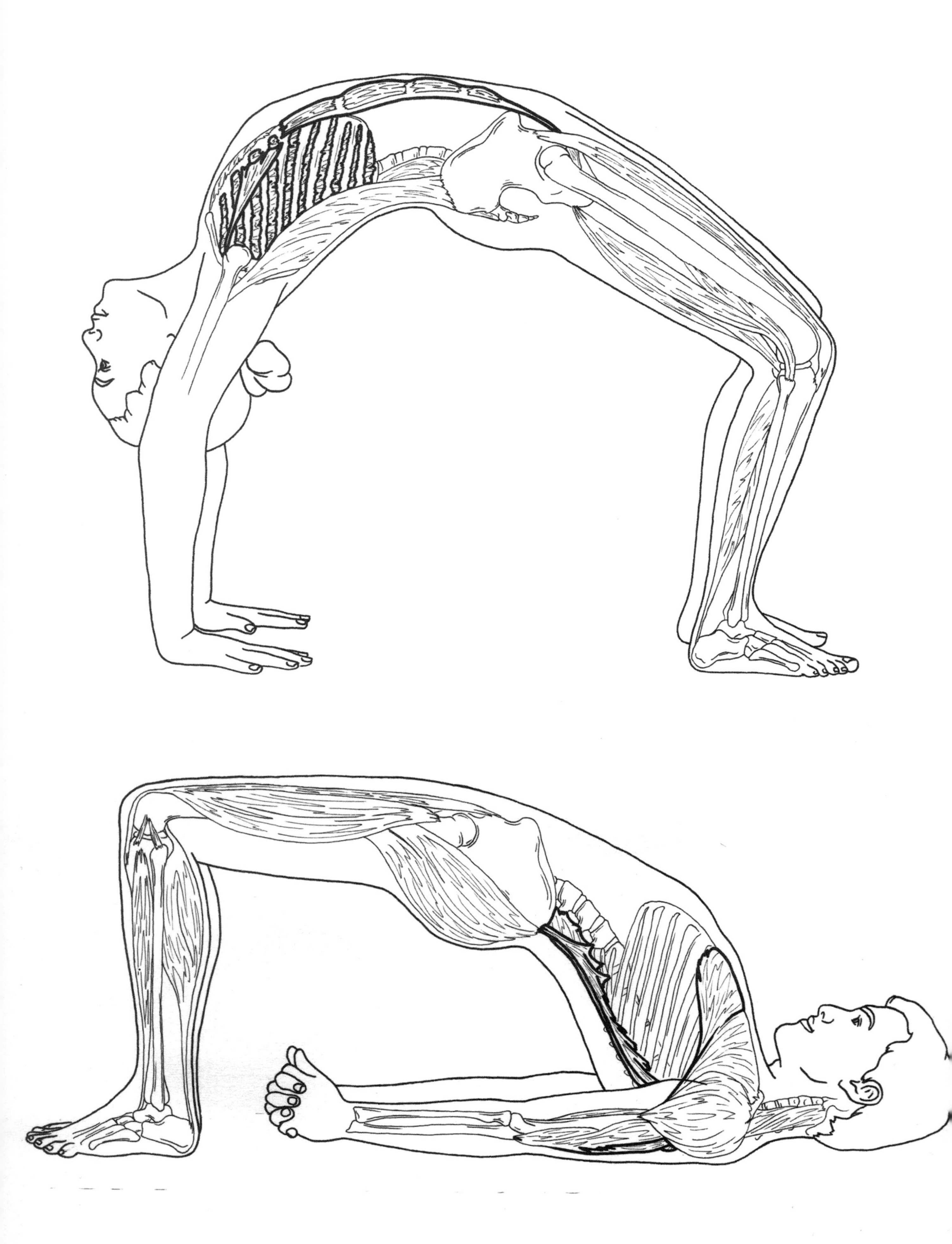

第四部分

后弯体式

完整的瑜伽体式应包含使脊柱后伸展（后弯）的体式。有些人天生就能后弯，而有些人会觉得后弯很难。不过，有些基础后弯体式是适合大多数人练习的。总会有一个起点等你开启！也许，大多数人永远也无法做到深后弯，但只要正确使用辅具并适当调整，多数人都能在一定程度上完成基础后弯体式。

练习后弯体式时，身体后侧肌肉要收缩，身体前侧肌肉要拉伸。每一个后弯动作都是在矢状面上完成的。对驼背的人来说，后弯体式可以成为“救星”。所有后弯体式都能加强背部肌肉的力量，这对背部健康是有利的。对所有喜欢收紧核心的练习者来说，后弯练习会让收紧的腹肌得到伸展。

趣闻

后弯体式能促进心轮的开放。心轮位于胸骨后面，与爱、愤怒、信任和怀疑有关。这些情绪可能会不经意地在练习后弯体式的过程中表现出来。瑜伽练习有助于调节情绪，有时体式练习的过程就是释放情绪的过程。

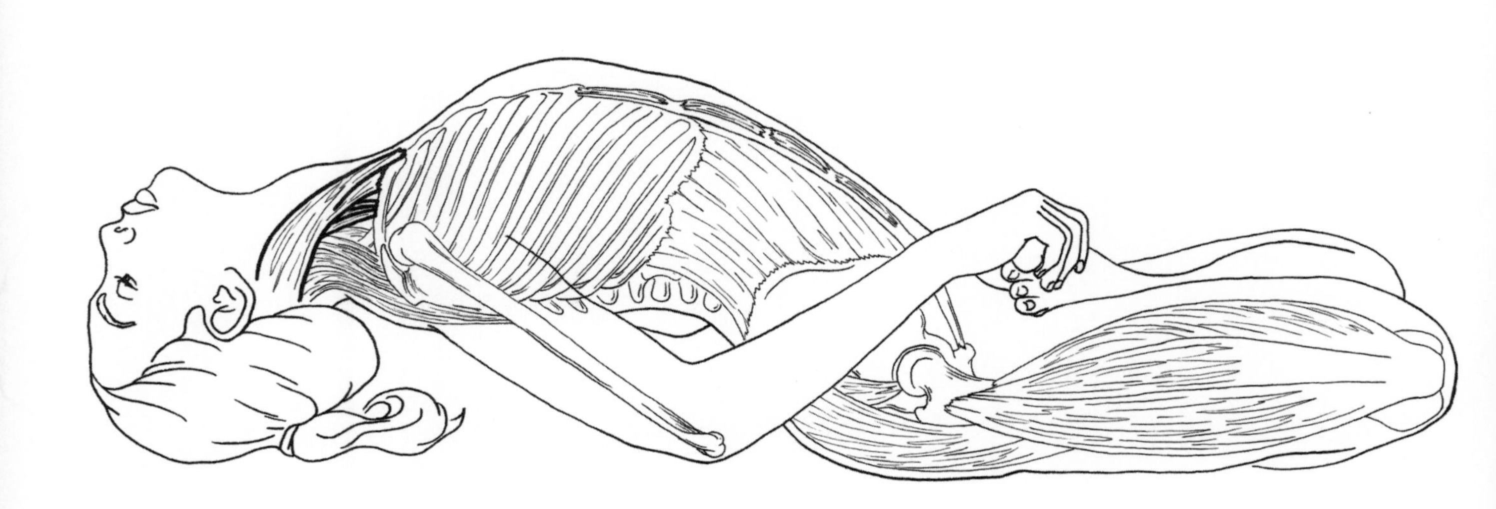

蝗虫式

Salabhasana

Locust

蝗虫式是一个基础后弯体式，它能起到热身作用,让身体为更有挑战性的后弯体式练习做好准备。这个体式要求所有背部肌肉收缩，以对抗重力，抬起身体。该体式应该始终具有挑战性，练习只有不断进步，没有终点。

从俯卧位开始，骨盆后倾，髋部内旋。身体中部贴于地面，尽可能抬高上半身和下肢。随着脊柱不断伸展，髋部也进入伸展状态。在保持这个姿势的同时，必须用力收紧下背部。

下半身

保持髋部内旋和骨盆后倾非常重要。当抬起上半身和下肢，脊柱进入后弯时，脊椎之间仍要保留一定的空间，不能让脊柱感到任何压力。如果在这个体式中一直保持挤压背部的姿势，可能会造成伤害，所以尾骨应自然向后伸展。

在蝗虫式中，髋部是伸展的。臀大肌和股二头肌、半膜肌和半腱肌（腘绳肌）均向心收缩来伸展髋部，并保持双腿抬高。腘绳肌上部肌束也必须与

练习提示

上抬对侧肢体进行热身，就是说，先上抬右臂和左腿，然后换另一侧。这样做不仅可以热身，有利于在之后的练习中将体式做得更到位，还能激活大脑，让你保持专注。

趣闻

艾扬格的《瑜伽之光》被许多瑜伽练习者视为经典。艾扬格认为蝗虫式主要的好处之一是缓解胃肠胀气。我认为这是有道理的，因为这个体式使腹部得到按摩，能够促进胃肠蠕动。

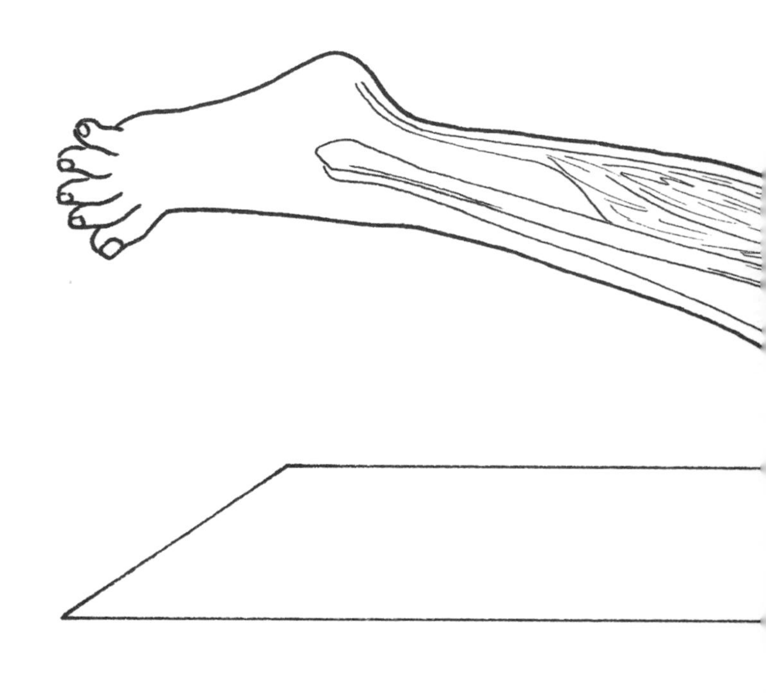

臀大肌协同作用以维持骨盆后倾。臀部最有力的两块内旋肌——臀中肌和臀小肌使髋关节内旋以避免骶髂关节受压。

上半身

腹直肌下部肌束必须和腘绳肌、臀大肌共同收缩，以维持骨盆后倾。腹直肌起自耻骨上缘，因此收缩时能拉动骨盆。当伸展脊柱时，腹直肌的其余肌束会变长。腹直肌是一块大的肌肉，在这个体式中必须同时做两种运动。

所有竖脊肌——棘肌、最长肌和髂肋肌都在努力收缩以伸展脊柱并保持后弯。此外，多裂肌、回旋肌和背阔肌也在共同发挥作用。

尽管某些传统体式练习有它们特定的方法，但在蝗虫式中，练习者可以根据自己的情况选择不同的手臂变式。保持肩部和手臂的伸展可增强手臂的力量。不管选择哪种方法，尽情练习吧！

涂色建议

腹直肌通常被人们称为“6块腹肌”，但我们都知道腹直肌有10块肌腹（每侧5块）。给每块肌腹涂上不同的颜色，这样便能一目了然。

股二头肌

半膜肌

半腱肌

臀中肌

臀小肌

背阔肌

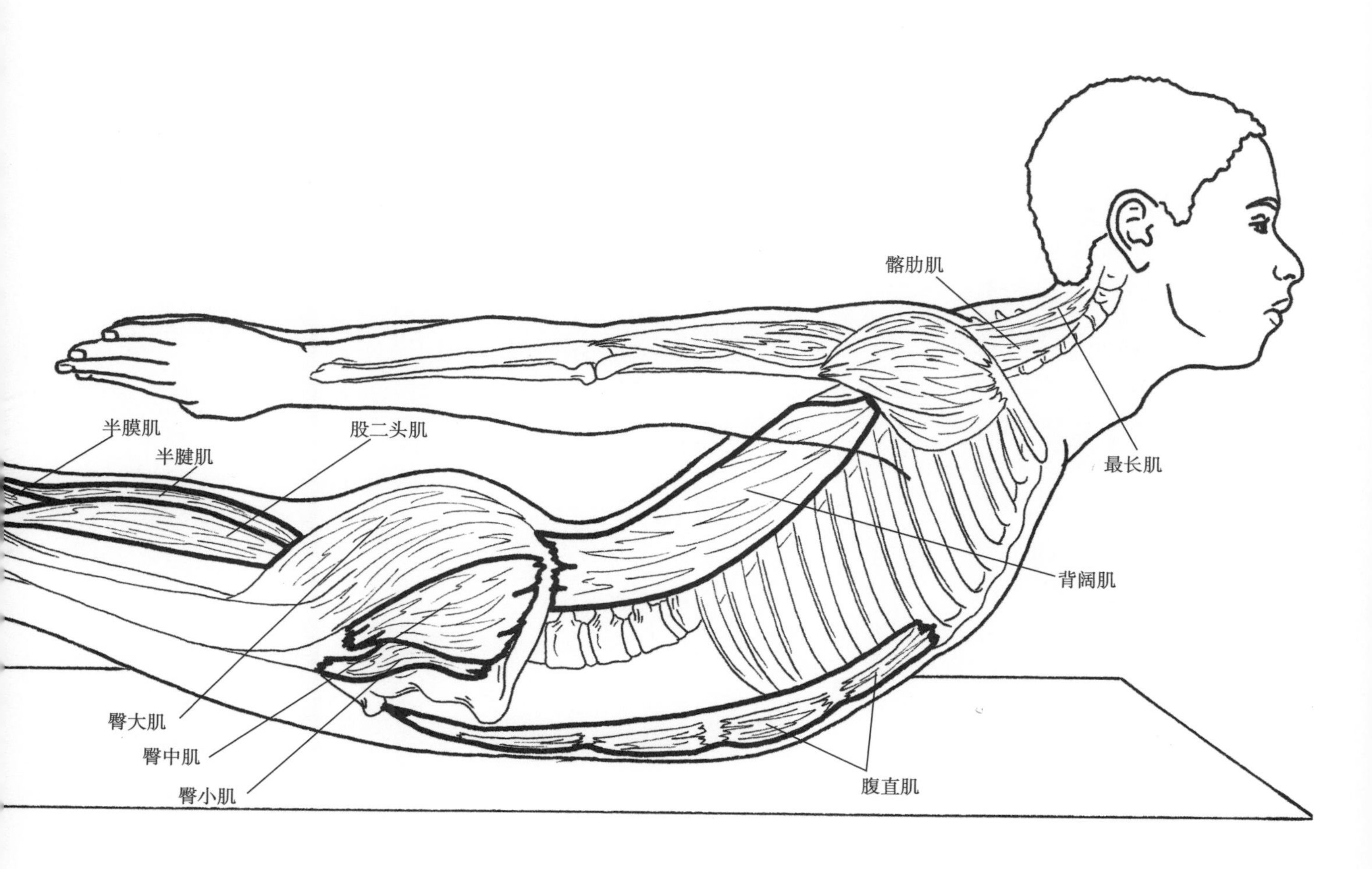

桥式

Setu Bandha Sarvangasana

Bridge

桥式也是一个基础后弯体式，它像蝗虫式一样需要对抗重力，不同的是，在桥式中，有更多的身体部位接触地面。双脚压地，肩胛骨放平，枕部紧贴地面，身体多处接触地面。桥式会让你开始感觉到后弯的力量，并且这种力量会变得越来越强。

仰卧，屈双膝，保持双脚、双膝分开与髋同宽，脚踝位于膝关节的正下方，所有脚趾指向正前方。需要花时间调整，以使体式更稳固。建议抬起髋部之前先内收和下降肩胛骨，以拉长颈部。髋部抬离地面之前先使骨盆后倾。当抬高骨盆、保持呼吸时，所有与地面接触的身体部位都要压实地面。

下半身

当髋部伸展时，所有髋屈肌都会得到充分拉伸。为了对抗重力，你需要更努力地保持髋关节的伸展。屈膝使股四头肌被拉长。臀大肌用力收缩以保持骨盆处于抬高位，但注意不要用力过度。

上半身

当收缩背肌使脊柱伸展时，注意保留第 12 胸椎和第 1 腰椎之间的空隙。对多数人来说，此处为后弯角度最尖锐的地方。这也是要保持骨盆后倾的原因。在腰方肌的大力协助下，所有竖脊肌——棘肌、最长肌和髂肋肌向心收缩以维持体式，防止“桥”塌陷。

肩关节伸展、外旋和内收。其中，最有力的肩关节伸肌是背阔肌和大圆肌，最有力的肩关节内收肌是肱三头肌长头、背阔肌和大圆肌。如果无法将手臂完全放在垫子上，以上这些肌肉就必须更努力地工作以维持体式。

为了更好地承受身体重量，肩关节必须保持在外旋位，所以，在练习之前使肩处于正确的外旋位很重要。肩关节外旋会激活三角肌后部肌束。当脊柱开始伸展时，骨盆抬离地面，肩关节后伸，三角肌后部肌束也开始发挥使肩关节外旋和伸展的双重作用。在练习过程中应保持肩部的舒适感，量力而行。

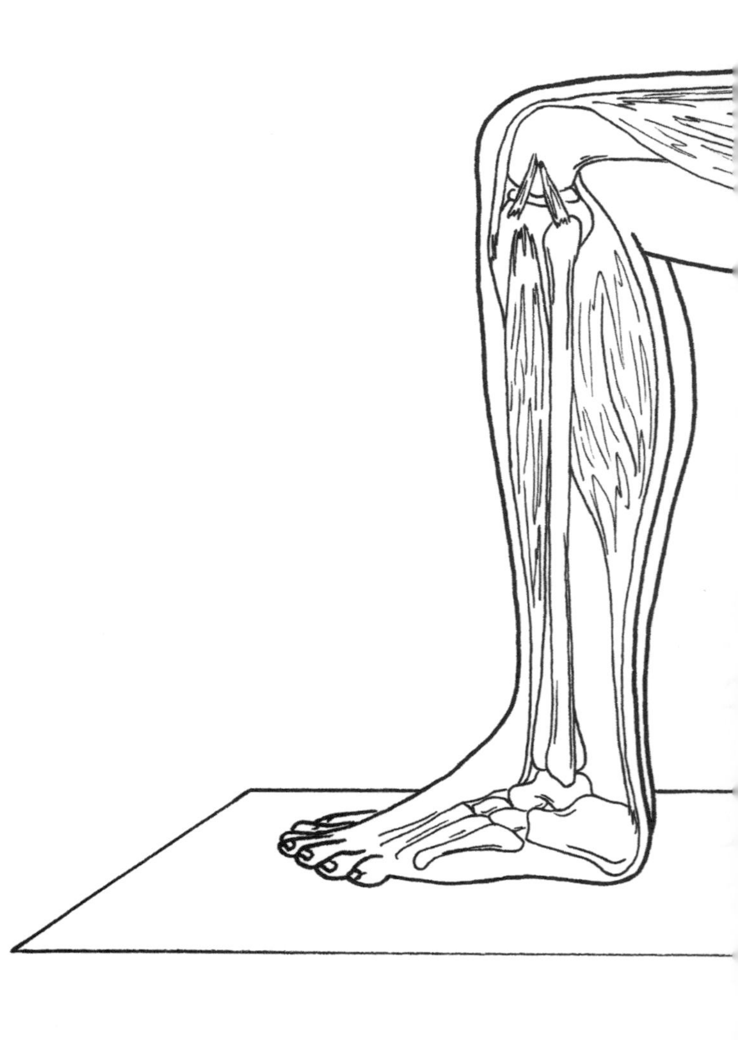

趣闻

桥式象征着罗摩的军队为营救他的公主悉多而建造的桥梁。悉多被恶魔拉瓦那（Ravana）囚禁于楞伽（现在的斯里兰卡）。最近，考古学家在神话中描述的同一地点的海底发现了一处桥的遗迹。

练习提示

在骶骨下放瑜伽砖，能让你轻松地保持桥式。你可以享受髋屈肌充分拉伸的舒适感，而不必费力地维持姿势。

胸大肌下部肌束

大圆肌

肱三头肌长头

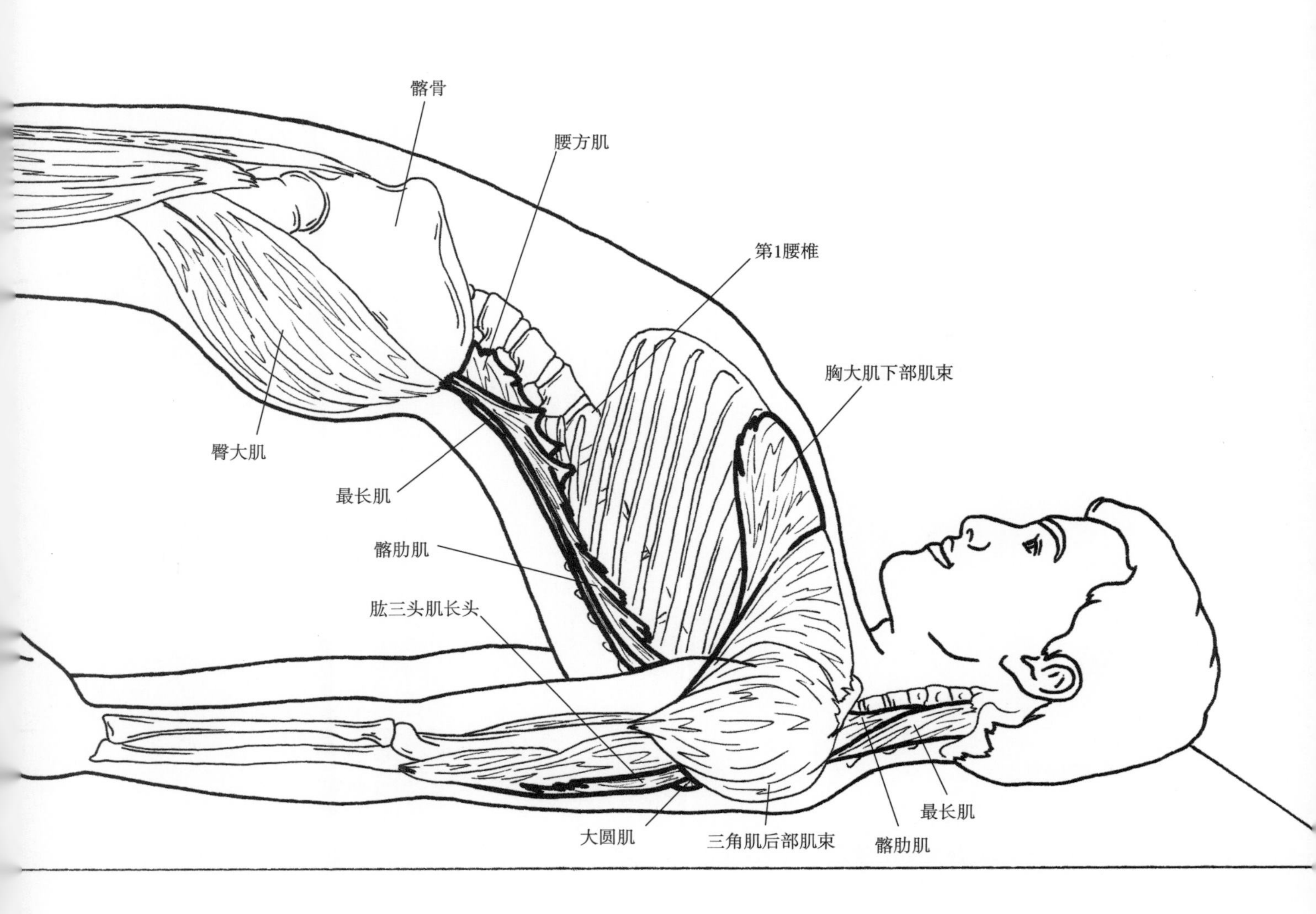

轮式

Urdhva Dhanurasana

Upward Bow

轮式在西方被称为“完全后弯”，有些瑜伽体系将这个体式称为“车轮”，不管如何称呼它，它都是一个具有挑战性的体式。多数练习者只是把这个体式看作脊柱深度伸展体式，虽然这种看法没有错，但轮式除了脊柱伸展外，还需肩部深度屈曲和外旋，以及髋部深度内旋和后伸。当你经过练习进步后，就可以做更有挑战性的体式。

大多数练习者会从仰卧位进入轮式。随着脊柱伸展能力的提高，也可以从站立位开始，向下进入轮式。平躺于垫子上，屈膝，两脚分开，所有脚趾指向正前方。屈曲双肩和双肘，双手置于双肩下方，两肘间距不超过肩宽，肘关节垂直向上，手指指向脚趾方向。抬高身体前内旋髋关节、外旋肩关节，这将有助于肩关节屈曲和髋关节伸展时保持关节空间。

该体式中，身体后侧的大部分肌肉都会收缩。要重点关注做这个体式时身体前侧哪些肌肉被拉伸。

下半身

当身体抬高时，髋部伸展幅度加大，所有髋屈肌被拉长。这其中主要是腰大肌、髂肌和股直肌，这些肌肉必须拉长以提供足够的空间，使髋部可以充分伸展。

上半身

随着脊柱的伸展，躯干前侧被拉伸，整块腹直肌被拉长，肋间肌也轻微拉长。这就是做该体式时呼吸可能会有些费力的原因，肋间肌的主要作用就是参与呼吸。

肩部深度屈曲使大块的胸大肌、背阔肌充分拉伸，同时会稍稍拉长深层的胸小肌。

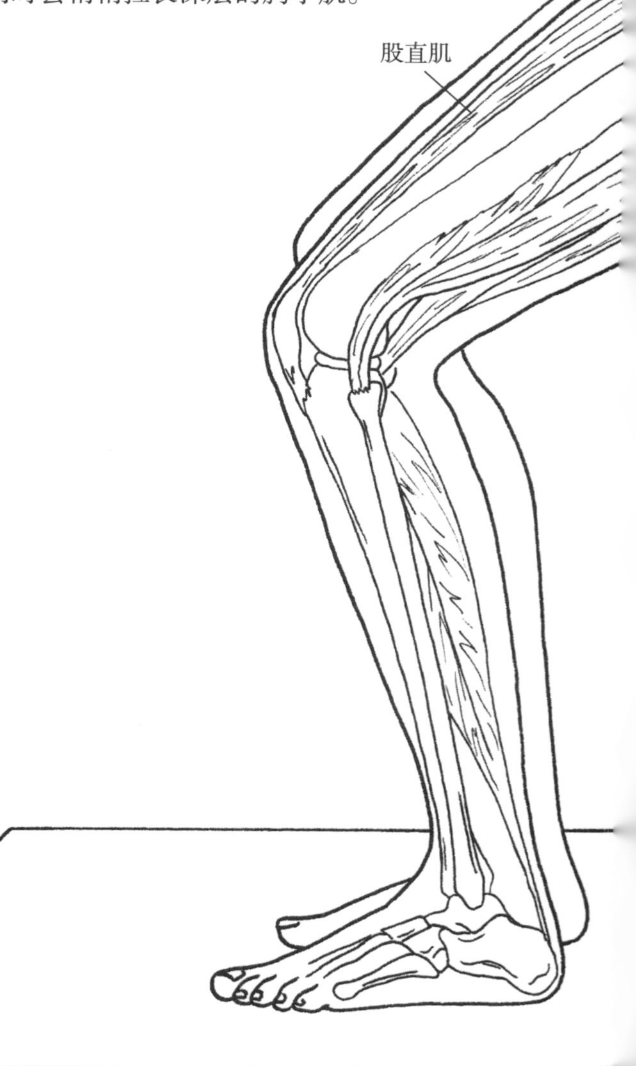

练习提示

进入后弯体式后，要花些时间来调整脊柱以保持平衡，特别是进入轮式的深度后弯后。轻柔地扭转和（或）向前弯曲，让脊柱更灵活，并允许脊柱旋转和屈曲。调整的过程始终注意保持平衡。

腹直肌

肋间肌

胸小肌

趣闻

这个体式象征着阿周那（Arjuna）著名的弓箭射击。阿周那的箭射穿了在喷泉中央一根杆子上旋转的金属鱼的眼睛。这还不算什么，他是举起弓箭，看着水中的倒影射中的。

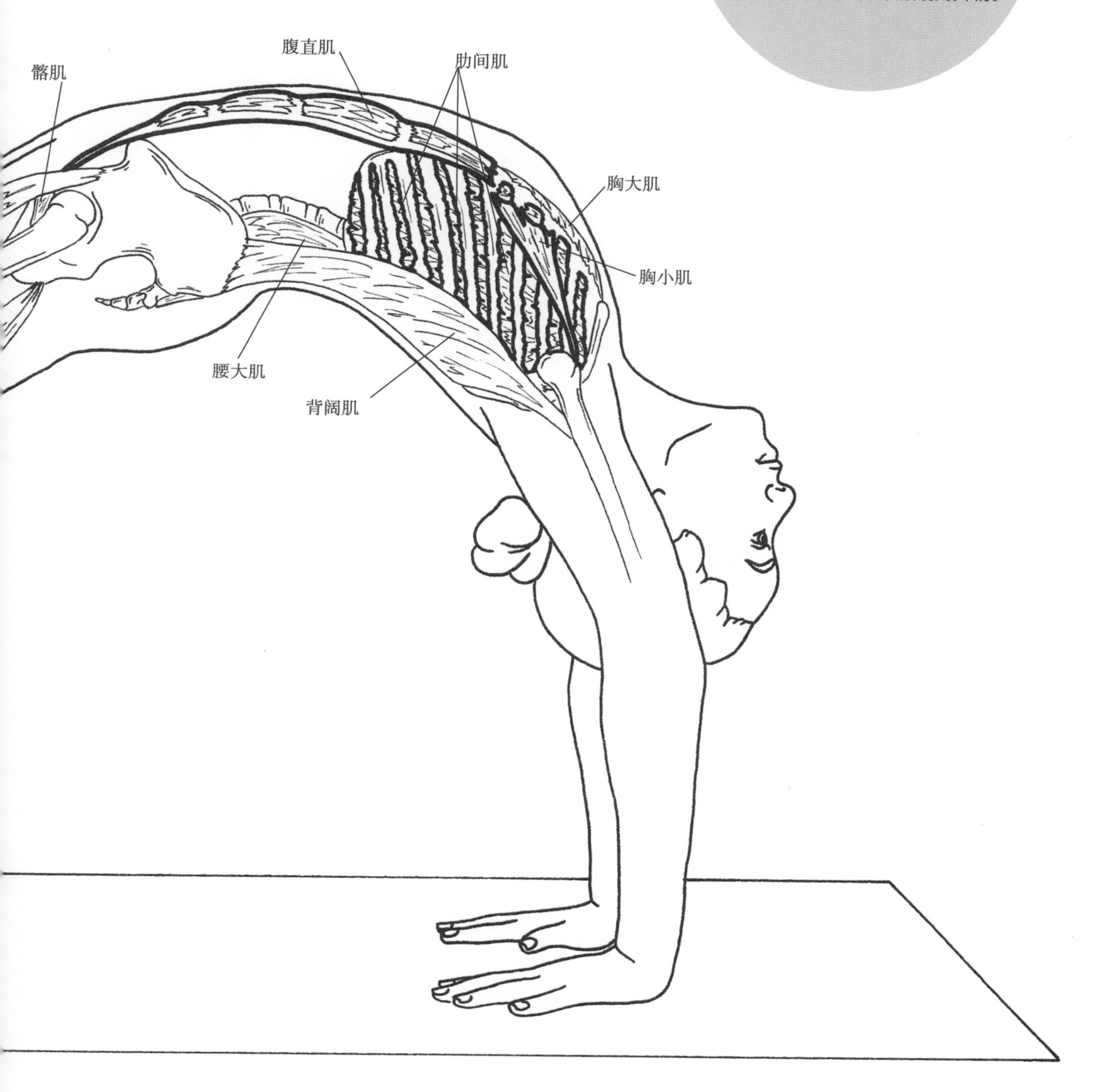

鸽子式

Kapotasana

Pigeon

随着脊柱伸展能力的提高，身体前侧肌肉被拉长，后侧肌肉得到强化，就可以开始练习鸽子式。鸽子式对脊柱伸展能力、髋屈肌和股四头肌伸展性的要求更高。

跪在垫子上，髋部位于膝关节正上方，骨盆后倾、髋部内旋，然后伸展脊柱。当脊柱进入深度后弯时，保持骨盆后倾、髋部内旋。当手臂向后时，肩关节深度后伸，双肩外旋，肘关节屈曲。理想情况下，前臂落在垫子上，手掌放在足跟上，头部枕于脚掌。

下半身

腰大肌、髂肌、缝匠肌及股四头肌中最强壮的股直肌被拉长，以使髋关节能够充分伸展。屈膝使股四头肌的另外 3 块肌肉——股外侧肌、股内侧肌和股中间肌也被大幅度拉长。

为了保持髋关节内旋，需要许多大肌肉参与动作。其中，内收肌群、阔筋膜张肌、臀中肌和臀小肌前部肌束收缩使股骨内旋。半腱肌和半膜肌也帮助股骨内旋，由于它们和股二头肌一起协助骨盆后倾和膝关节屈曲，因此必须发挥“三重作用”。

上半身

为了保持骨盆后倾，腹直肌从它在耻骨的起点处拉动耻骨向前。同时，腹直肌必须被拉长以允许脊柱伸展，这是不可避免的。让背部保持舒适，不要因为高估自己而忽视了脊柱的承受能力。

练习提示

大多数人可以背对着墙，双手举过头顶，手扶在墙上来练习鸽子式。双脚离墙面越近，练习起来就越简单。随着练习水平不断提高，可以让手沿着墙往下，慢慢靠近地板。这需要时间和耐心才能慢慢完成。

趣闻

传说中，瑜伽大师克里希那玛查雅（Krishnamacharya）在他的学生帕塔比·乔伊斯（Pattabhi Jois）身上做这个体式，同时做了20分钟瑜伽演讲。

腰大肌

髂肌

股直肌

缝匠肌

阔筋膜张肌

腹直肌

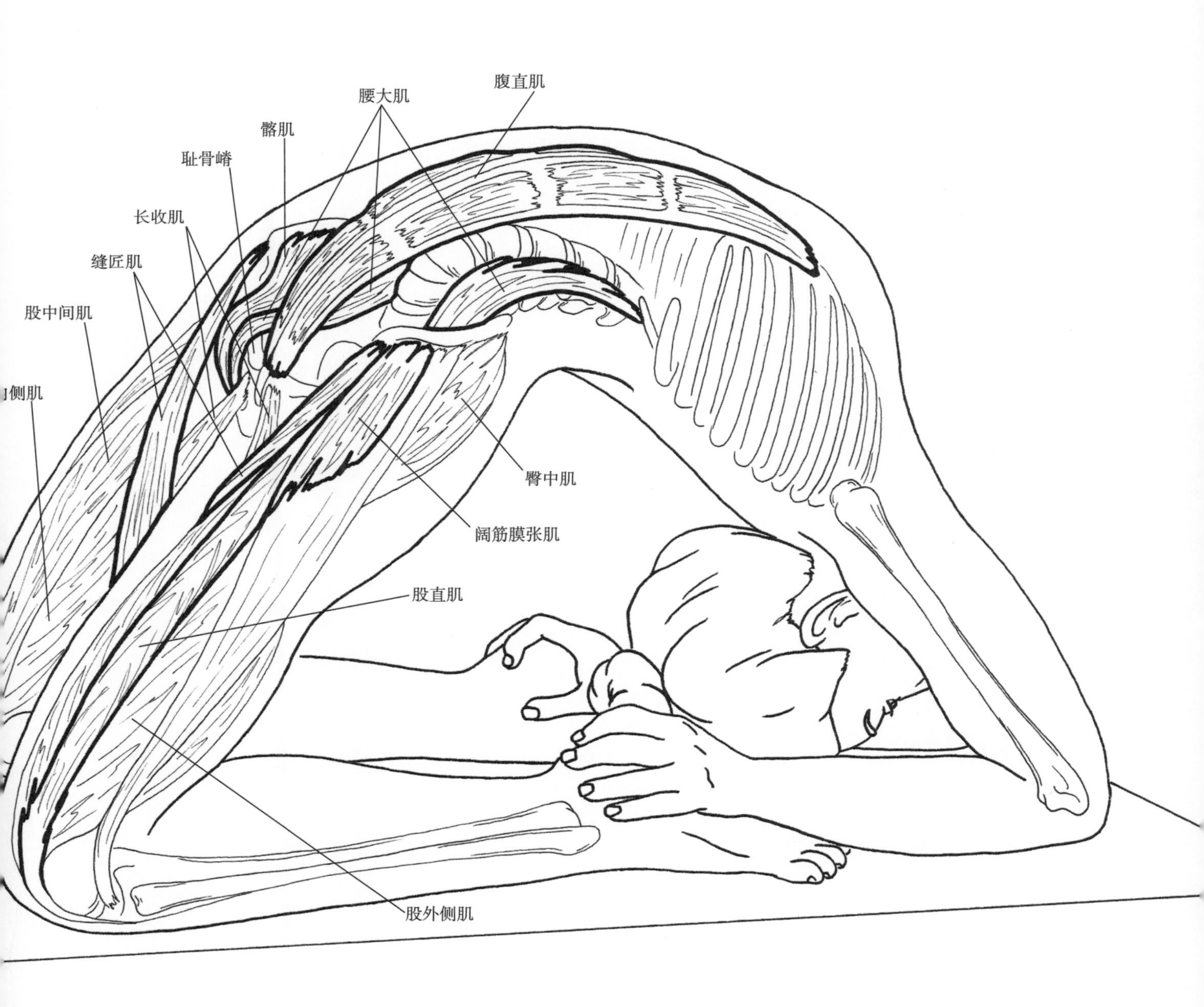

鱼式

Matsyasana

Fish

鱼式是标准的肩倒立反向体式。练习鱼式的益处是使颈椎得到深度伸展，从而抵消肩倒立式中颈椎深度屈曲造成的压力。理想情况下，肩倒立式中脊柱除颈椎之外的部分都处于中立位，但对大多数普通人而言，练习时脊柱总会有些弯曲。鱼式的脊柱深度伸展很好地缓解了肩倒立后脊柱承受的压力。

盘坐在垫子上。如果无法完全做到莲花式，可以伸直双腿。身体后仰时伸展脊柱，前臂着地，头顶着地。如果头部不能完全向下，可以将肘部慢慢靠向臀部，直到头顶能着地。如果能做到莲花式，试着用双手抓住双脚；如果双手无法抓住双脚，就保持前臂着地。多数人练习该体式时会先伸直双腿，但这看起来不太像鱼，请尝试用莲花式展示“鱼尾巴”。

下半身

下肢可以选择不同的变式。如果用莲花式，需要臀大肌强烈收缩，使膝关节尽可能压向地面。

上半身

需要关注颈部收缩和拉伸的肌肉。颈部后侧肌肉收缩使颈椎深度伸展并维持颈部稳定，其中最有力的是斜方肌上部肌束、肩胛提肌、头夹肌和颈夹肌。以上肌肉力量的发挥与颈部前侧拮抗肌的伸展性有关。颈部前侧最大的肌肉是胸锁乳突肌、前斜角肌、头长肌和颈长肌。注意头部承受的重量。头部着地时，将颈椎固定于正确的位置。

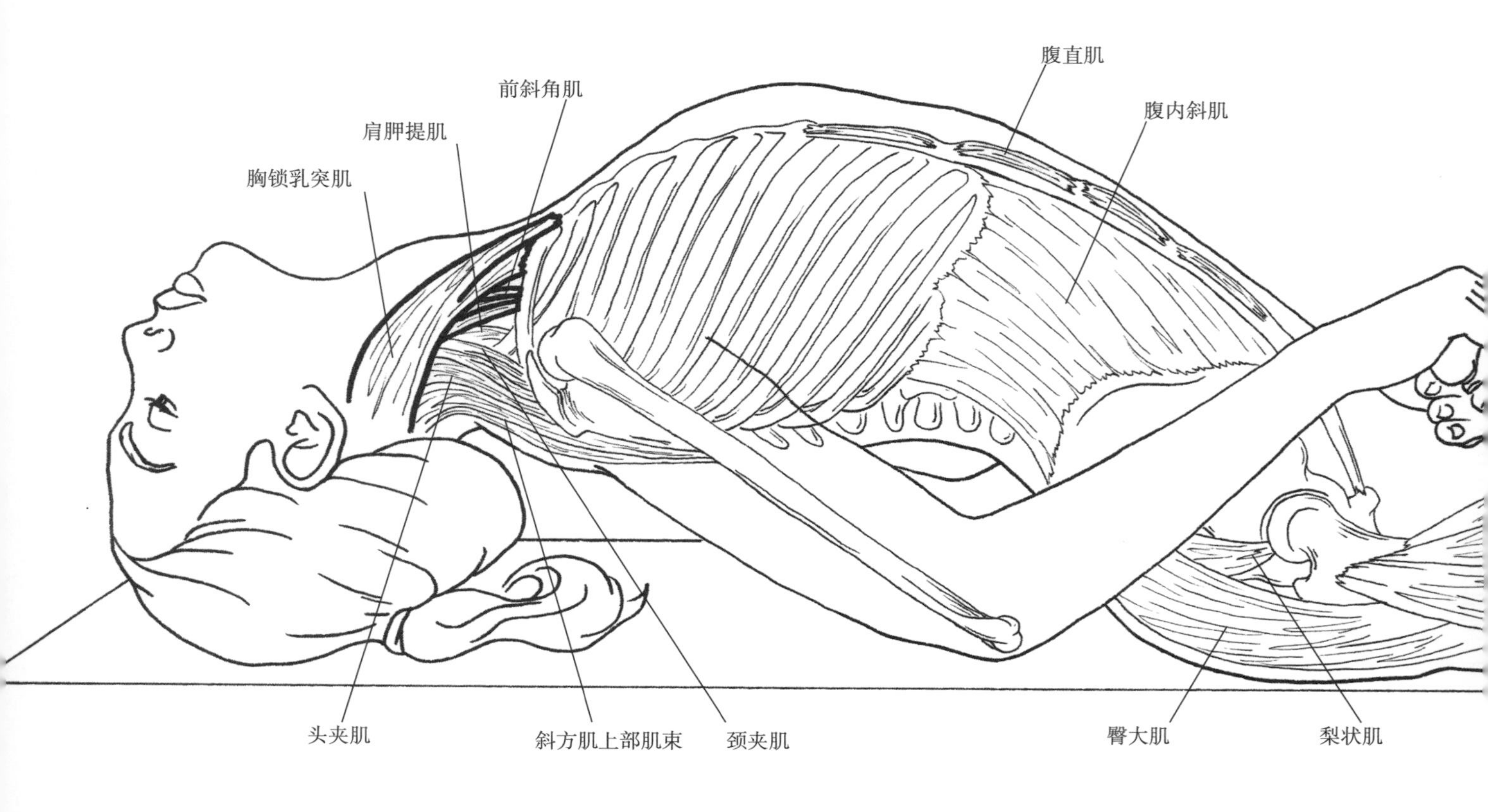

颈部及上背部后面观

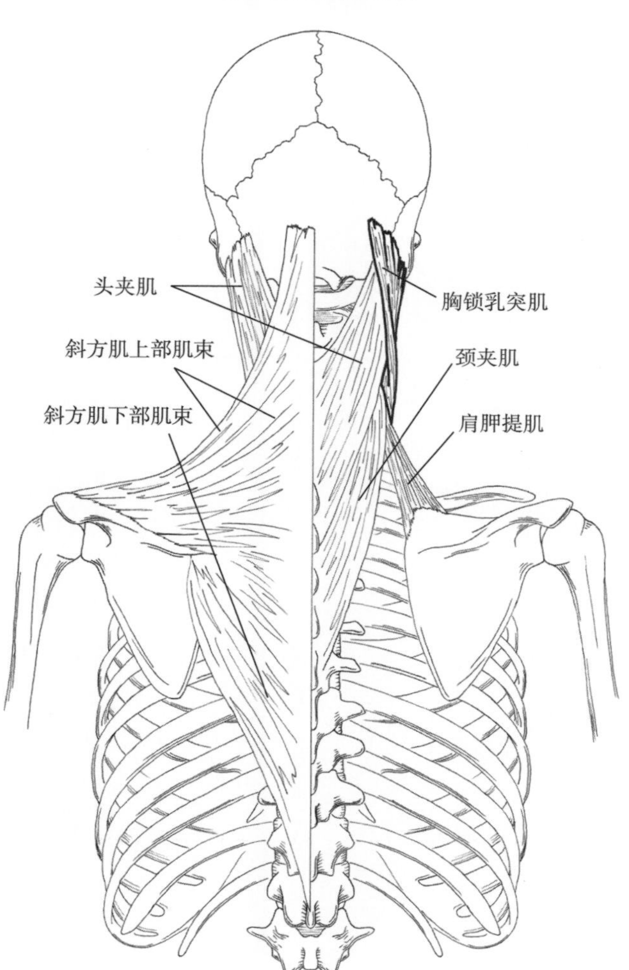

颈部及上背部前面观

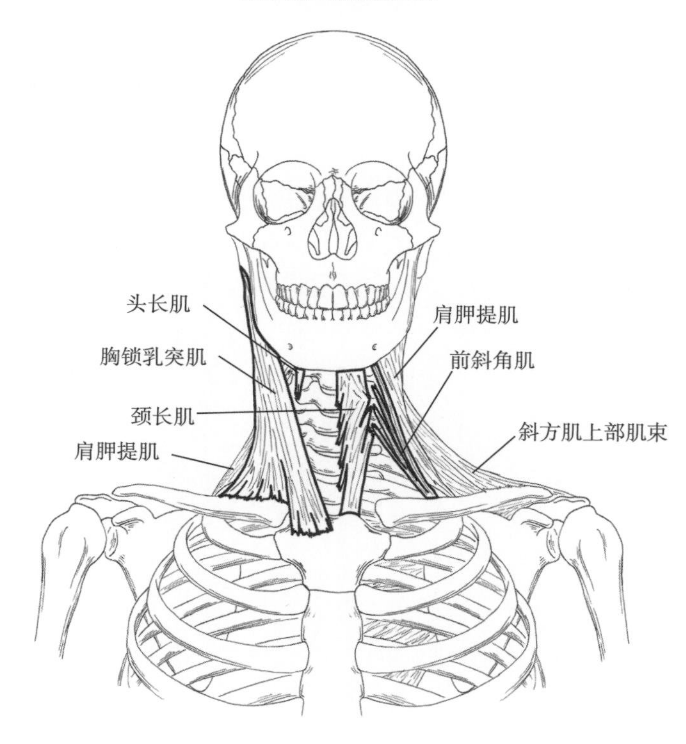

趣闻

这个体式来自毗湿奴的化身。毗湿奴被召唤到地球，以拯救地球免受洪水的侵袭。在地球上，毗湿奴化身为一条鱼，和摩奴（Manu）成为朋友。他建议摩奴把所有动植物聚集在一起，而他会在洪水袭来之前派去一艘船，拯救所有生物。洪水消退后，所有生物获救，并重返陆地。这故事听起来是不是很熟悉？

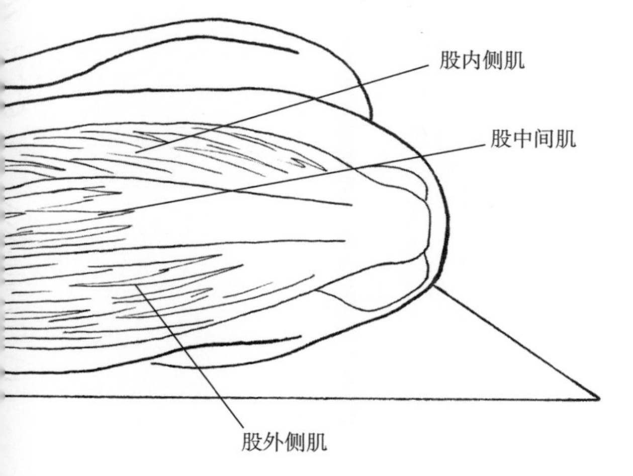

胸锁乳突肌

前斜角肌

头长肌

颈长肌

术语表

B

半月板（Meniscus）
缓冲膝关节压力的结缔组织。

背侧 （Dorsal）
参阅后侧（Posterior）。

背屈（Dorsal flexion）
脚掌伸展；足跟远离膝关节，勾脚尖，足背向小腿前面靠拢。

C

侧屈 （Lateral flexion）
脊柱向一侧弯曲。

粗隆 （Tuberosity）
骨骼上的大隆起。

D

单侧 （Unilateral）
发生在身体的一侧。

骶髂关节［Sacroiliac （SI） joint］
骶骨与髂骨连结形成的关节。

E

额状面或冠状面（Frontal or coronal plane）
将身体分为腹侧和背侧（前侧和后侧）两部分的纵切面。

F

俯卧 （Prone）
脸朝下趴着。

G

股四头肌（Quadriceps）
大腿前部的 4 块肌肉。

骨盆后倾 （Posterior pelvic tilt）
将坐骨向前拉，骨盆向后倾斜并回收。

骨盆前倾 （Anterior pelvic tilt）
骨盆向前倾斜，将坐骨向后拉。

腘绳肌 （Hamstrings）
构成大腿后部的 3 块肌肉。

H

合十（Anjali mudra）
双手合十，放在心口正中。这也被称为“祈祷手印”。

合十礼 （Namaste）
梵语问候语，有多种翻译，其中一种是：“我从我内心的光，向你内心的光鞠躬。”说话时微鞠躬，手掌紧贴胸部合十，手指向上。

横切面 （Transverse plane）
将身体分为上、下两个部分的平面。

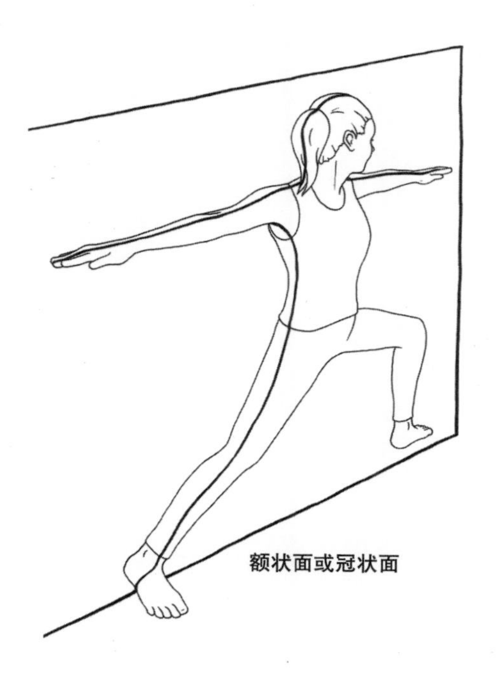

额状面或冠状面

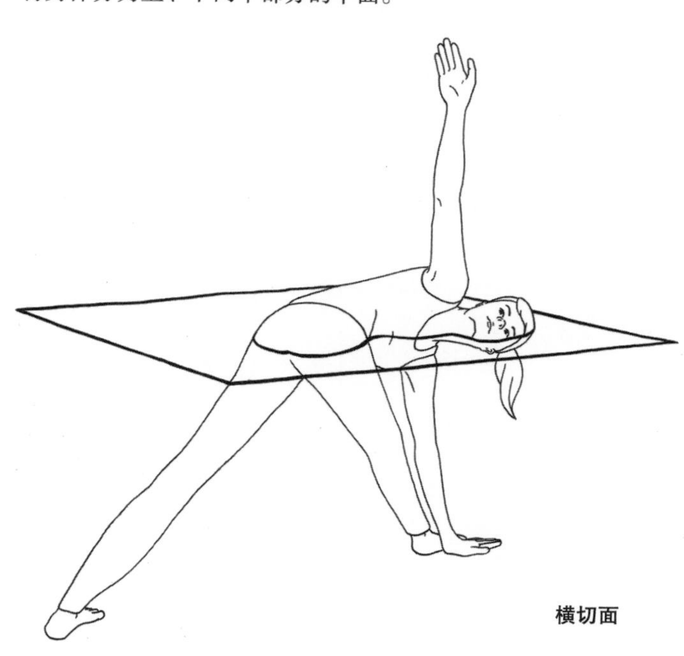

横切面

横突（Transverse process）
椎体外侧突出的部分。

后侧（Posterior）
朝向身体的后部。

后交叉韧带［Posterior cruciate ligament（PCL）］
膝关节的一条韧带。

后缩（Retraction）
肩胛骨向后，内侧向脊柱靠拢。

滑车关节（Hinge joint）
只能弯曲或伸展的关节。

寰枢关节（Atlantoaxial joint）
C1 椎体与 C2 椎体形成的关节。

J

肌腱（Tendon）
使肌肉附着于骨骼上的结构。

棘突（Spinous process）
人体椎体后侧突出的骨性结构。

脊柱后凸（Kyphosis）
对胸椎曲度变化的描述。

脊柱前凸（Lordosis）
对腰椎曲度变化的描述。

肩关节（Glenohumeral joint）
肱骨（上臂）和肩胛骨连结形成的关节。

肩关节水平内收（Horizontal adduction of shoulder）
手臂与地面平行，向身体内侧移动。

肩胛骨下旋（Downward rotation of scapula）
肩胛骨向下和向前活动。

交互抑制（Reciprocal inhibition）
身体的一种神经肌肉反应，一侧肌肉收缩可使对侧肌肉放松。

接地［Ground（ing）］
与大地建立能量连接。

近端（Proximal）
相对于另一个结构，更靠近身体中心的位置。

颈椎（Cervical spine）
构成颈部的 7 块椎骨。

K

髋关节（Acetabulofemoral joint）
股骨（大腿骨）与骨盆连结形成的关节。

L

离心收缩（Eccentric contraction）
肌肉收缩产生张力，同时肌纤维被拉长。

M

脉轮（Chakra）
梵语术语，意为“轮子”。通常指身体内的能量漩涡。

N

内侧（Medial）
靠近身体中线。

内侧副韧带［Medial collateral ligament（MCL）］
膝关节的一条韧带。

内收（Adduction）
使身体的一部分向正中线靠拢。

内旋（Medial or Internal rotation）
关节在水平面内，围绕其本身的垂直轴，由前向内旋转。

凝视点（Drishti）
梵语术语

Q

起点（Origin site）
肌肉在固定的骨骼上的附着点。

前［Anterior（ventral）］
身体前侧。

前交叉韧带［Anterior cruciate ligament（ACL）］
膝关节的一条韧带。

浅层（Superficial）
更靠近皮肤，靠近身体表面。

球窝关节（Ball-and-socket joint）
一块骨的圆形表面围绕另一块骨的凹陷连结形成的关节，允许骨骼间进行最大范围的运动。

屈曲（Flexion）
关节的角度变小。

R

韧带（Ligament）
连结相邻两骨的结缔组织。

S

上（Superior）
靠近头部的。

伸展（Extension）
关节的角度增大。

深层（Deep）
远离皮肤，靠近身体中心。

矢状面（Sagittal plane）
将身体分为左、右两个部分的纵切面。

双侧（Bilateral）
身体两侧协同运动。

矢状面

T

体位（Asana）
梵语术语，意为“姿势”。

W

外侧（Lateral）
朝向身体外侧。

外侧副韧带［Lateral collateral ligament（LCL）］
膝关节的一条韧带。

外翻（Eversion）
跟骨向内翻转。

外旋（Lateral or external rotation）
关节在水平面内，围绕其本身的垂直轴，由前向外旋转。

外展（Abduction）
使身体的一部分远离正中线。

尾骨（Coccyx）
由退化的尾椎融合而成的三角形的小骨块。

X

下（Inferior）
靠近身体下方的。

向心收缩（Concentric contraction）
肌纤维长度缩短。

协同肌（Synergist）
协助原动肌完成动作的肌肉。

心脏中心（Heart center）
能量充沛的心脏，位于胸骨后方的心轮位置。

胸椎（Thoracic spine）
构成上背部的 12 块椎骨。

旋后（Supination）
手掌朝前或朝上，或者足底向内运动。

旋前（Pronation）
从西方的解剖学角度看，前臂旋转使手掌向后，或足底转向外侧的运动，称为旋前。

旋转（Rotation）
脊柱扭转。

Y

仰卧（Supine）
脸朝上平躺。

腰椎（Lumbar spine）
构成下背部的 5 块椎骨。

原动肌（Prime mover）
参与某一动作的最有力的肌肉。

远端（Distal）
相当于另一个结构，远离身体中心的位置。

Z

枕下肌群（Suboccipital muscles）
位于后颈部枕骨正下方的 4 块深层肌肉。

跖屈（Plantar flexion）
足尖下垂，足背伸展。

止点（Insertion site）
肌肉在活动的骨骼上的附着点。

中立（Neutral）
骨骼和关节排列正确，骨骼之间的间距均匀。

重心（Center of gravity）
身体相对于重力的平衡点。

坐骨（Sit bones）
瑜伽中常用于指坐骨结节。

作者介绍

凯莉·索洛威（Kelly Solloway）是一名土生土长的新泽西女孩儿，她 2001 年开始练习瑜伽，2003 年开始进行瑜伽教学。2007 年，她决定辞掉工作去按摩学校学习，她希望自己除了是一名瑜伽教练，还能成为按摩治疗师。在按摩学校学习时，她发现自己对解剖学有着浓厚的兴趣。她意识到，只有深刻了解身体的结构和运动的机制，才能够更加深入地练习瑜伽。凯莉的老师拉吉·瑟隆（Raji Thron）在新泽西州拉姆西（Ramsey）创办了一所瑜伽学校，目前，凯莉在这所学校从事公共瑜伽和私人瑜伽的教学工作，同时在培训的项目中教授解剖学课程。凯莉还在新泽西州开办了自己的工作坊，和周围的人分享她对瑜伽和解剖学的热爱。

作为本书的作者，凯莉拥有社会学学士学位，是美国瑜伽联盟 500 小时高级注册教师（E-RYT500），也是持证按摩治疗师。

插图作者介绍

萨曼莎·斯塔兹曼（Samantha Stutzman）是密歇根州大急流城（Grand Rapids）的一名艺术家和医学插画家。她在密歇根州立大学人类医学院学习人体解剖学，并以医学插画优秀奖获得者的身份从肯德尔艺术与设计学院毕业。毕业后，她在位于纽约市的蒂墨（Thieme）出版社实习，之后创立了自己的公司。萨曼莎擅长油画、石墨画、彩色铅笔画、木炭画、水墨画和数码插画，她负责本书所有插图的绘制。

记忆卡

接下来的书页中包含 48 张记忆卡。你可以运用这些卡片去记忆瑜伽体式的名称及重要的解剖学知识。因为本书涵盖的知识点很多，所以不必为自己无法马上记住全部内容而担心，尤其是首次学习的时候。

记忆卡的纸张都有裁线，小心地撕下每一页，再分别撕下 4 张卡片。每张卡片的正面是一个瑜伽体式，上面的编号代表了需要记忆的解剖学名称。首先，看看自己是否记得每个体式的汉语和梵语名称，再尝试指出肌肉和骨骼的名称，测试一下自己对所学解剖学知识的记忆程度。答案在卡片的背面。除了阅读和涂色，使用记忆卡也是巩固所学知识的一种有效方法。

此外，不论是进行个人练习还是参加课程练习，都可以运用这些记忆卡去制订瑜伽体式的练习计划。随身携带这些卡片，方便你随时随地翻看和学习。如果对某些体式或解剖学部位掌握得不充分，翻看书中相关的内容，再读一遍，复习一下之前涂色的骨骼和肌肉。即使你认为自己已经掌握了书中所有的解剖学知识，也要不时拿出这些卡片复习，以加深记忆，增强你对人体的理解。希望这些卡片能够成为你继续深入学习瑜伽解剖学的有效的辅助工具。

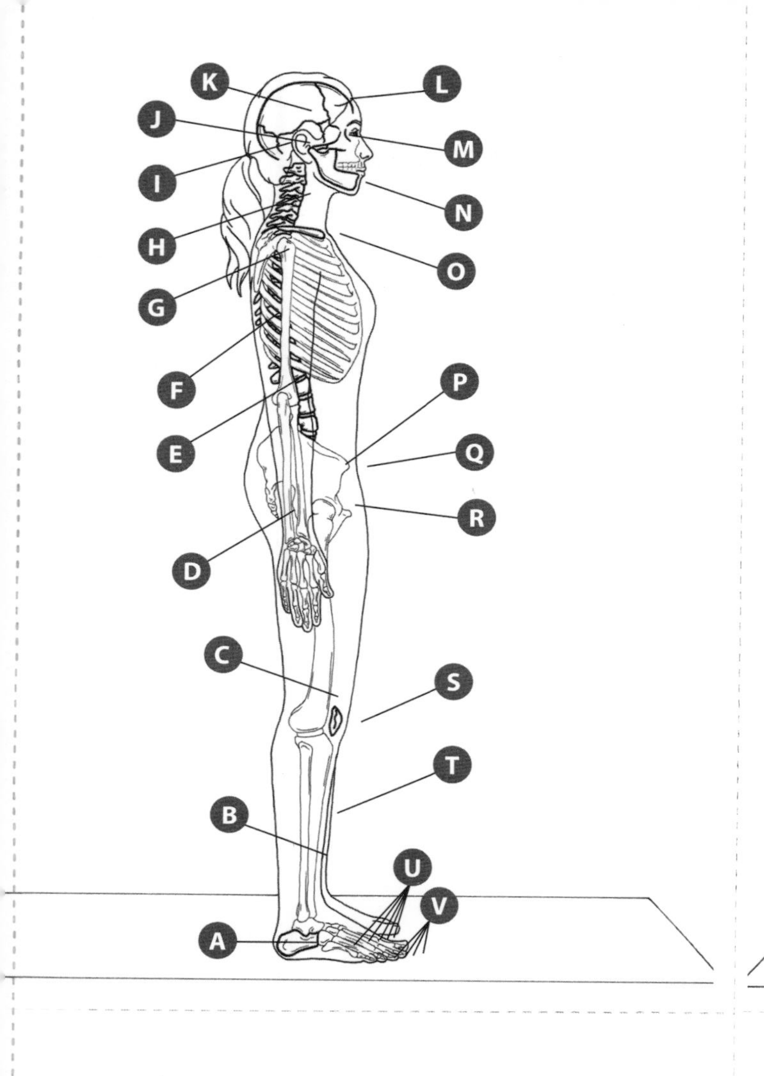
K
L
J
M
I
N
H
O
G
F
P
E
Q
R
D
C
S
T
B
U
V
A

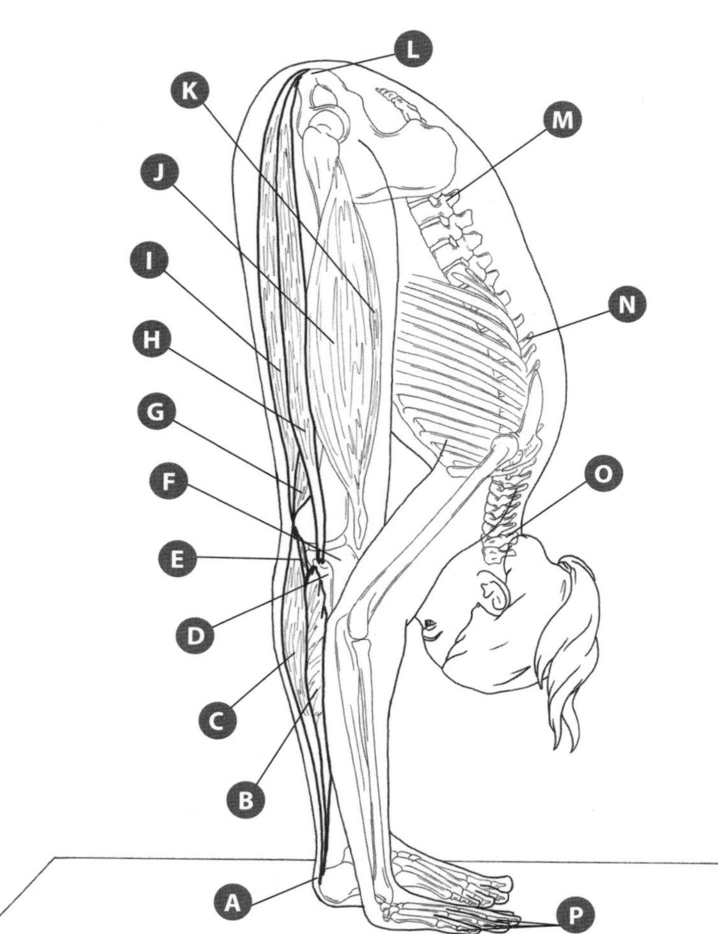
L
K
M
J
I
N
H
G
O
F
E
D
C
B
A
P

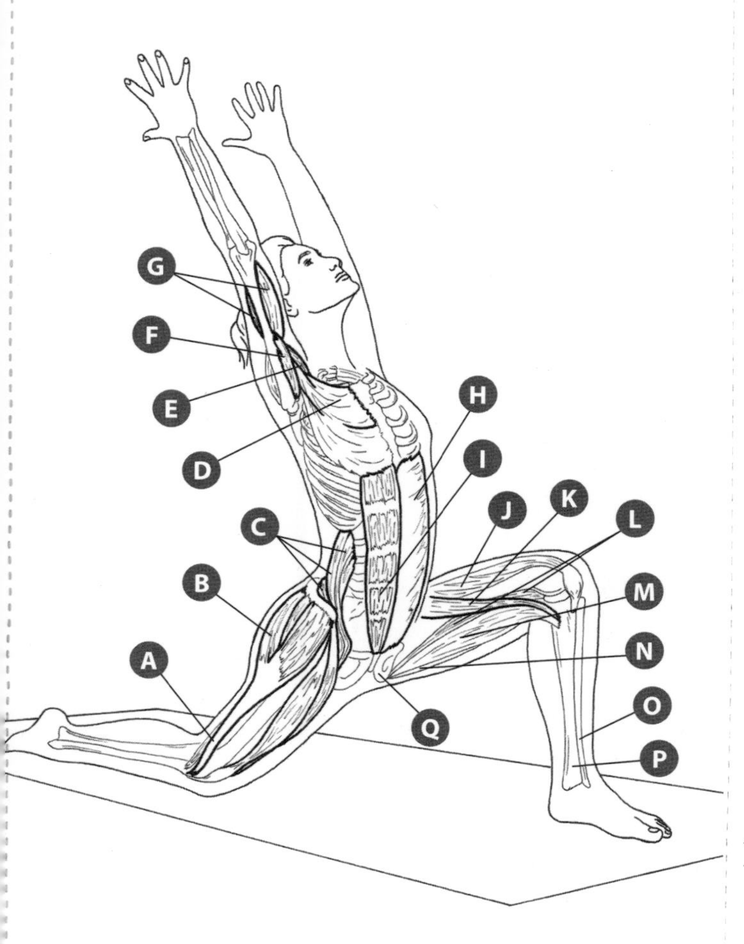
G
F
E
H
D
I
J
K
L
C
B
M
A
N
Q
O
P

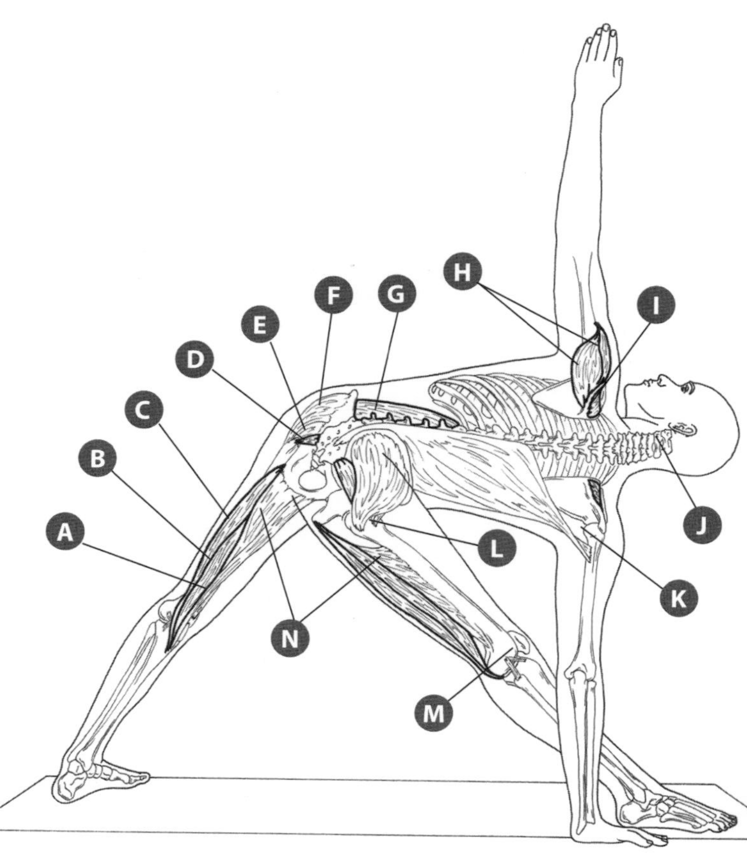
H
F
G
I
E
D
C
B
A
J
L
K
N
M

站立前屈式
Uttanasana

A.... 跟骨
B.... 比目鱼肌
C.... 腓肠肌
D.... 腓骨
E.... 跖肌
F.... 胫骨
G.... 半膜肌
H.... 股二头肌
I.... 半腱肌
J.... 股外侧肌
K.... 股直肌
L.... 坐骨结节
M.... 腰椎
N.... 胸椎
O.... 颈椎
P.... 指骨

山式
Tadasana

A.... 跟骨
B.... 腓骨
C.... 股骨
D.... 尾骨
E.... 腰椎
F.... 胸椎
G.... 肩胛骨
H.... 颈椎
I.... 枕骨
J.... 颞骨
K.... 顶骨
L.... 额骨
M.... 蝶骨
N.... 下颌骨
O.... 锁骨
P.... 髂骨
Q.... 髂前上棘
R.... 髋关节
S.... 髌骨
T.... 胫骨
U.... 跖骨
V.... 趾骨

三角伸展式
Utthita Trikonasana

A.... 股薄肌
B.... 半膜肌
C.... 半腱肌
D.... 梨状肌
E.... 臀小肌
F.... 臀中肌
G.... 腰大肌
H.... 三角肌
I.... 冈上肌
J.... 寰枢关节
K.... 肩关节
L.... 髂肌
M.... 髌骨
N.... 大收肌

新月式
Anjaneyasana

A.... 髂胫束
B.... 臀大肌
C.... 髂腰肌
D.... 胸大肌上部肌束
E.... 三角肌前部肌束
F.... 喙肱肌
G.... 肱二头肌
H.... 腹外斜肌
I.... 腹直肌
J.... 股直肌
K.... 缝匠肌
L.... 股二头肌
M.... 半膜肌
N.... 半腱肌
O.... 腓骨
P.... 胫骨
Q.... 骨盆

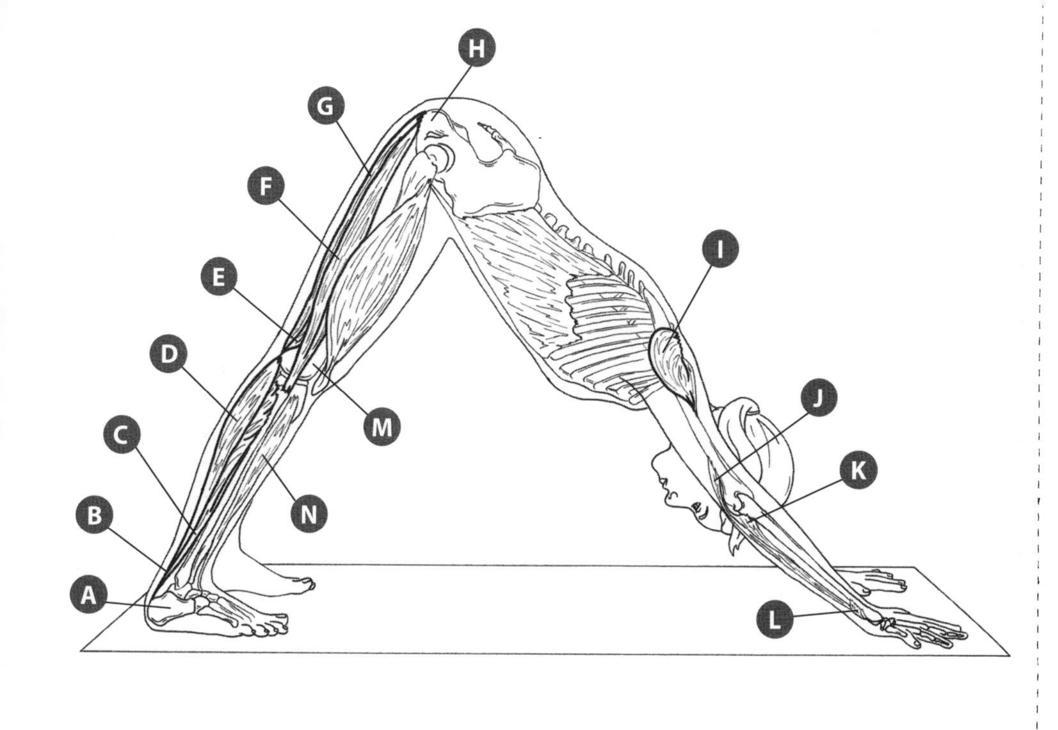
A B C D E F G H I J K L M N

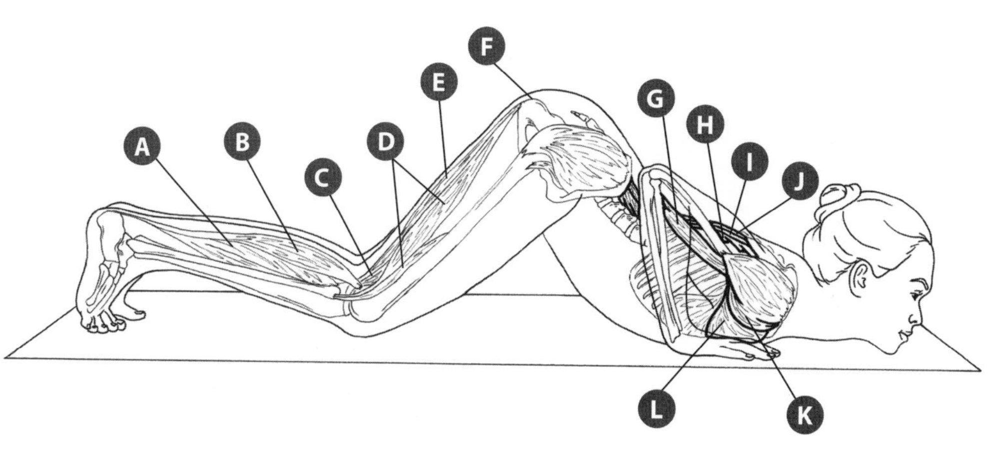
A B C D E F G H I J K L

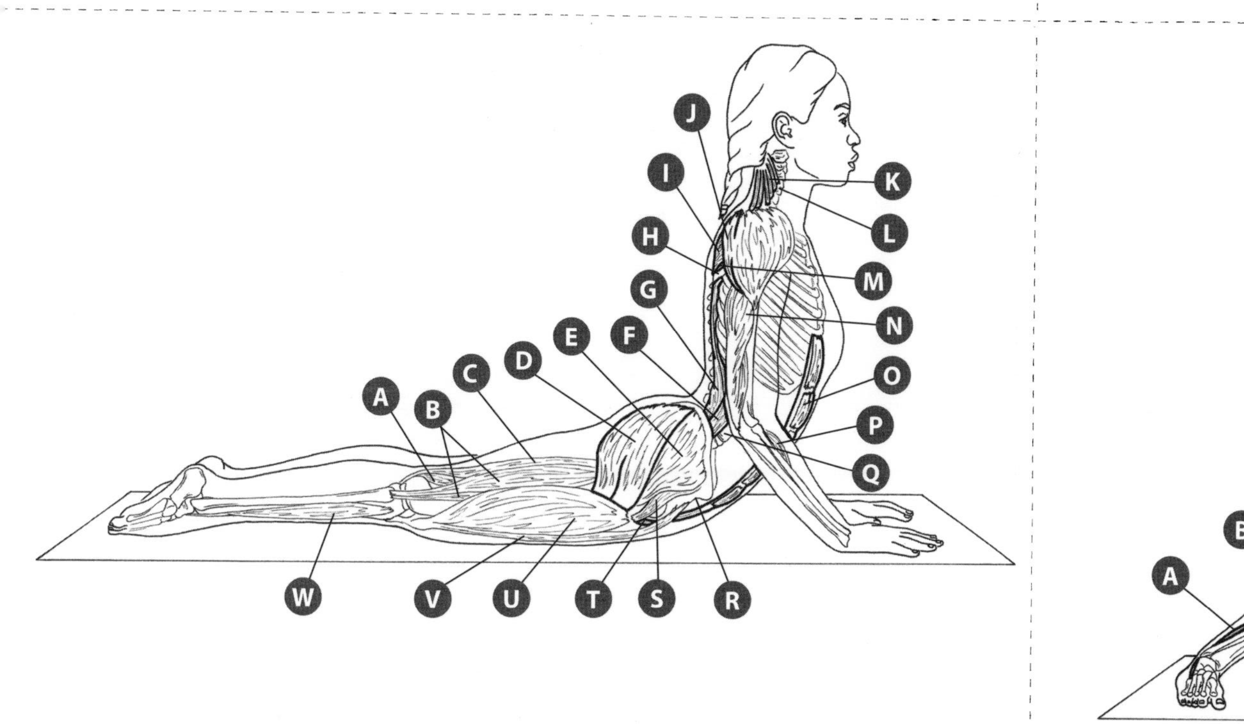
A B C D E F G H I J K L M N O P Q R S T U V W

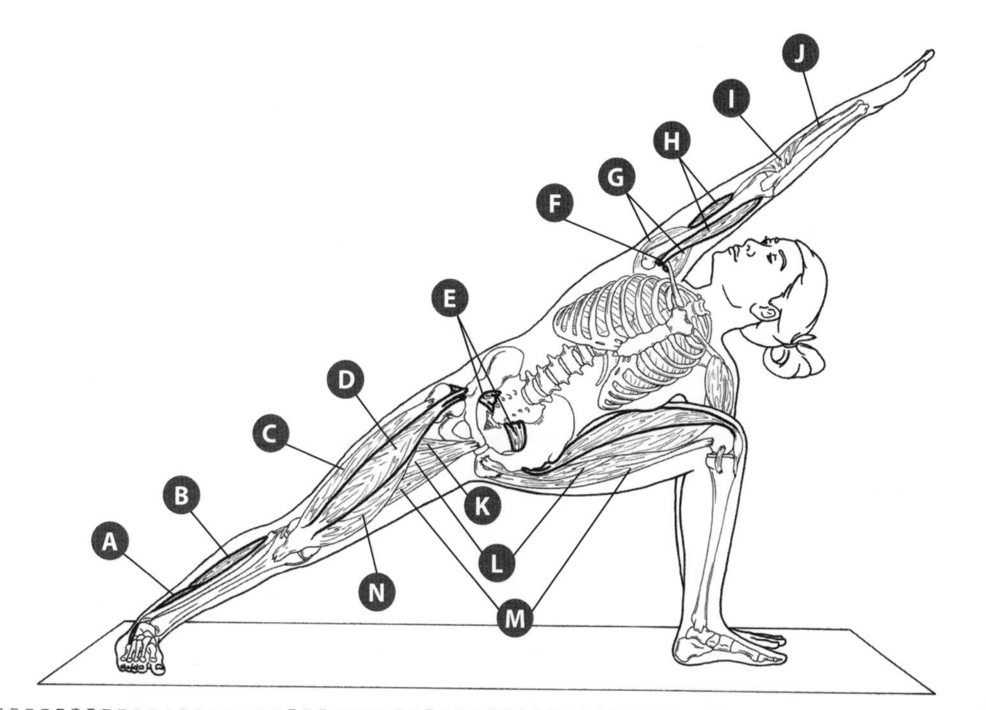
A B C D E F G H I J K L M N

下犬式

Adho Mukha Svanasana

A.... 跟骨
B.... 跟腱
C.... 比目鱼肌
D.... 腓肠肌
E.... 半膜肌
F.... 股二头肌
G.... 半腱肌
H.... 坐骨结节
I.... 三角肌后部肌束
J.... 肱桡肌
K.... 旋前圆肌
L.... 旋前方肌
M.... 股骨
N.... 胫骨前肌

眼镜蛇式

Bhujangasana

A.... 半膜肌
B.... 股二头肌
C.... 半腱肌
D.... 臀大肌
E.... 臀中肌
F.... 腰大肌
G.... 多裂肌
H.... 肩胛下角
I.... 冈下肌
J.... 三角肌后部肌束
K.... 头半棘肌
L.... 颈椎
M.... 小圆肌
N.... 肱三头肌
O.... 腹直肌
P.... 旋前圆肌
Q.... 腰椎
R.... 髂骨
S.... 臀小肌
T.... 髂肌
U.... 股外侧肌
V.... 股直肌
W.... 胫骨前肌

八体投地式

Ashtangasana

A.... 比目鱼肌
B.... 腓肠肌
C.... 半膜肌
D.... 股二头肌
E.... 半腱肌
F.... 坐骨结节
G.... 肱二头肌
H.... 髂肋肌
I.... 最长肌
J.... 棘肌
K.... 三角肌前部肌束
L.... 胸大肌上部肌束

侧角伸展式

Utthita Parsvakonasana

A.... 腓骨短肌
B.... 腓骨长肌
C.... 股外侧肌
D.... 股直肌
E.... 梨状肌
F.... 冈上肌
G.... 三角肌
H.... 肱二头肌
I.... 旋后肌
J.... 肱桡肌
K.... 短收肌
L.... 长收肌
M.... 大收肌
N.... 股内侧肌

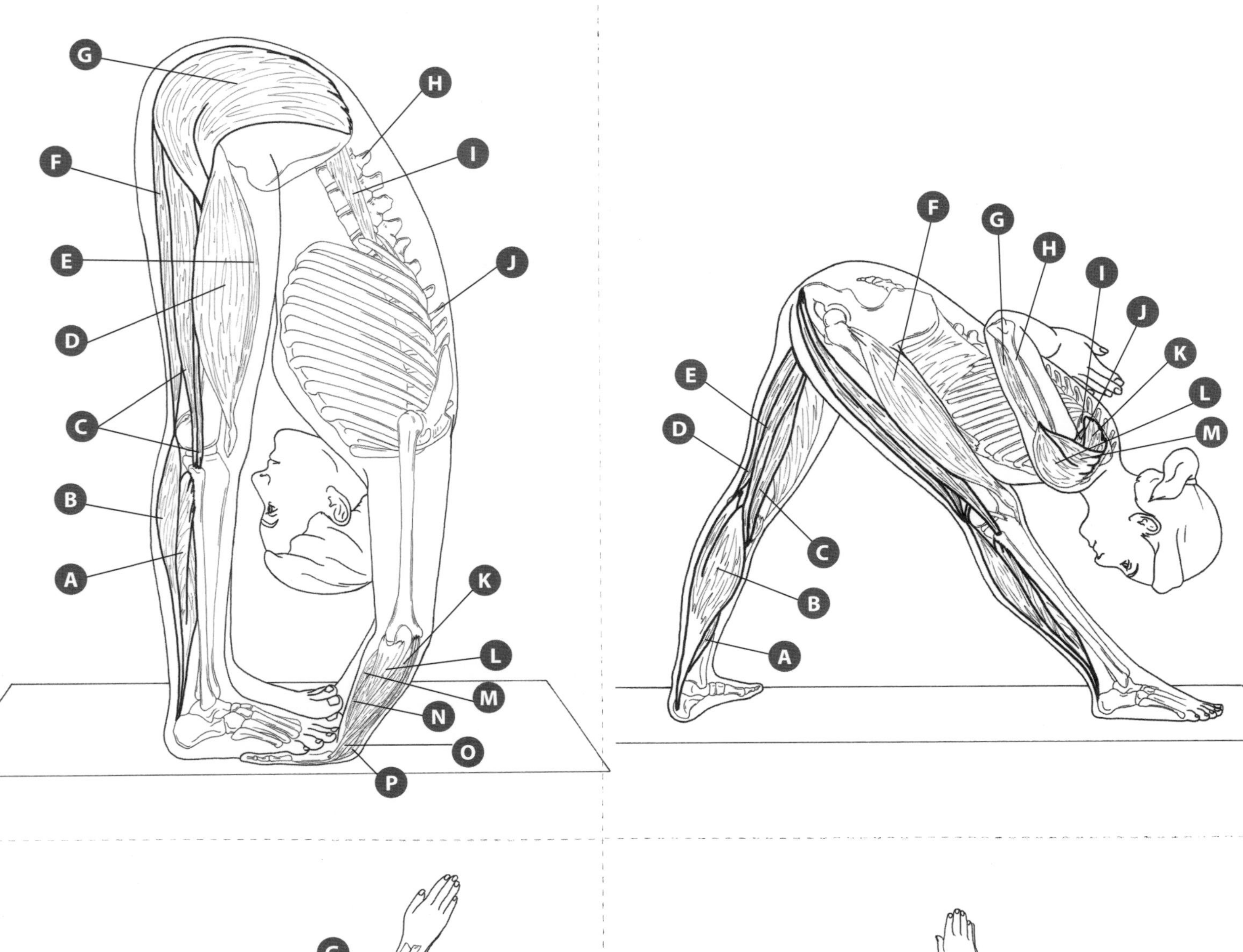
G
H
F
I
E
J
D
C
B
A
K
L
M
N
O
P
F
G
H
I
J
E
K
L
D
M
C
B
A

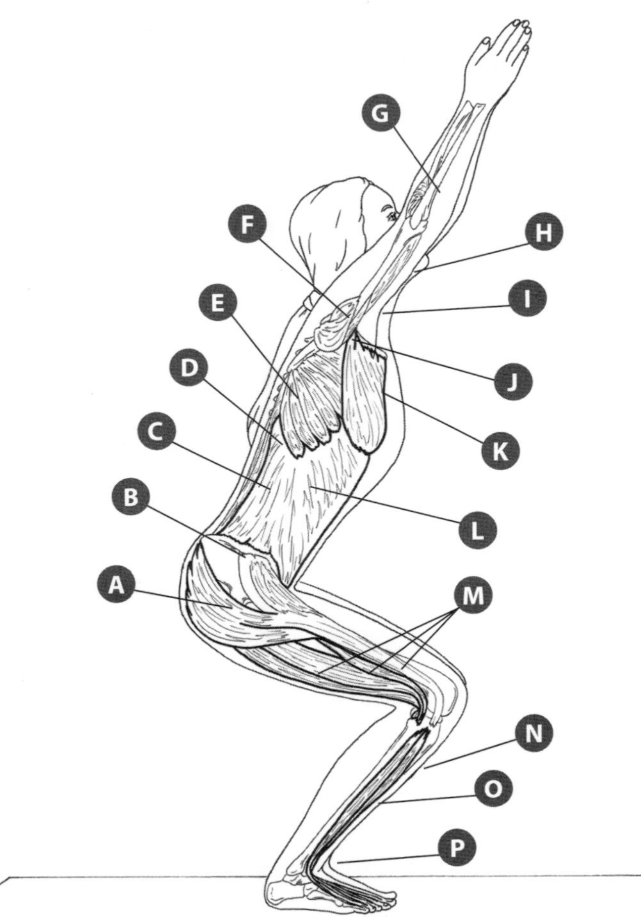
G
F
H
E
I
D
J
C
K
B
L
A
M
N
O
P

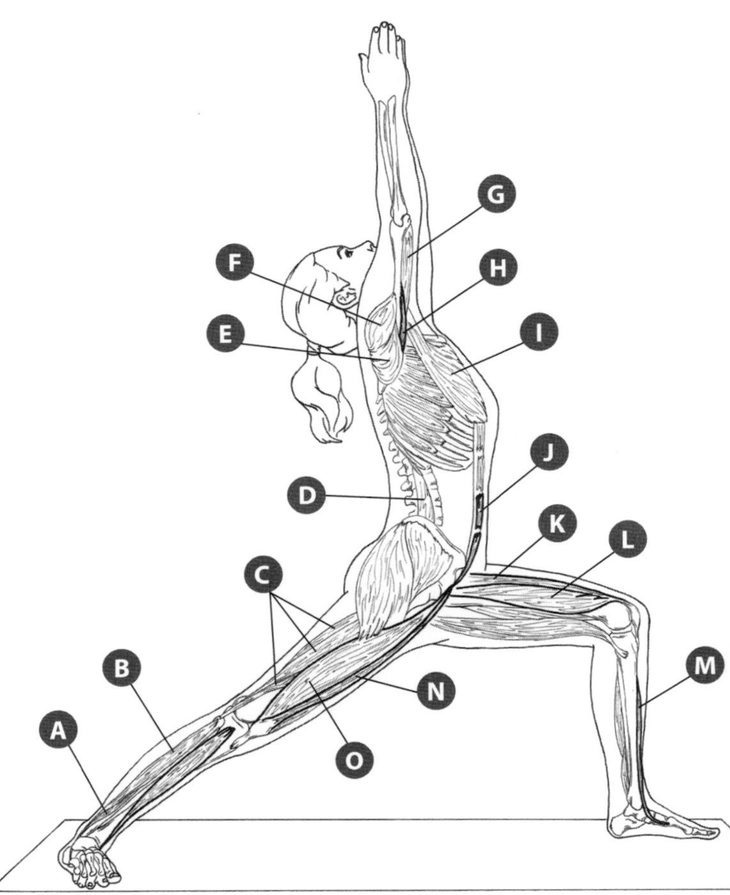
G
F
H
E
I
J
D
K
L
C
B
N
A
O
M

加强侧伸展式
Parsvottanasana

A.... 比目鱼肌
B.... 腓肠肌
C.... 半膜肌
D.... 股二头肌
E.... 半腱肌
F.... 股外侧肌
G.... 肱二头肌
H.... 肱骨
I.... 肩胛骨
J.... 小圆肌
K.... 冈下肌
L.... 三角肌中部肌束
M.... 三角肌后部肌束

瑜伽体式解剖涂色书

脚踏手掌前屈式
Padahastasana

A.... 比目鱼肌
B.... 腓肠肌
C.... 股二头肌
D.... 股外侧肌
E.... 股直肌
F.... 半腱肌
G.... 臀大肌
H.... 腰椎
I.... 腰大肌
J.... 胸椎
K.... 尺侧腕伸肌
L.... 尺侧腕屈肌
M.... 掌长肌
N.... 指浅屈肌
O.... 小指伸肌
P.... 指伸肌

瑜伽体式解剖涂色书

战士一式
Virabhadrasana Ⅰ

A.... 腓骨短肌
B.... 腓骨长肌
C.... 腘绳肌
D.... 腰大肌
E.... 三角肌后部肌束
F.... 三角肌中部肌束
G.... 肱二头肌
H.... 喙肱肌
I.... 胸大肌
J.... 腹直肌
K.... 股中间肌
L.... 股内侧肌
M.... 胫骨前肌
N.... 股直肌
O.... 股外侧肌

瑜伽体式解剖涂色书

幻椅式
Utkatasana

A.... 臀大肌
B.... 骨盆
C.... 髂肋肌
D.... 胸最长肌
E.... 胸椎
F.... 上后锯肌
G.... 旋后肌
H.... 肱二头肌
I.... 喙肱肌
J.... 三角肌后部肌束
K.... 胸大肌
L.... 腹外斜肌
M.... 腘绳肌
N.... 胫骨前肌
O.... 趾长伸肌
P.... 蹞长伸肌

瑜伽体式解剖涂色书

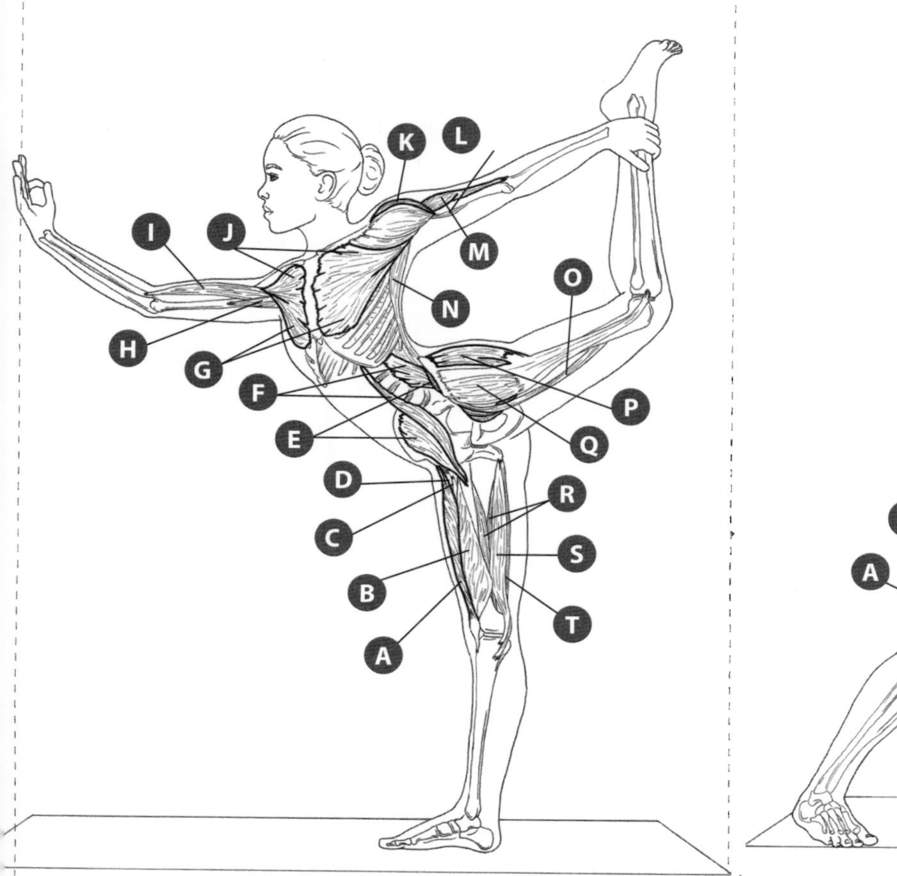
A
B
C
D
E
F
G
H
I
J
K
L
M
N
O
P
Q
R
S
T

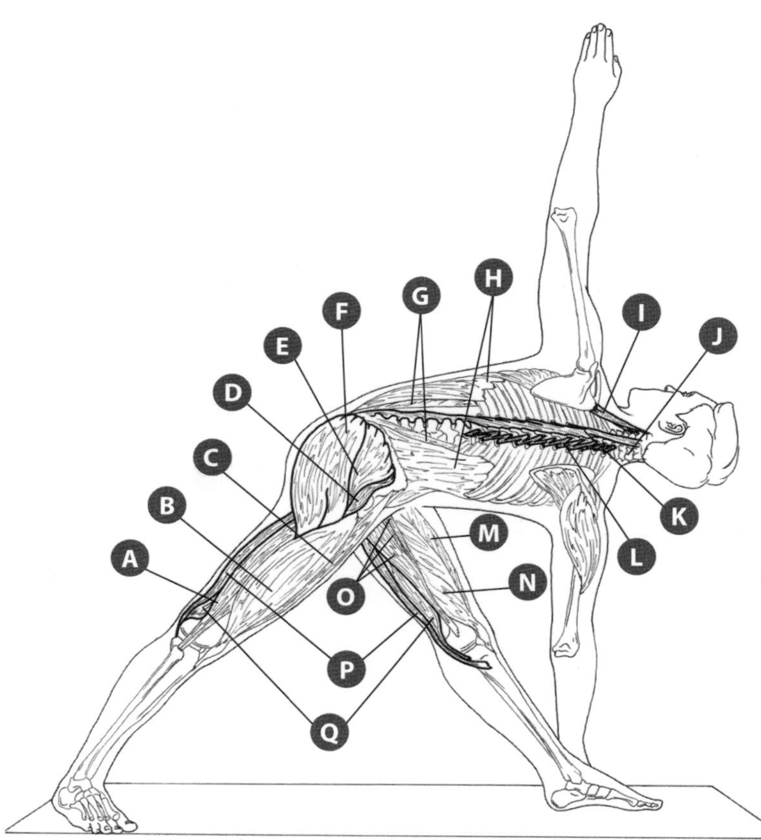
A
B
C
D
E
F
G
H
I
J
K
L
M
N
O
P
Q

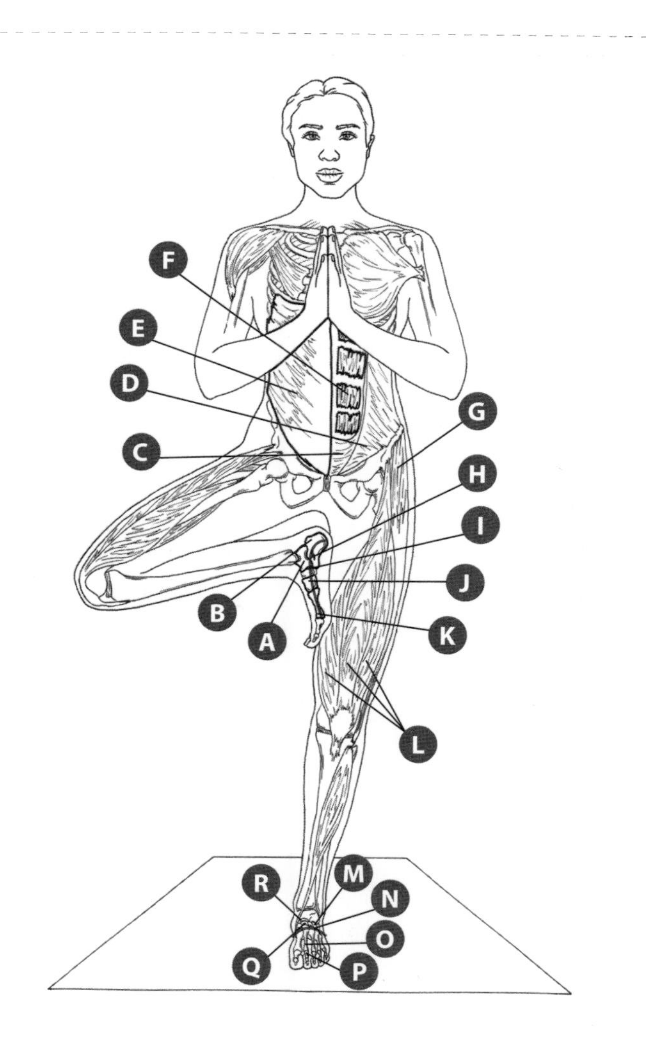
A
B
C
D
E
F
G
H
I
J
K
L
M
N
O
P
Q
R

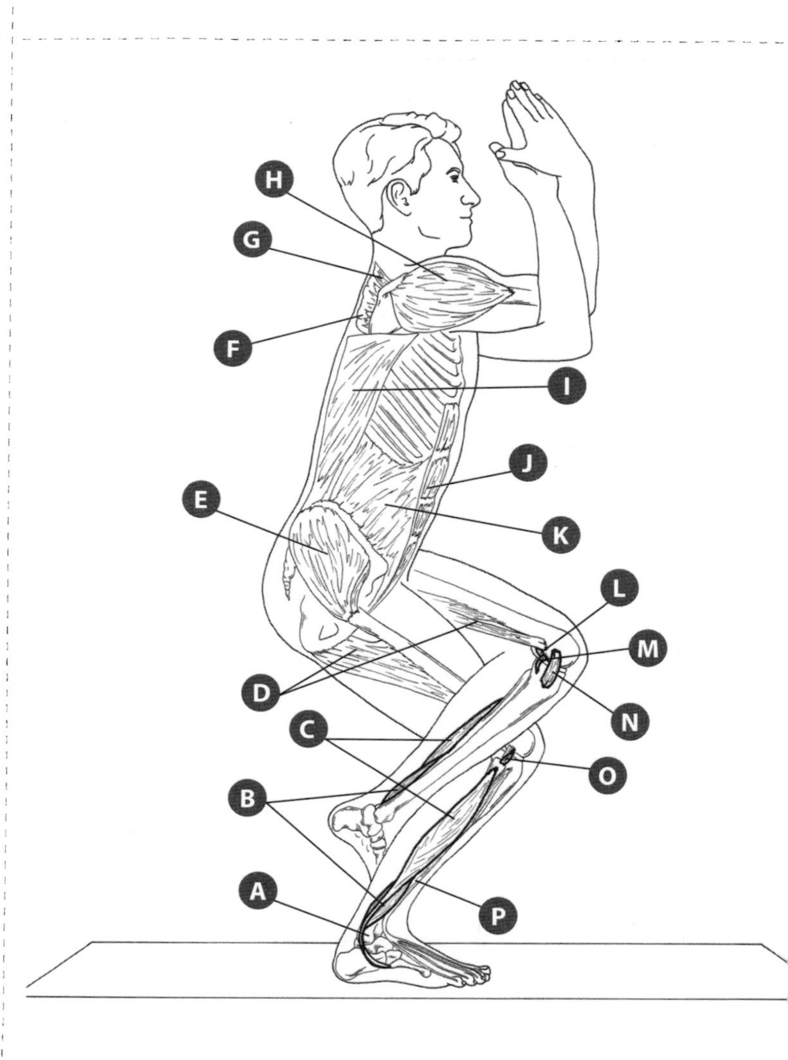
A
B
C
D
E
F
G
H
I
J
K
L
M
N
O
P

三角扭转式
Parivrtta Trikonasana

A.... 股二头肌
B.... 股外侧肌
C.... 股直肌
D.... 臀小肌
E.... 臀中肌
F.... 臀大肌
G.... 腹内斜肌
H.... 腹外斜肌
I.... 肩胛提肌
J.... 颈椎
K.... 多裂肌
L.... 回旋肌
M.... 股中间肌
N.... 股内侧肌
O.... 内收肌
P.... 半腱肌
Q.... 半膜肌

舞王式
Natarajasana

A.... 股直肌
B.... 股内侧肌
C.... 股中间肌
D.... 股外侧肌
E.... 髂肌
F.... 腰大肌
G.... 胸大肌下部肌束
H.... 喙肱肌
I.... 肱二头肌
J.... 胸大肌上部肌束
K.... 三角肌后部肌束
L.... 三角肌中部肌束
M.... 肱三头肌
N.... 背阔肌
O.... 缝匠肌
P.... 臀大肌
Q.... 阔筋膜张肌
R.... 股二头肌
S.... 半膜肌
T.... 半腱肌

鹰式 / 鸟王式
Garudasana

A.... 外踝
B.... 腓骨短肌
C.... 腓骨长肌
D.... 大收肌
E.... 臀中肌
F.... 大菱形肌
G.... 小菱形肌
H.... 三角肌
I.... 背阔肌
J.... 腹直肌
K.... 腹横肌
L.... 前交叉韧带
M.... 后交叉韧带
N.... 内侧副韧带
O.... 外侧副韧带
P.... 趾长伸肌

树式
Vrksasana

A.... 距骨
B.... 跟骨
C.... 腹横肌
D.... 腹内斜肌
E.... 腹外斜肌
F.... 腹直肌
G.... 阔筋膜张肌
H.... 内侧纵弓
I.... 足舟骨
J.... 楔骨
K.... 跖骨
L.... 股四头肌
M.... 骰骨
N.... 横弓
O.... 跖骨
P.... 趾骨
Q.... 楔骨
R.... 足舟骨

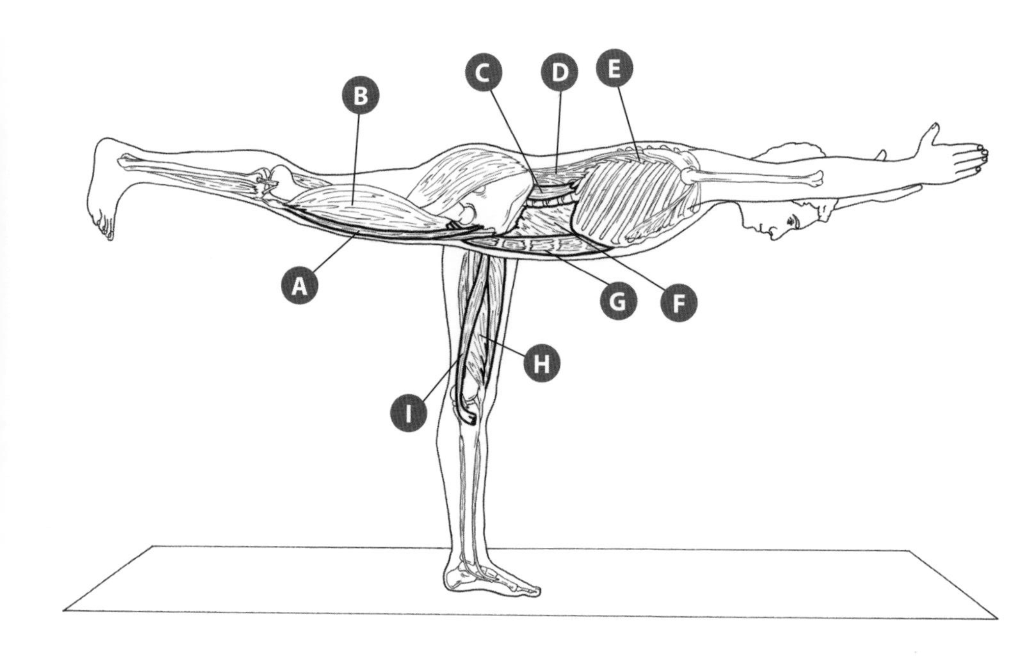
A
B
C
D
E
F
G
H
I

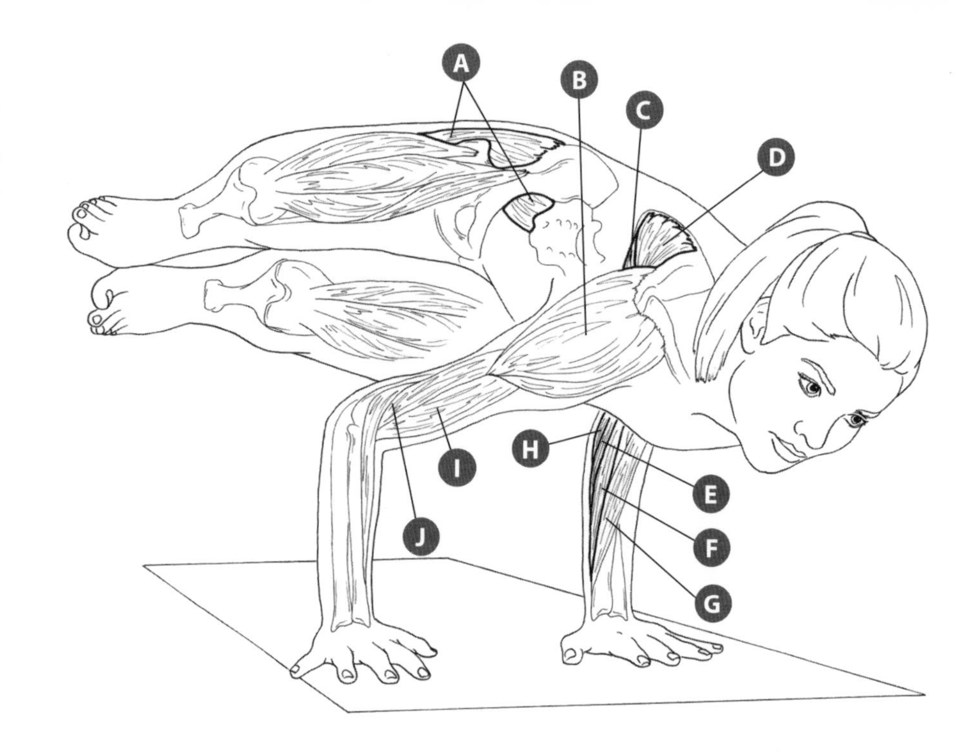
A
B
C
D
E
F
G
H
I
J

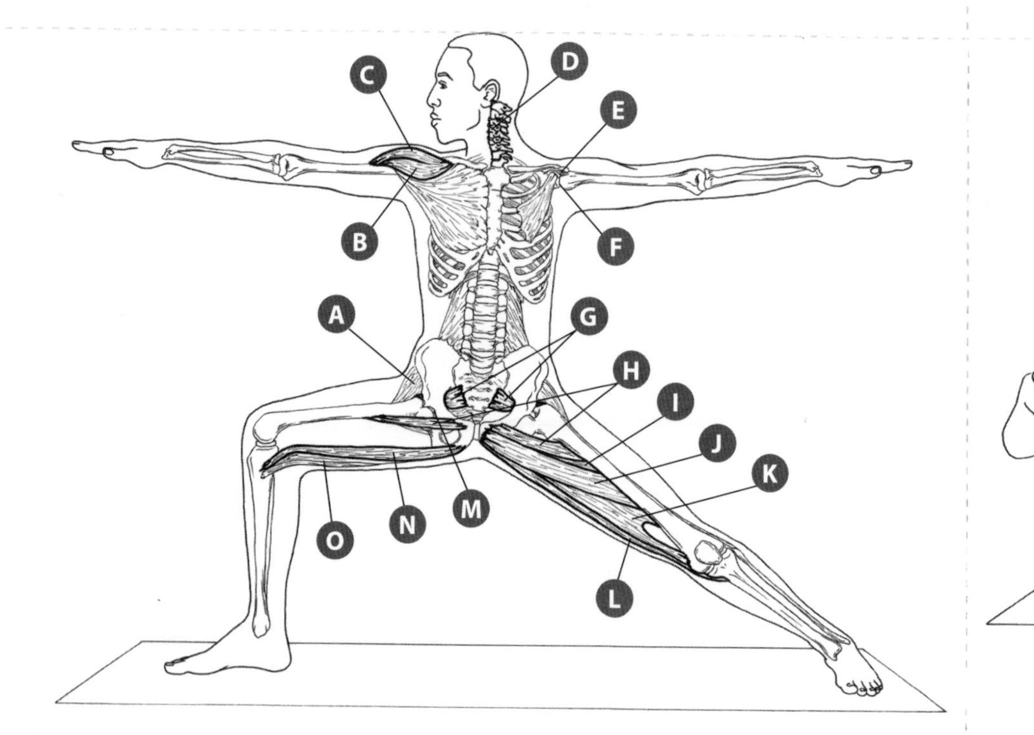
A
B
C
D
E
F
G
H
I
J
K
L
M
N
O

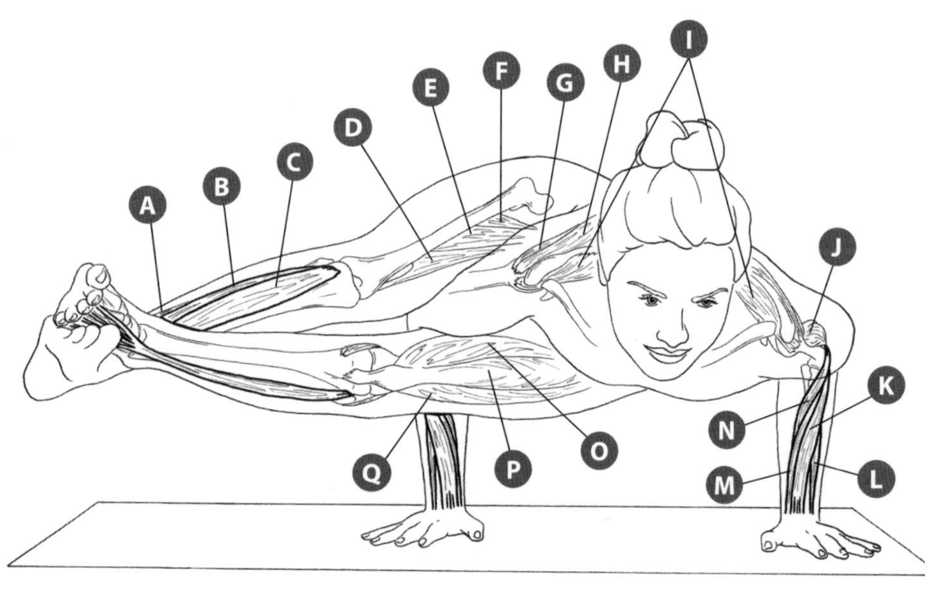
A
B
C
D
E
F
G
H
I
J
K
L
M
N
O
P
Q

战士三式
Virabhadrasana Ⅲ

A.... 股直肌
B.... 股外侧肌
C.... 腰大肌
D.... 最长肌
E.... 髂肋肌
F.... 腹内斜肌
G.... 腹直肌
H.... 股内侧肌
I.... 缝匠肌

战士二式
Virabhadrasana Ⅱ

A.... 臀大肌
B.... 三角肌前部肌束
C.... 三角肌中部肌束
D.... 颈椎
E.... 冈上肌
F.... 肩关节
G.... 梨状肌
H.... 耻骨肌
I.... 短收肌
J.... 长收肌
K.... 大收肌
L.... 股薄肌
M.... 髋关节
N.... 股薄肌
O.... 半膜肌

侧乌鸦式
Parsva Bakasana

A.... 臀大肌
B.... 三角肌后部肌束
C.... 小圆肌
D.... 冈下肌
E.... 掌长肌
F.... 桡侧腕屈肌
G.... 肱桡肌
H.... 尺侧腕屈肌
I.... 肱二头肌
J.... 肱肌

八曲式
Astavakrasana

A.... 腓骨短肌
B.... 趾长伸肌
C.... 胫骨前肌
D.... 大收肌
E.... 长收肌
F.... 短收肌
G.... 小圆肌
H.... 冈下肌
I.... 冈上肌
J.... 肱三头肌
K.... 指伸肌
L.... 尺侧腕伸肌
M.... 桡侧腕短伸肌
N.... 桡侧腕长伸肌
O.... 股内侧肌
P.... 股直肌
Q.... 股外侧肌

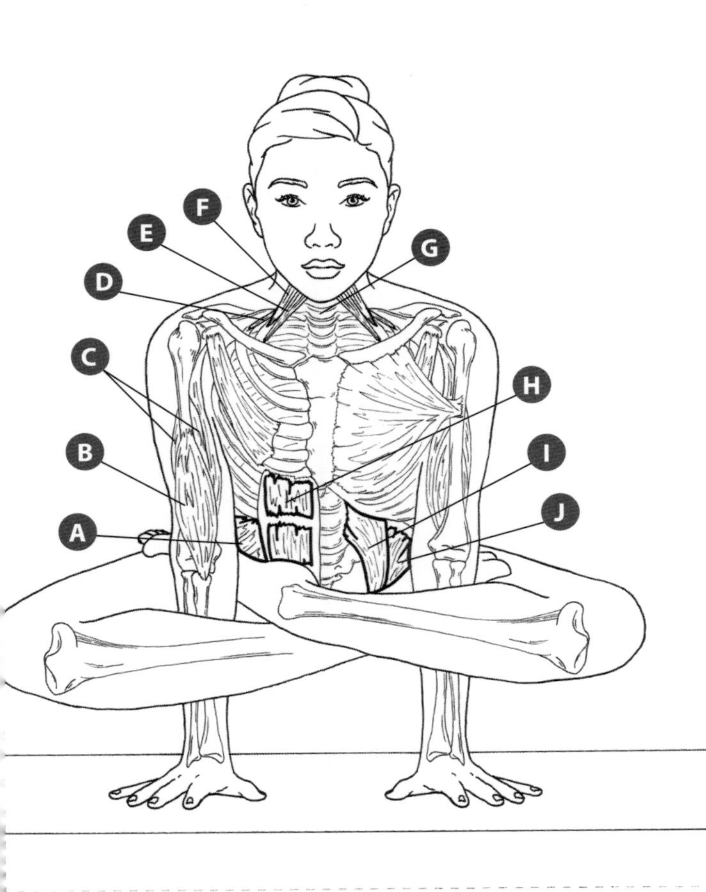
A
B
C
D
E
F
G
H
I
J

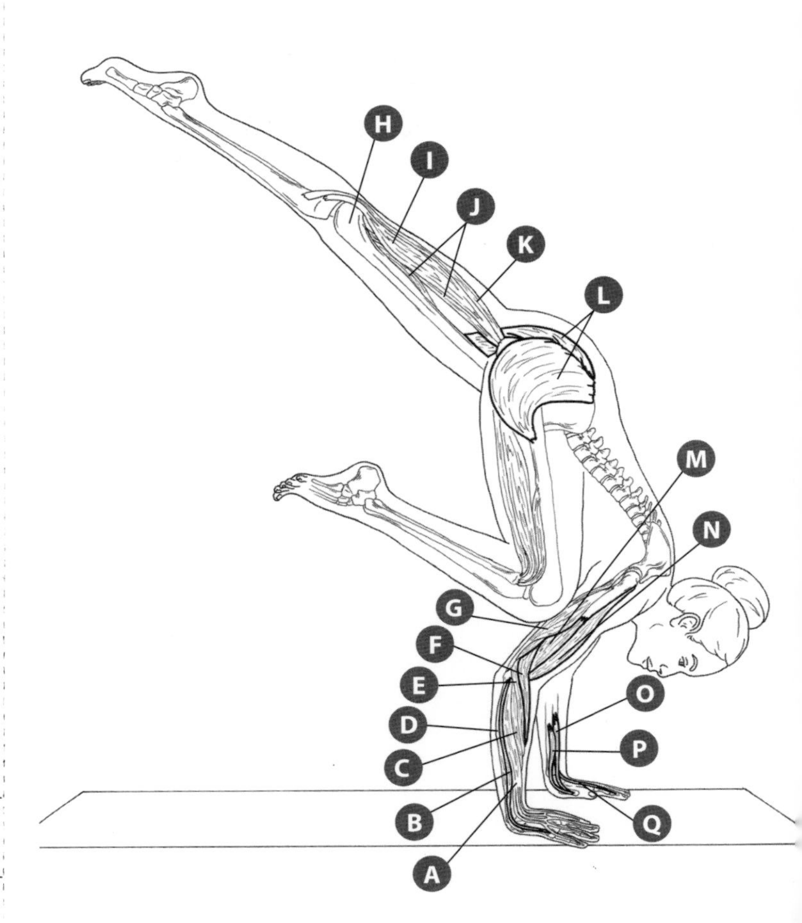
A
B
C
D
E
F
G
H
I
J
K
L
M
N
O
P
Q

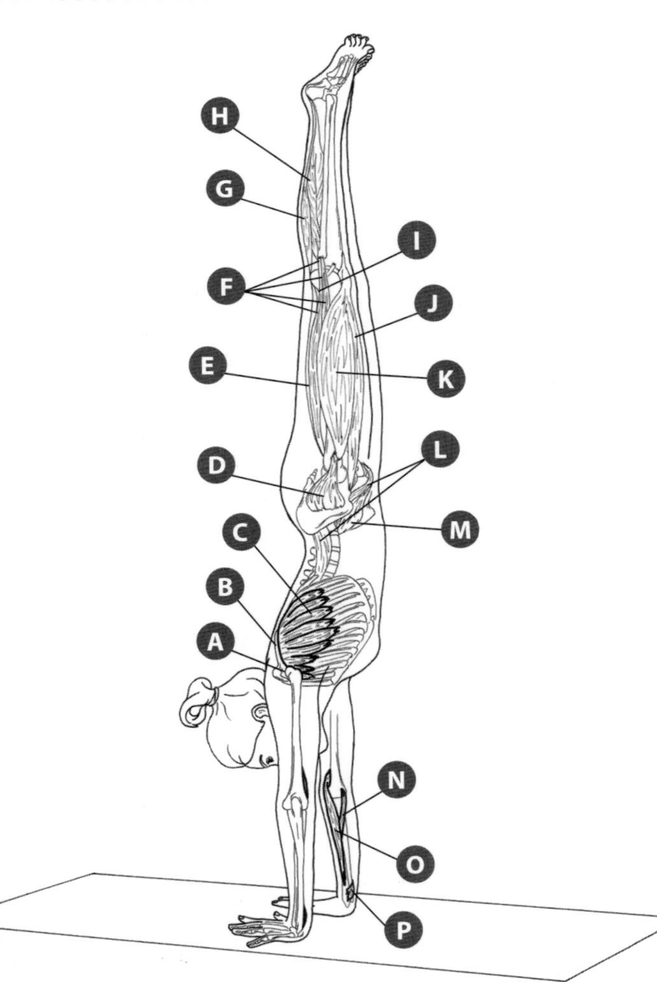
A
B
C
D
E
F
G
H
I
J
K
L
M
N
O
P

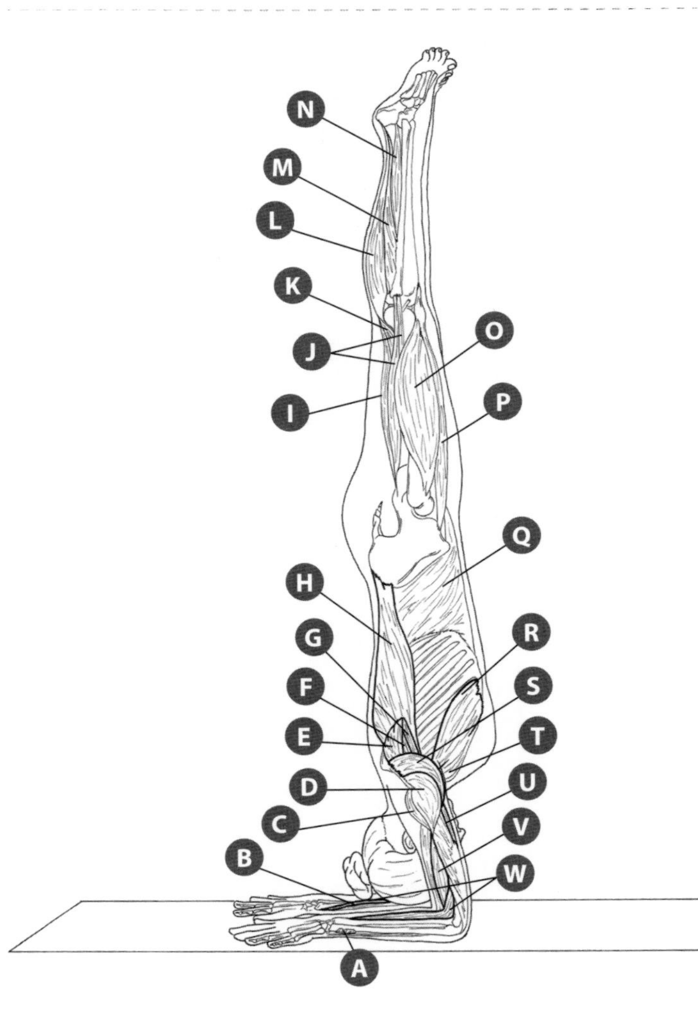
A
B
C
D
E
F
G
H
I
J
K
L
M
N
O
P
Q
R
S
T
U
V
W

单腿起重机式
Eka Pada Bakasana

A.... 指伸肌
B.... 尺侧腕伸肌
C.... 桡侧腕短伸肌
D.... 小指伸肌
E.... 桡侧腕长伸肌
F.... 肱桡肌
G.... 肱三头肌
H.... 股骨
I.... 半膜肌
J.... 股二头肌
K.... 半腱肌
L.... 臀大肌
M.... 肱肌
N.... 肱二头肌
O.... 拇长伸肌
P.... 拇短伸肌
Q.... 示指伸肌

公鸡式
Kukkutasana

A.... 腹内斜肌
B.... 肱肌
C.... 肱三头肌
D.... 后斜角肌
E.... 前斜角肌
F.... 中斜角肌
G.... 颈椎
H.... 腹直肌
I.... 腰大肌
J.... 髂肌

孔雀起舞式
Pincha Mayurasana

A.... 旋前方肌
B.... 桡侧腕屈肌
C.... 三角肌前部肌束
D.... 三角肌中部肌束
E.... 冈下肌
F.... 小圆肌
G.... 大圆肌
H.... 背阔肌
I.... 半腱肌
J.... 股二头肌
K.... 半膜肌
L.... 腓肠肌
M.... 比目鱼肌
N.... 踇长屈肌
O.... 股外侧肌
P.... 股直肌
Q.... 腹横肌
R.... 胸大肌下部肌束
S.... 三角肌后部肌束
T.... 胸大肌上部肌束
U.... 肱三头肌长头
V.... 肱肌
W.... 肱桡肌

手倒立式
Adho Mukha Vrksasana

A.... 肩关节
B.... 肩胛骨
C.... 前锯肌
D.... 臀小肌
E.... 半腱肌
F.... 股二头肌
G.... 腓肠肌
H.... 比目鱼肌
I.... 半膜肌
J.... 股直肌
K.... 股外侧肌
L.... 腰大肌
M.... 髂肌
N.... 旋前圆肌
O.... 肱桡肌
P.... 旋前方肌

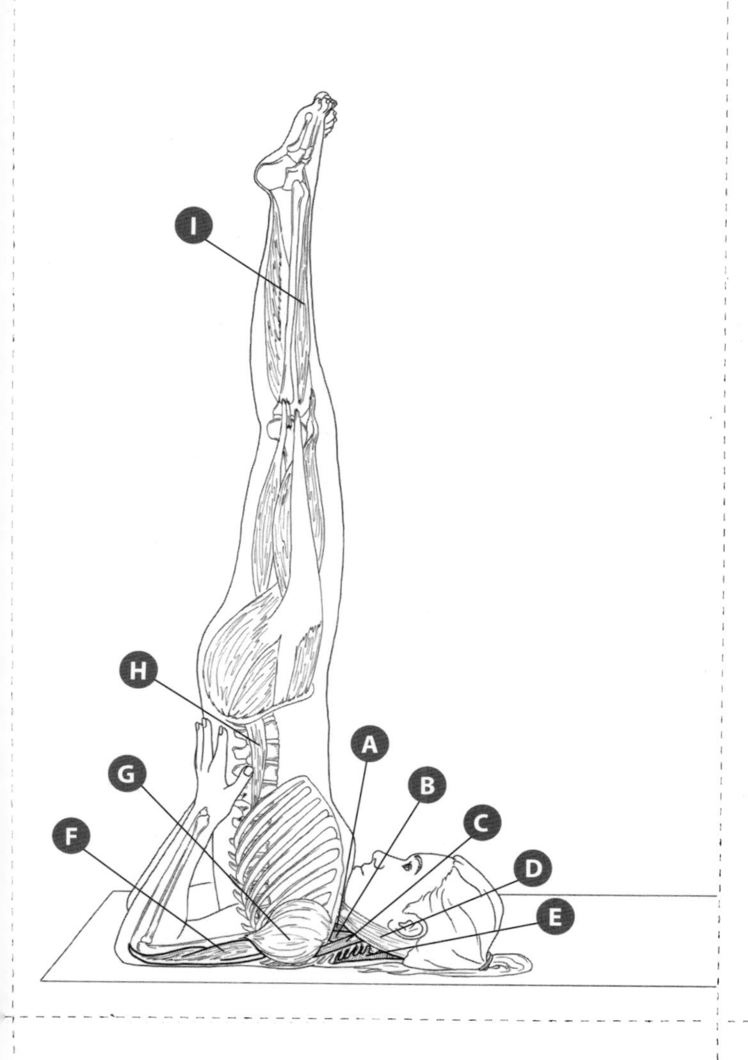
I
H
A
G
B
C
F
D
E

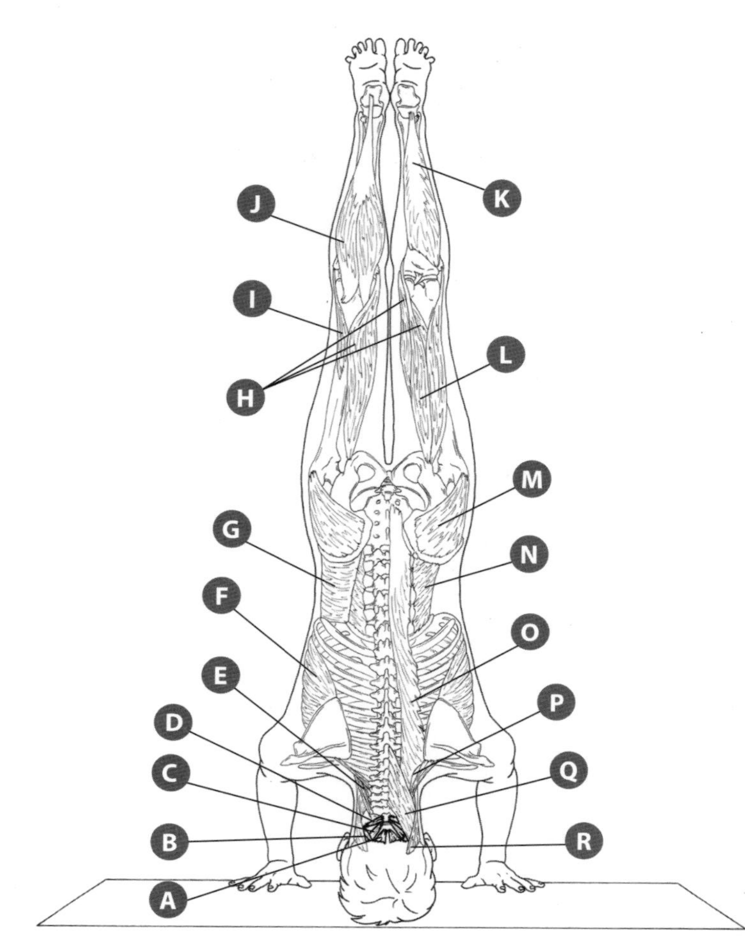
K
J
I
H
L
M
G
N
F
O
E
P
D
Q
C
B
R
A

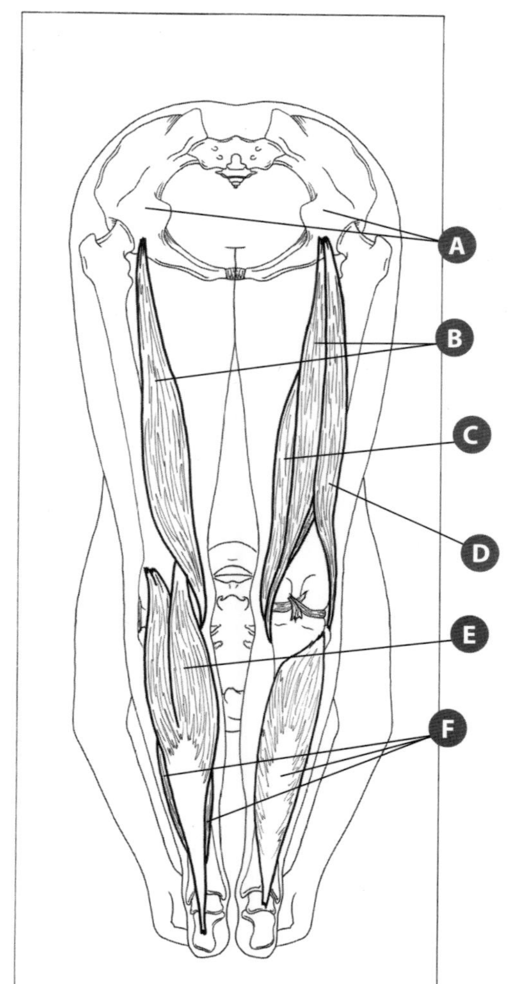
A
B
C
D
E
F

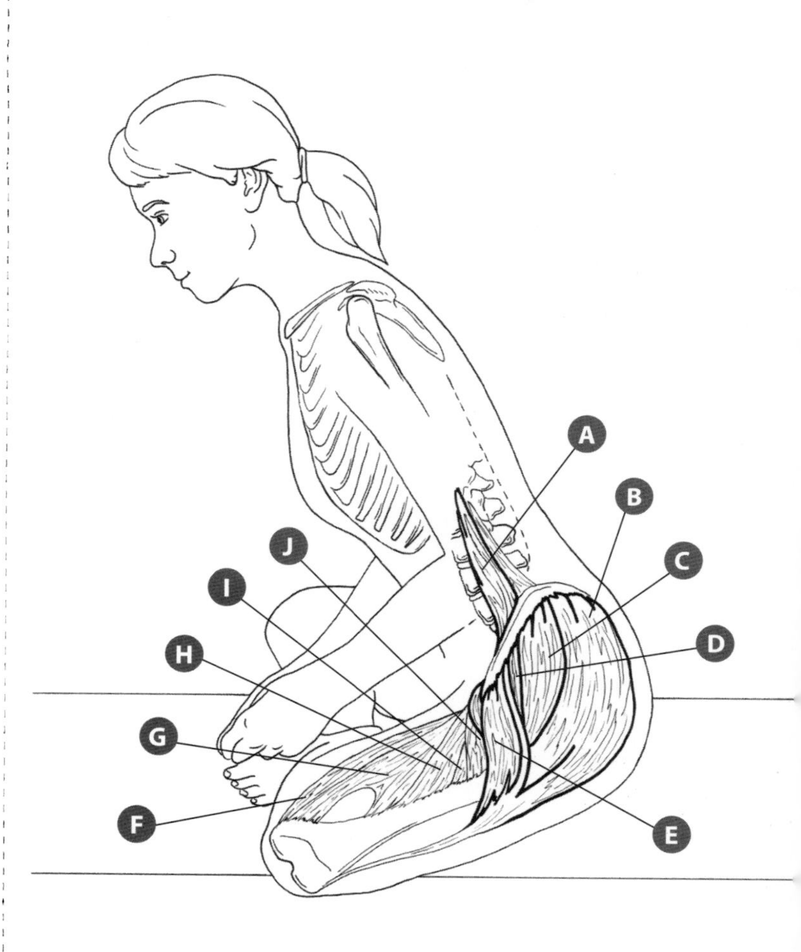
A
B
J
C
I
H
D
G
F
E

头倒立 B 式
Sirsasana B

A.... 头后小直肌
B.... 头上斜肌
C.... 头后大直肌
D.... 头下斜肌
E.... 斜角肌
F.... 前锯肌
G.... 腹横肌
H.... 半膜肌
I.... 股二头肌短头
J.... 腓肠肌
K.... 比目鱼肌
L.... 半腱肌
M.... 臀中肌
N.... 腰方肌
O.... 头最长肌
P.... 肩胛提肌
Q.... 头夹肌
R.... 胸锁乳突肌

肩倒立式
Salamba Sarvangasana

A.... 前斜角肌
B.... 中斜角肌
C.... 肩胛提肌
D.... 胸锁乳突肌
E.... 项韧带
F.... 肱三头肌
G.... 三角肌
H.... 腰大肌
I.... 胫骨前肌

束角式
Baddhakonasana

A.... 腰大肌
B.... 臀大肌
C.... 臀中肌
D.... 臀小肌前部肌束
E.... 阔筋膜张肌
F.... 股薄肌
G.... 大收肌
H.... 长收肌
I.... 短收肌
J.... 耻骨肌

双腿背部伸展式
Paschimottanasana

A.... 坐骨结节
B.... 半膜肌
C.... 半腱肌
D.... 股二头肌
E.... 腓肠肌
F.... 比目鱼肌

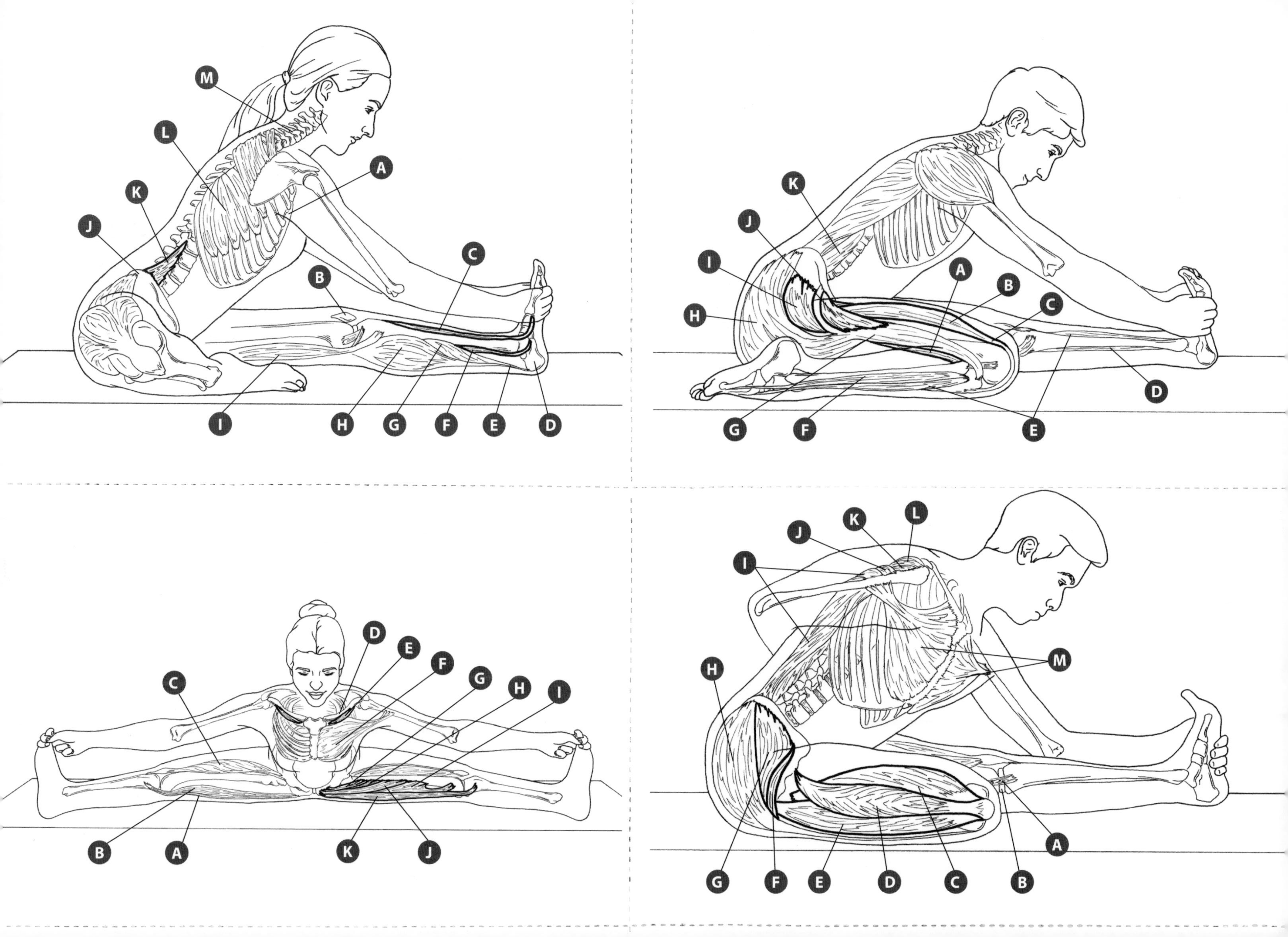
M
L
A
K
J
C
B
I
H
G
F
E
D
K
J
I
A
B
C
H
D
G
F
E
C
D
E
F
G
H
I
B
A
K
J
J
K
L
I
M
H
A
G
F
E
D
C
B

单腿头碰膝式
Janu Sirsasana

A.... 胸骨
B.... 髌骨
C..... 胫骨前肌
D.... 跟骨
E.... 跟腱
F.... 胫骨后肌
G.... 比目鱼肌
H.... 腓肠肌
I.... 半腱肌
J.... 髂嵴
K.... 腰方肌
L.... 前锯肌
M.... 颈椎

坐角式
Upavishta Konasana

A.... 半腱肌
B.... 半膜肌
C.... 股直肌
D.... 锁骨
E.... 锁骨下肌
F.... 胸大肌
G.... 耻骨肌
H.... 短收肌
I.... 大收肌
J.... 长收肌
K.... 股薄肌

半英雄头碰膝伸展式
Triang Mukha
Eka Pada Paschimottanasana

A.... 缝匠肌
B.... 股直肌
C.... 股四头肌肌腱
D.... 姆长伸肌
E.... 胫骨前肌
F.... 趾长伸肌
G.... 髂胫束
H.... 臀大肌
I.... 臀小肌
J.... 阔筋膜张肌
K.... 腰大肌

半莲花加强背部前屈伸展式
（半莲花坐位前屈式）
Ardha Baddha
Padma Paschimottanasana

A.... 内侧副韧带
B.... 内侧半月板
C.... 股内侧肌
D.... 股直肌
E.... 股外侧肌
F.... 臀小肌
G.... 臀中肌
H.... 臀大肌
I.... 背阔肌
J.... 大圆肌
K.... 小圆肌
L.... 冈下肌
M.... 胸大肌

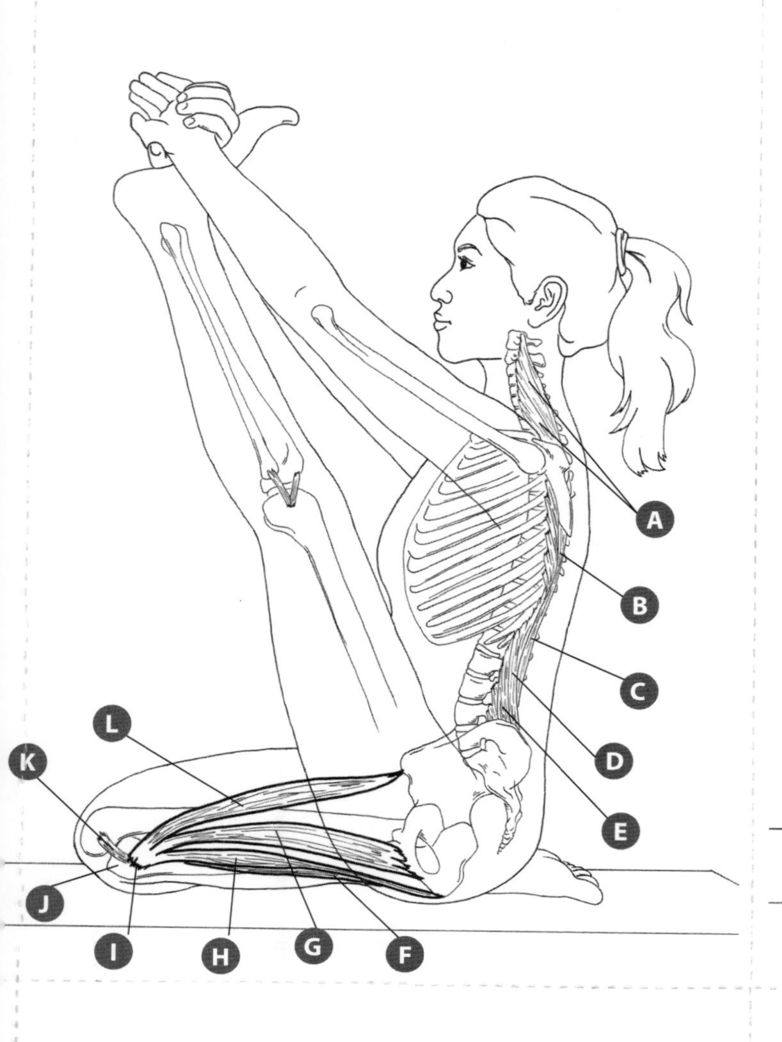
A
B
C
D
E
L
K
J
I
H
G
F

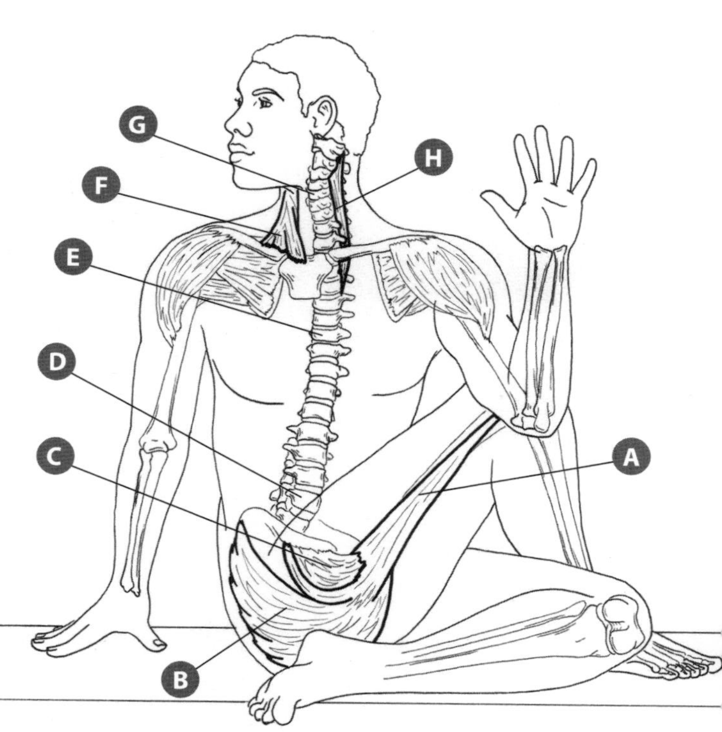
G
H
F
E
D
C
A
B

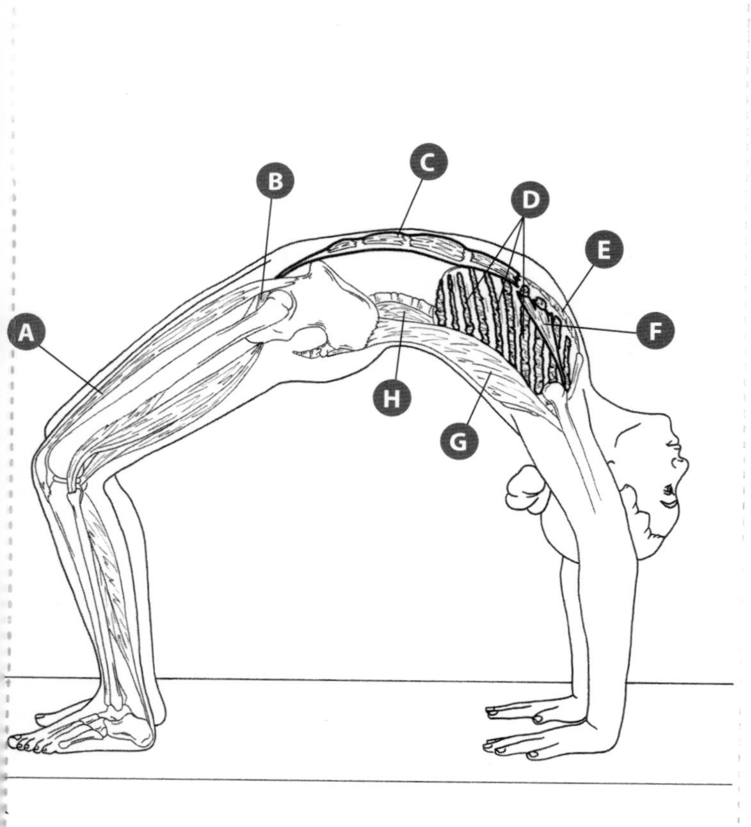
B
C
D
E
A
F
H
G

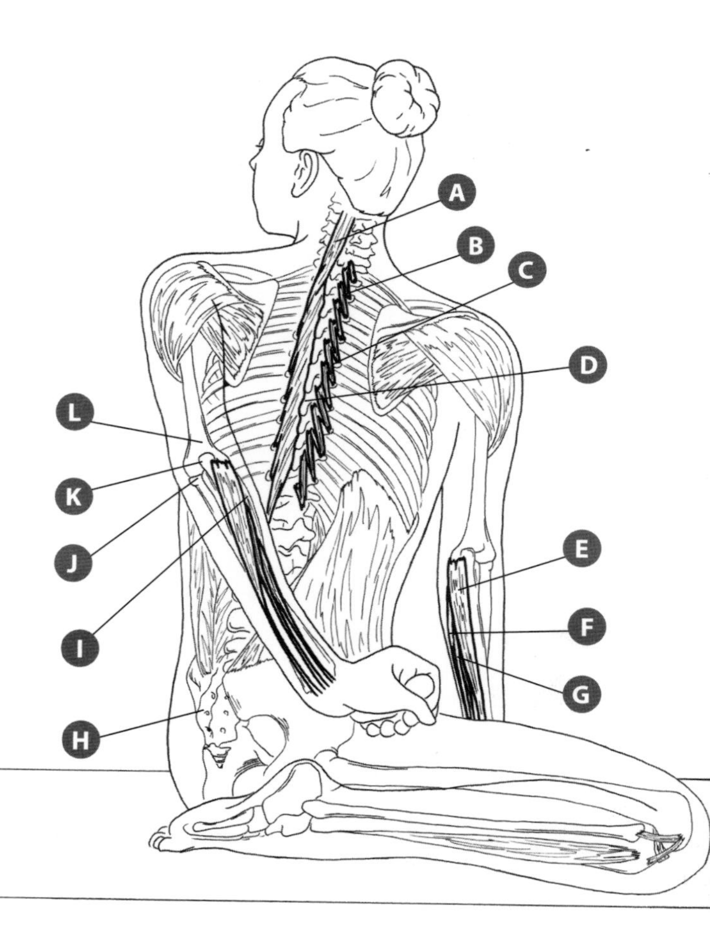
A
B
C
D
L
K
J
I
E
F
G
H

半脊柱扭转式（半鱼王式）
Ardha Matsyendrasana

A.... 髂胫束
B.... 臀大肌
C.... 阔筋膜张肌
D.... 腰椎
E.... 胸椎
F.... 胸锁乳突肌
G.... 颈椎
H.... 颈夹肌

苍鹭式
Krounchasana

A.... 髂肋肌
B.... 棘肌
C.... 最长肌
D.... 髂肋肌
E.... 腰方肌
F.... 半膜肌
G.... 股薄肌
H.... 半腱肌
I.... 鹅足
J.... 胫骨
K.... 内侧副韧带
L.... 缝匠肌

瑜伽体式解剖涂色书

巴拉瓦伽扭转式
Bharadvajasana

A.... 多裂肌
B.... 回旋肌
C.... 横突
D.... 棘突
E.... 桡侧腕屈肌
F.... 尺侧腕屈肌
G.... 掌长肌
H.... 骶骨
I.... 旋前圆肌
J.... 桡骨
K.... 尺骨
L.... 肱骨

瑜伽体式解剖涂色书

轮式
Urdhva Dhanurasana

A.... 股直肌
B.... 髂肌
C.... 腹直肌
D.... 肋间肌
E.... 胸大肌
F.... 胸小肌
G.... 背阔肌
H.... 腰大肌

瑜伽体式解剖涂色书

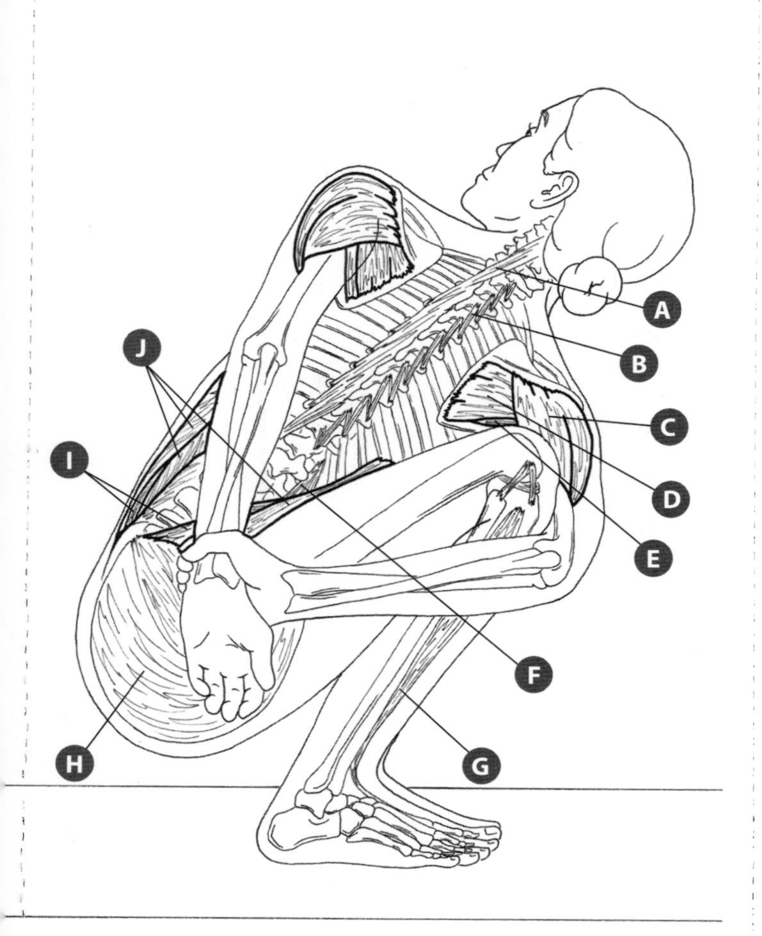
A
J
B
C
I
D
E
F
H
G

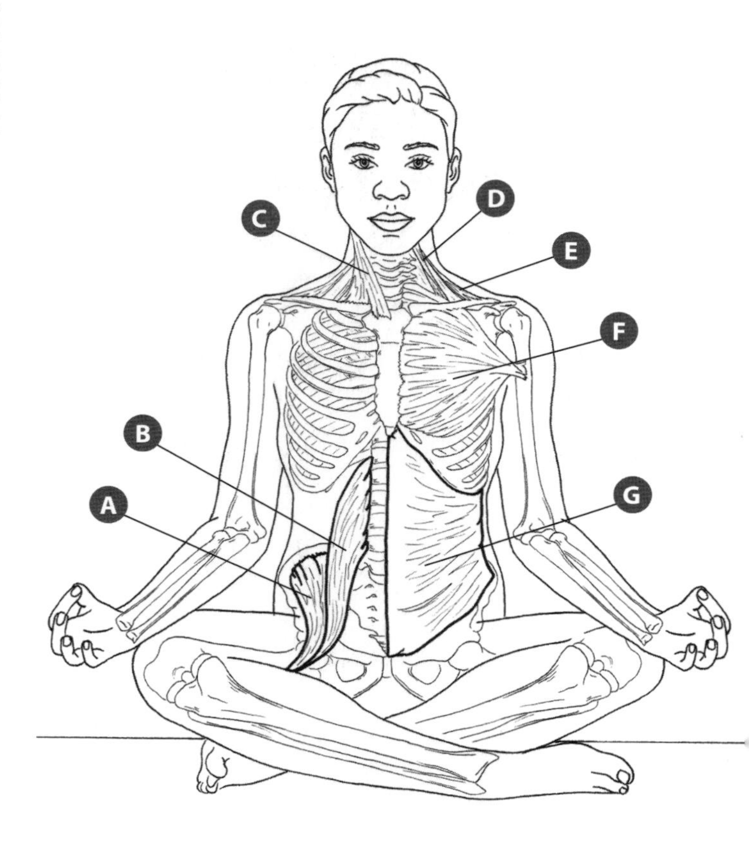
D
C
E
F
B
G
A

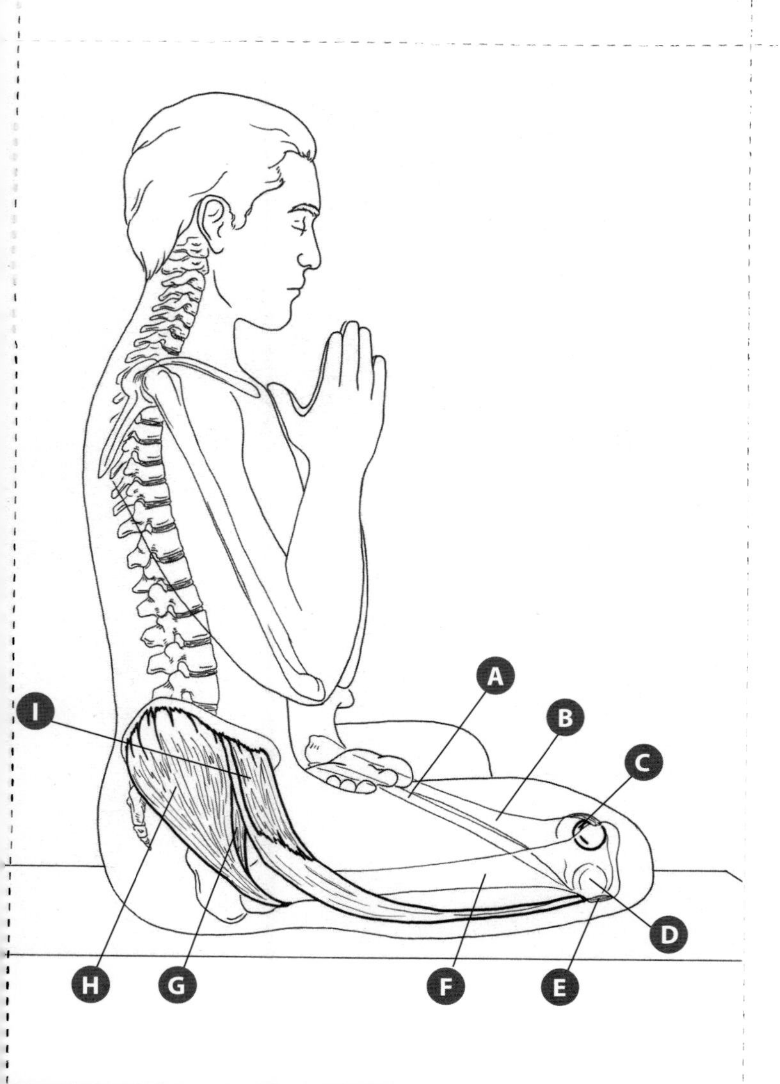
A
B
I
C
D
H
G
F
E

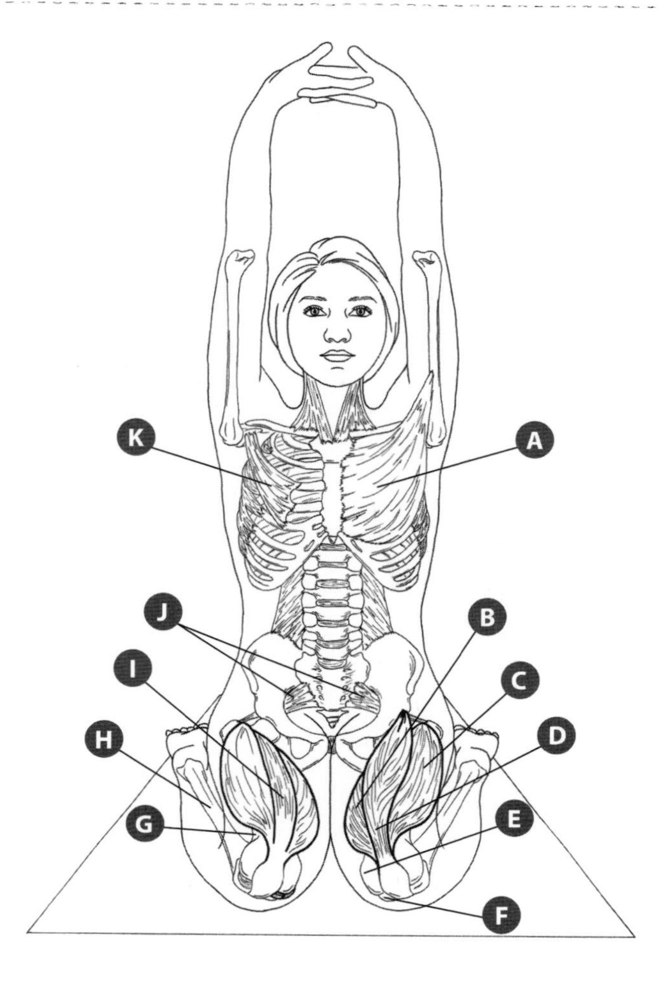
K
A
J
B
I
C
H
D
G
E
F

简易坐
Sukhasana

A.... 髂肌
B.... 腰大肌
C..... 胸锁乳突肌
D.... 肩胛提肌
E.... 斜方肌
F.... 胸大肌
G.... 腹横肌

套索式
Pasasana

A.... 多裂肌
B.... 回旋肌
C.... 三角肌后部肌束
D.... 冈下肌
E.... 小圆肌
F.... 腰大肌
G.... 胫骨前肌
H.... 臀大肌
I.... 腹内斜肌
J.... 腹外斜肌

英雄坐
Virasana

A.... 胸大肌
B.... 股内侧肌
C.... 股外侧肌
D.... 股直肌
E.... 股骨内侧髁
F.... 胫骨内侧髁
G.... 股骨
H.... 胫骨
I.... 股中间肌
J.... 梨状肌
K.... 胸小肌

莲花坐
Padmasana

A.... 腓骨
B.... 胫骨
C.... 内侧半月板
D.... 股骨外侧髁
E.... 外侧副韧带
F.... 股骨
G.... 臀小肌
H.... 臀中肌
I.... 阔筋膜张肌

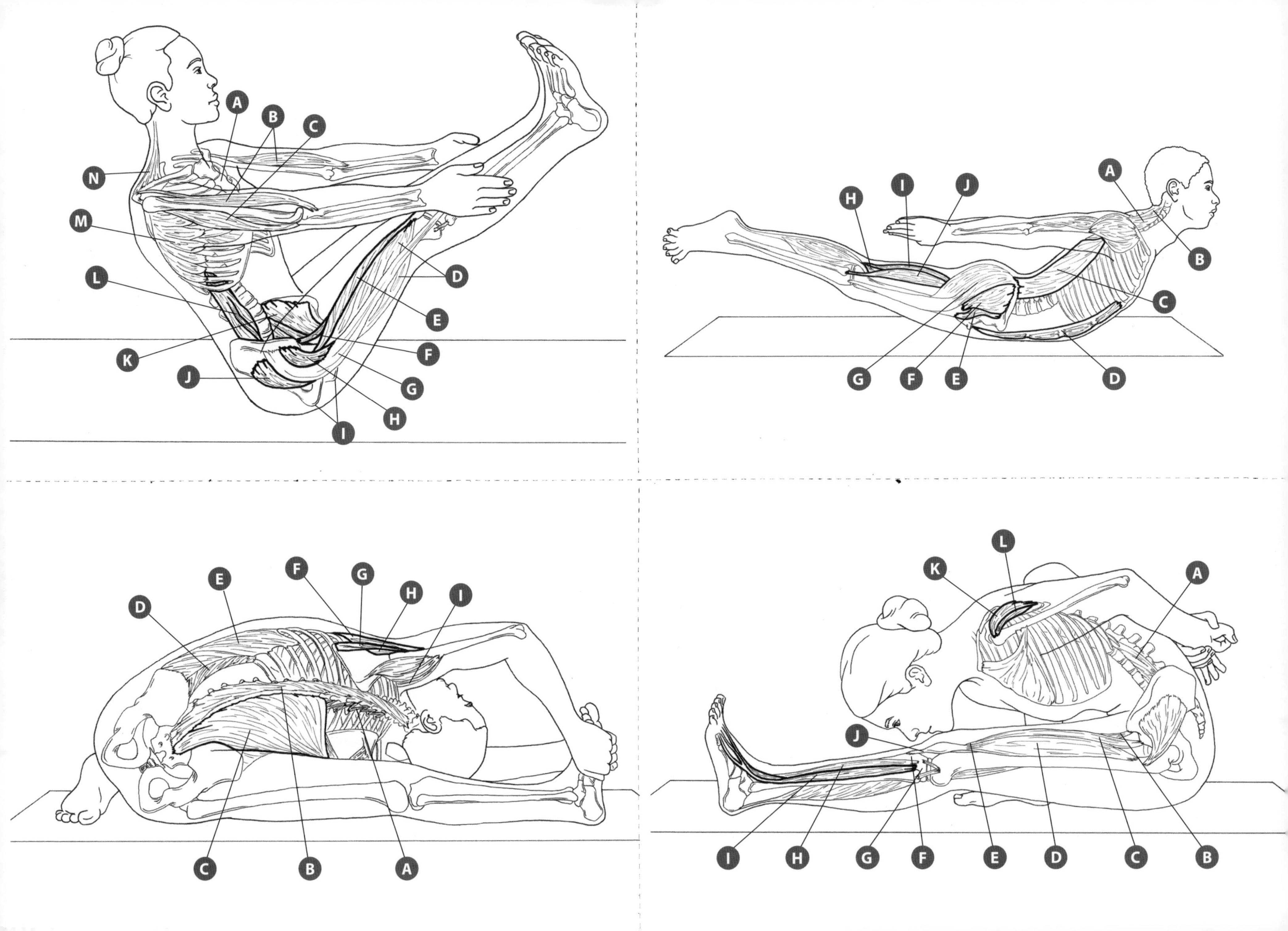

A
B
C
D
E
F
G
H
I
J
K
L
M
N
A
B
C
D
E
F
G
H
I
J
A
B
C
D
E
F
G
H
I
A
B
C
D
E
F
G
H
I
J
K
L

船式

Navasana

A.... 胸骨

B.... 肱二头肌

C.... 肱三头肌

D.... 股外侧肌

E.... 股直肌

F.... 缝匠肌

G.... 髂胫束

H.... 阔筋膜张肌

I.... 坐骨结节

J.... 臀小肌

K.... 髂肌

L.... 腰大肌

M.... 前锯肌

N.... 斜方肌上部肌束

门闩式（阿斯汤加）

Parighasana（Ashtanga）

A.... 回旋肌

B.... 多裂肌

C.... 背阔肌

D.... 腹内斜肌

E.... 腹外斜肌

F.... 胸大肌

G.... 大圆肌

H.... 肩胛下肌

I.... 三角肌前部肌束

蝗虫式

Salabhasana

A.... 髂肋肌

B.... 最长肌

C.... 背阔肌

D.... 腹直肌

E.... 臀小肌

F.... 臀中肌

G.... 臀大肌

H.... 半膜肌

I.... 半腱肌

J.... 股二头肌

圣哲玛里琪 A 式

Marichyasana A

A.... 腰大肌

B.... 缝匠肌

C.... 股直肌

D.... 股中间肌

E.... 股四头肌肌腱

F.... 胫骨粗隆

G.... 胫骨

H.... 胫骨前肌

I.... 趾长伸肌

J.... 髌韧带

K.... 冈下肌

L.... 小圆肌

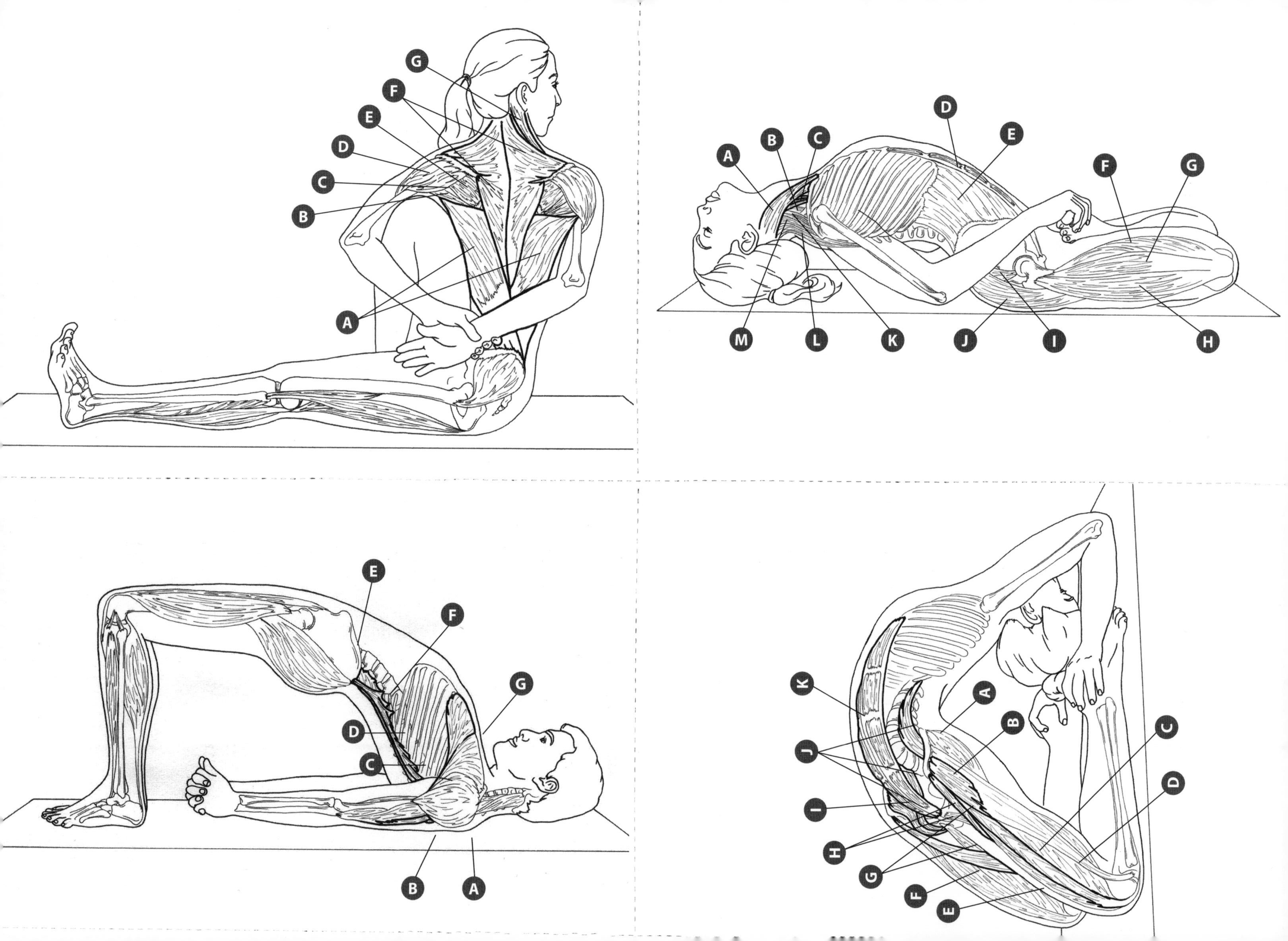
A
B
C
D
E
F
G
A
B
C
D
E
F
G
H
I
J
K
L
M
A
B
C
D
E
F
G
A
B
C
D
E
F
G
H
I
J
K

圣哲玛里琪 C 式
Marichyasana C

A.... 背阔肌
B.... 大圆肌
C.... 小圆肌
D.... 三角肌后部肌束
E.... 冈下肌
F.... 斜方肌
G.... 胸锁乳突肌

桥式
Setu Bandha Sarvangasana

A.... 三角肌后部肌束
B.... 肱三头肌长头
C.... 髂肋肌
D.... 最长肌
E.... 髂骨
F.... 腰方肌
G.... 胸大肌下部肌束

鱼式
Matsyasana

A.... 胸锁乳突肌
B.... 肩胛提肌
C.... 前斜角肌
D.... 腹直肌
E.... 腹内斜肌
F.... 股内侧肌
G.... 股中间肌
H.... 股外侧肌
I.... 梨状肌
J.... 臀大肌
K.... 颈夹肌
L.... 斜方肌上部肌束
M.... 头夹肌

鸽子式
Kapotasana

A.... 臀中肌
B.... 阔筋膜张肌
C.... 股直肌
D.... 股外侧肌
E.... 股内侧肌
F.... 股中间肌
G.... 缝匠肌
H.... 长收肌
I.... 髂肌
J.... 腰大肌
K.... 腹直肌